Nutrition

Chez le même éditeur

Du même auteur

Nutrition - Enseignement intégré, par le CEN (Collège des enseignants de nutrition), *2014, 256 pages.*

Dans la même collection

Chirurgie maxillo-faciale et stomatologie, 4e édition, par le CCMFCO (Collège national des enseignants de chirurgie maxillo-faciale et chirurgie orale), 2017, 416 pages.

Dermatologie, 7e édition, par le CEDEF (Collège des enseignants en dermatologie de France), 2017, 440 pages.

Ophtalmologie, 4e édition, par le COUF (Collège des ophtalmologistes universitaires de France), 2017, 312 pages.

ORL, 4e édition, par le CFORL (Collège français d'ORL et de chirurgie cervico-faciale), 2017, 432 pages.

Pédiatrie, 7e édition, par A. Bourrillon, G. Benoist, C. Delacourt, le CNPU (Collège national des pédiatres universitaires) et le CNHUCP (Collège national hospitalier et universitaire de chirurgie pédiatrique), 2017, 928 pages.

Douleurs - Soins palliatifs - Deuils - Éthique, 2e édition, coordonné par A. de Broca, 2018, 360 pages.

Gériatrie, 4e édition, par le CNEG (Collège national des enseignants de gériatrie), 2018, 384 pages.

Gynécologie Obstétrique, 4e édition, par le CNGOF (Collège national des gynécologues et obstétriciens français), 2018, 768 pages.

Hématologie, 3e édition, par la SFH (Société française d'hématologie), 2018, 400 pages.

Hépato-gastro-entérologie - Chirurgie digestive, 4e édition, par la CDU-HGE (Collège des universitaires en hépato-gastro-entérologie), 2018, 536 pages.

Immunopathologie, 2e édition, par l'ASSIM (Collège des enseignants d'immunologie), 2018, 400 pages.

Médecine Intensive, réanimation, urgences et défaillances viscérales aiguës, 6e édition, par le CEMIR (Collège des enseignants de médecine intensive-réanimation), 2018, 744 pages.

Médecine physique et de réadaptation, 6e édition, par le COFEMER (Collège français des enseignants universitaires de médecine physique et de réadaptation), 2018, 312 pages.

Rhumatologie, 6e édition, par le COFER (Collège français des enseignants en rhumatologie), 2018, 592 pages.

Urologie, 4e édition, par le CFU (Collège français des urologues), 2018, 440 pages.

Activité physique et sportive : facteur de santé, par le CFEMTSEP (Collège français des enseignants en médecine et traumatologie du sport et de l'exercice physique), 2019, 96 pages.

Anatomie et cytologie pathologiques, 3e édition, par le CoPath (Collège français des pathologistes), 2019, 416 pages.

Endocrinologie, diabétologie et maladies métaboliques, 4e édition, par le CEEDMM (Collège des enseignants d'endocrinologie, diabète et maladies métaboliques), 2019, 584 pages.

Imagerie médicale, 2e édition, par le CNEBMN (Collège national des enseignants de biophysique et de médecine nucléaire) et le CERF (Collège des enseignants de radiologie de France), 2019, 584 pages.

Maîtriser la LCA en anglais – Méthodologie et entraînement, 5e édition, par le CUESP (Collège universitaire des enseignants de santé publique), 2019, 248 pages.

Médecine cardio-vasculaire, par le CNEC (Collège national des enseignants de cardiologie) et la SFC (Société française de cardiologie), 2019, 560 pages.

Médecine légale - Médecine du travail, par la SFML (Société française de médecine légale) et le CEHUMT (Collège des enseignants hospitalo-universitaires de médecine du travail), 2019, 272 pages.

Neurochirurgie, 2e édition, par le CN (Collège de neurochirurgie), 2019, 272 pages.

Neurologie, 5e édition, par le CEN (Collège des enseignants de neurologie), 2019, 624 pages.

Parasitoses et mycoses des régions tempérées et tropicales, 6e édition, par l'ANOFEL (Association française des enseignants et praticiens hospitaliers titulaires de parasitologie et mycologie médicales), 2019, 504 pages.

Santé publique, 4e édition, par le CUESP (Collège universitaire des enseignants de santé publique), 2019, 472 pages.

Nutrition

Sous l'égide du Collège des enseignants de nutrition

3e édition

Elsevier Masson

ELSEVIER

Elsevier Masson SAS, 65, rue Camille-Desmoulins, 92442 Issy-les-Moulineaux cedex, France

Nutrition, 3e édition, sous l'égide du Collège des enseignants de nutrition

ISBN : 978-2-294-75992-5

e-ISBN : 978-2-294-76063-1

Table des matières

Les tableaux de hiérarchisation des connaissances en début de chapitre récapitulent les rangs de connaissances A, B voire C des contenus de chaque item.

Ces rangs de connaissances sont par ailleurs facilement identifiables au sein des chapitres, grâce à des balises présentes dans le texte Ⓑ, Ⓒ. Les contenus non balisés relevant par défaut, du rang A.

Il est important de noter que les rangs sont ceux proposés à titre indicatif par le Collège à la date d'impression de l'ouvrage.

Retrouvez toute l'actualité relative aux Référentiels des Collèges en vous connectant à l'adresse suivante : www.elsevier.com/fr-fr/connect/etudes-de-medecine/lactualite-des-referentiels-des-colleges

II Entraînement

Comité de rédaction

Coordinateurs

Pr Stéphane Schneider (Nice)
Pr Éric Bertin (Reims)
Pr Jacques Delarue (Brest)
Pr Éric Fontaine (Grenoble)

Auteurs

Pr Antoine Avignon (Montpellier)
Dr Sophie Béliard (Marseille)
Pr Éric Bertin (Reims)
Pr Yves Boirie (Clermont-Ferrand)
Dr Corinne Bouteloup (Clermont-Ferrand)
Dr Cyrielle Caussy (Lyon)
Dr Sybil Charrière (Lyon)
Dr Jean-Pierre Chouraqui (Grenoble)
Pr Maurice Corcos (Paris)
Dr Pascal Crenn (Garches)
Pr Jacques Delarue (Brest)
Pr Éric Fontaine (Grenoble)
Pr Xavier Hébuterne (Nice)
Dr Chantal Julia (Bobigny)
Dr Clément Lahaye (Clermont-Ferrand)
Dr Marie-Laure Lalanne-Mistrih (Pointe-à-Pitre)
Pr Martine Laville (Lyon)
Pr Jean-Claude Melchior (Garches)
Pr Jean-Michel Oppert (Paris)
Dr Noël Peretti (Lyon)
Dr Marie Pigeyre (Hamilton, Canada)
Dr Marie-Aude Piot (Paris)
Pr Agathe Raynaud-Simon (Paris)
Pr Monique Romon (Lille)
Dr Manuel Sanchez (Paris)
Pr Stéphane Schneider (Nice)
Pr Chantal Simon (Lyon)
Pr René Valéro (Marseille)

Avant-propos

La réforme du troisième cycle des études médicales à peine engagée et la fin du *numerus clausus* décidée, nous aurions pu espérer un peu de stabilité au niveau du second cycle des études médicales. Eh bien non ! La fin des ECN est programmée. Est-ce un bien, est-ce un mal ? Pour avoir corrigé les ECN à l'époque des réponses écrites, je peux vous certifier que le système ne sélectionnait pas sur l'intelligence. Il fallait certainement trouver autre chose. L'idée actuelle de sélectionner sur les compétences (et pas seulement sur les connaissances) est certainement louable. Reste que sa mise en application nous est actuellement inconnue. Malgré tous leurs défauts, les ECN avaient une qualité républicaine certaine : l'anonymat. Certes, il y a pu avoir des doutes sur d'éventuelles fuites, mais le futur système sera-t-il plus égalitaire ?

La seconde édition du livre que vous tenez dans les mains ayant eu un grand succès, le Collège des enseignants de nutrition avait décidé d'éditer une 3e version, en essayant de la rendre encore plus didactique. C'est durant l'écriture de cette 3e version que la réforme du second cycle a été décidée, avec un impératif majeur : diminuer l'enseignement pour qu'il se fasse en deux ans et non plus en trois ans. Pour cela, il a été demandé à tous les Collèges de hiérarchiser les connaissances en trois niveaux A, B et C, les notions A étant celles que tout médecin doit (impérativement ?) connaître, les notions C étant du domaine des spécialistes (c'est-à-dire, à enseigner durant le 3e cycle). Restent les notions B qui doivent être enseignées en 2nd cycle mais qui relèvent de la pré-spécialisation, c'est-à-dire des notions que les internes débutants une spécialité donnée doivent connaître. Autrement dit, il y a fort à penser que c'est sur ces notions B que s'effectuera (en partie au moins) la sélection des étudiants pour le choix de leur future spécialité.

Cette édition tente donc de résoudre une équation bien difficile : préparer les « anciens » aux ECN sur un programme en trois ans tout en préparant les « nouveaux » à un enseignement en deux ans. Comment avons-nous fait ? Vous trouverez en début de chapitre la liste des objectifs A et B. Par ailleurs les notions A, B et C devraient apparaître clairement au sein du texte.

Bon travail et merci de l'intérêt que vous portez à la nutrition.

Pr Éric Fontaine
Président du Collège des enseignants de nutrition
www.lewebducen.fr

Note au lecteur

Les items 45, 51 et 251, relatifs à la nutrition du nourrisson et de l'enfant ne sont pas abordés dans le présent ouvrage. Ils sont traités dans un autre livre auquel les auteurs renvoient le lecteur : *Pédiatrie*, par le Collège national des pédiatres universitaires, Antoine Bourrillon, Grégoire Benoist et Christophe Delacourt, collection les Référentiels des Collèges.

Abréviations

AA	acide arachidonique
ABCA1	*ATP-binding cassette A1*
ADA	American Diabetes Association
ADDFMS	aliment diététique destiné à des fins médicales spéciales
ADN	acide désoxyribonucléique
ADO	antidiabétique oral
AET	apport énergétique total
AFSSAPS	Agence nationale de sécurité du médicament et des produits de santé
AG	acide gras
AGPI	acide gras polyinsaturé
AINS	anti-inflammatoire non stéroïdien
ALAT	alanine aminotransférase
AM	allaitement maternel
AMIR	anomalie microvasculaire intrarétinienne
AMM	autorisation de mise sur le marché
ANC	apport nutritionnel conseillé
ANSES	Agence nationale de sécurité sanitaire de l'alimentation, de l'environnement et du travail
ANSM	Agence nationale de sécurité du médicament et des produits de santé
AOMI	artériopathie oblitérante des membres inférieurs
AP	activité physique
APA	allocation personnalisée d'autonomie
ARAII	antagoniste des récepteurs de l'angiotensine II
ARN	acide ribonucléique
ASAT	aspartate aminotransférase
ASG	autosurveillance glycémique
ATP	adénosine triphosphate
AVC	accident vasculaire cérébral
AVK	antivitamine K
BMR	bactérie multirésistante
BPCO	bronchopneumopathie chronique obstructive
CB	crise de boulimie
CACI	certificat médical attestant de l'absence de contre-indication à la pratique du sport
CCAS	centre communal d'action sociale
CCMH	concentration corpusculaire moyenne en hémoglobine
CETP	*cholesteryl ester transfer protein*
CGMS	*continuous glucose monitoring system*
CIM-10	Classification internationale des maladies (10e édition)
CLAN	comité de liaison alimentation-nutrition
CLIC	centre local d'information et de coordination
CLU	cortisol libre urinaire
CMB	circonférence musculaire brachiale
CMH	complexe majeur d'histocompatibilité
CMV	cytomégalovirus
CNGOF	Collège national des gynécologues et obstétriciens français
CNO	complément nutritionnel oral
CPK	créatine phosphokinase
CRP	*C-reactive protein* (protéine C-réactive)

CT	cholestérol total
DE	dépense énergétique
DER	dépense énergétique de repos
DET	dépense énergétique totale
DEXA	*dual energy X-ray*
DFG	débit de filtration glomérulaire
DG	diabète gestationnel
DHA	*docosahexaenoic acid* (acide docosahexaénoïque)
DPP	*dipeptidyl peptidase-4*
DS	déviation standard (écart-type)
DSM-5	*Diagnostic and Statistical Manual of Mental Disorders* (*Manuel diagnostique et statistique des troubles mentaux*, 5e édition)
DT1	diabète de type 1
DT2	diabète de type 2
EAL	exploration d'une anomalie lipidique
ECBU	examen cytobactériologique des urines
ECG	électrocardiogramme
ECT	épaisseur cutanée tricipitale
EER	épuration extrarénale
EGF	epidermal growth factor
EHPAD	établissement d'hébergement pour personnes âgées dépendantes
EMG	électromyogramme
EPA	*eicosapentaenoic acid* (acide eicosapentaénoïque)
EPO	érythropoïétine
ETP	éducation thérapeutique du patient
EVA	échelle visuelle ou verbale analogique
FDRCV	facteurs de risque cardiovasculaires
FO	fond d'œil
FODMAP	*fermentable oligo-, di-, monosaccharides and polyols* (oligo-, di-, monosaccharide et polyol fermentescible)
G-GT	γ-glutamyl-transpeptidase
GIP	*gastric inhibitory polypeptide* (hormone peptide insulinotropique glucose-dépendant)
GLP	*glucagon-like peptide*
HAS	Haute Autorité de santé
Hb	hémoglobine
HbA1c	hémoglobine glyquée
HDL	*high-density lipoprotein* (lipoprotéine de haute densité)
HDL-C	HDL-cholestérol
HGPO	hyperglycémie provoquée par voie orale
HMG-CoA	3-hydroxy-3-méthylglutaryl-coenzyme A
HPLC	*high performance liquid chromatography*
HTA	hypertension artérielle
HTG	hypertriglycéridémie
HTLV	*human T-lymphotropic virus* (virus T-lymphotropique humain)
IADPSG	International Association of Diabetes Pregnancy Study Groups
IDL	*intermediate-density lipoprotein* (lipoprotéine de densité intermédiaire)
IDM	infarctus du myocarde
IDSA	Infectious Diseases Society of America
IEC	inhibiteur de l'enzyme de conversion
IG	index glycémique
IGF	*insuline-like growth factor*

IMC	indice de masse corporelle
Inpes	Institut national de prévention et d'éducation pour la santé
INR	*international normalized ratio*
IOTF	International Obesity Task Force
IPS	index de pression systolique
IR	insulinorésistance
IRC	insuffisance rénale chronique
IRM	imagerie par résonance magnétique
ISRS	inhibiteur sélectif de la recapture de la sérotonine
LADA	*latent autoimmune diabetes in adults*
LCAT	lécithine-cholestérol acyltransférase
LDH	lactate déshydrogénase
LDL	*low-density lipoprotein* (lipoprotéine de faible densité)
LDL-C	LDL-cholestérol
LM	lait maternel
Lp(a)	lipoprotéine a
LPL	lipoprotéine lipase
LRT	lipoparticule riche en triglycérides
LV	lait de vache
MAPA	mesure ambulatoire de la pression artérielle
MET	*metabolic equivalent of task*
MG	médecin généraliste
MHD	mesure hygiénodiététique
MNA®	Mini Nutritional Assessment®
MODY	*mature onset diabetes in the young*
MRP	médecine physique et réadaptation
MTMV	modification thérapeutique du mode de vie
NASH	*non-alcoholic steatohepatitis*
NE	nutrition entérale
NFS	numération formule sanguine
NP	nutrition parentérale
NSFA	Nouvelle Société francophone d'athérosclérose
OCT	*optical coherence tomography*
OM	œdème maculaire
OMS	Organisation mondiale de la santé
ORL	oto-rhino-laryngologie
PA	pression artérielle
PAL	phosphatase alcaline
PB	périmètre brachial
PC	périmètre crânien
PET	*positron-emission tomography* (tomographie par émission de positons)
PICC	*peripherally inserted central catheter* (cathéter central inséré par voie périphérique)
PNNS	Programme national nutrition santé
PPAR	*peroxisome proliferator-activated receptor* α
RASP	régulière, adaptée, sécurisante et progressive (activité physique)
RCP	réunion de concertation pluridisciplinaire
RCV	risque cardiovasculaire
RD	rétinopathie diabétique
RGO	reflux gastro-œsophagien
RPT	rapport poids sur taille
RTA	rapport taille sur âge

SA	semaine d'aménorrhée
SAS	syndrome d'apnées du sommeil
SFD	Société francophone du diabète
SFE	Société francophone d'endocrinologie
Sida	syndrome d'immunodéficience acquise
SRNP	score de risque nutritionnel pédiatrique
TCA	trouble du comportement alimentaire
TCC	thérapies cognitivocomportementales
TCMH	teneur corpusculaire moyenne en hémoglobine
TG	triglycérides
TGF	*transforming growth factor*
TOC	trouble obsessionnel compulsif
TP	taux de prothrombine
TSH	*thyroid-stimulating hormone*
UKPDS	UK Prospective Diabetes Study
VEGF	*vascular endothelial growth factor*
VIH	virus de l'immunodéficience humaine
VLDL	*very low-density lipoprotein* (lipoprotéine de très basse densité)

I

Connaissances

I
Interventions en nutrition et activité physique

CHAPITRE

1

Item 246 – UE 8 – Prévention primaire par la nutrition chez l'adulte et l'enfant

I. Lien entre nutrition et santé
II. Promotion d'un mode de vie favorable à la santé
III. Expliquer les différents types d'activité physique, les évaluer

Rang	Rubrique	Intitulé connaissance
A	Définition	Connaître les différents stades et champs de la prévention en santé
B	Prévention	Connaître les différents freins aux changements de comportements
A	Éléments physiopathologiques	Connaître les effets de l'alimentation sur la santé
A	Prévention	Connaître les repères de consommation des différentes catégories d'aliments bénéfiques pour la santé
B	Prévention	Savoir conseiller les parents pour que leur enfant ait une alimentation adaptée
A	Éléments physiopathologiques	Connaître les effets de l'inactivité physique et de la sédentarité sur la santé
A	Prise en charge	Connaître les recommandations d'activité physique chez l'enfant et l'adulte
B	Définition	Savoir évaluer à l'interrogatoire les différents types d'activité physique
A	Prise en charge	Savoir comment promouvoir des comportements favorables à la santé

Objectifs pédagogiques (Bulletin officiel, *2013*)

- Connaître les effets de l'alimentation et de l'activité physique sur la santé des populations.
- Argumenter la promotion d'une alimentation équilibrée (définition, modalités, soutien motivationnel).
- Expliquer les différents types d'activité physique, les évaluer.

La prévention selon la définition de l'Organisation mondiale de la santé (OMS) de 1948 est « l'ensemble des mesures visant à éviter ou réduire le nombre et la gravité des maladies, des accidents et des handicaps ». On distingue trois types de prévention dont les enjeux sont les suivants :

- avant l'apparition de la maladie, la **prévention primaire** : elle cible les conduites individuelles à risque, et les risques en termes environnementaux ou sociétaux. (ex. : vaccination, informations sur la sexualité) ;
- au tout début de la maladie, la **prévention secondaire** : elle recouvre les actes destinés à agir au tout début de l'apparition du trouble ou de la pathologie afin de s'opposer à son évolution ou encore faire disparaître les facteurs de risque de complications/comorbidités (ex. : dépistage d'une maladie, d'un facteur de risque) ;
- une fois la maladie installée, la **prévention tertiaire** : elle contribue à diminuer la prévalence des incapacités chroniques ou des récidives dans une population et de réduire

les complications, invalidités ou rechutes consécutives à la maladie; donc, d'amoindrir les effets et séquelles d'une pathologie ou de son traitement. Elle vise par ailleurs la réadaptation du malade, sous la triple dimension du médical, du social et du psychologique.

La **promotion de la santé** selon la Charte d'Ottawa (1986) est le processus qui confère aux populations les moyens d'assurer un plus grand contrôle sur leur propre santé et d'améliorer celle-ci. Cette démarche relève d'un concept définissant la « santé » comme la mesure dans laquelle un groupe ou un individu peut, d'une part, réaliser ses ambitions et satisfaire ses besoins et, d'autre part, évoluer avec le milieu ou s'adapter à celui-ci. La santé est donc perçue comme une ressource de la vie quotidienne et non comme le but de la vie; il s'agit d'un concept positif mettant en valeur les ressources sociales et individuelles, ainsi que les capacités physiques. Ainsi, la promotion de la santé ne relève pas seulement du secteur sanitaire : elle dépasse les modes de vie sains pour viser le bien-être.

Le médecin qui ne prend pas en compte les contraintes induites chez le patient par ses préconisations est dans une approche contraire à ce concept de **santé globale** (bien-être physique, psychique et social) qui ne consiste pas seulement en une absence de maladie ou d'infirmité.

I. Lien entre nutrition et santé

A. Alimentation et santé

Le lien entre un certain nombre de maladies et l'alimentation est bien démontré, plus particulièrement pour certaines pathologies dont la prévalence a augmenté ces dernières années. Les maladies dont le lien avec la nutrition (alimentation et activité physique) a été le plus clairement démontré sont :

- l'obésité;
- l'hypertension artérielle;
- le diabète de type 2;
- les maladies cardiovasculaires;
- les cancers, tout particulièrement le cancer colorectal, les cancers des voies aérodigestives et le cancer du sein.

Le lien de ces différentes pathologies avec l'alimentation est à la fois indirect, par leur relation avec l'obésité, et direct, lié aux éléments constitutifs de certains aliments. C'est ainsi qu'une alimentation riche en fruits et légumes a un effet protecteur vis-à-vis des cancers par l'apport en composants antioxydants et plus particulièrement du cancer colorectal par l'apport de fibres.

B. Activité physique et santé

1. Définitions

Trois notions doivent être définies : activité physique (pour laquelle il existe une définition internationale reconnue), inactivité physique et sédentarité.

- Selon la définition de l'OMS, l'**activité physique** correspond à tout mouvement produit par les muscles squelettiques, responsable d'une augmentation de la dépense énergétique au-dessus de la valeur de repos.
- L'**inactivité physique** correspond au fait de réaliser moins de 30 minutes d'activité physique par jour (qu'elle soit modérée à intense).
- Le **comportement sédentaire** correspond à un ensemble de comportements au cours desquels la position assise ou couchée est dominante et la dépense énergétique est faible, voire très faible (travailler sur ordinateur, lire, conduire, regarder la télévision, etc.).

Activité physique et comportements sédentaires sont considérés comme deux dimensions indépendantes. En effet, un sujet peut être à la fois sédentaire et actif : pratique d'un sport trois fois par semaine mais télévision, ordinateur, jeux vidéo, voiture et travail de bureau le reste du temps.

2. Effets de l'activité physique et de la sédentarité

Un faible niveau d'activité physique est associé à une augmentation du risque de :

- mortalité totale et cardiovasculaire;
- morbidité coronarienne;
- diabète de type 2;
- hypertension artérielle;
- cancers : côlon et sein;
- troubles psychologiques : anxiété, dépression.

L'activité physique a un rôle de prévention de l'obésité, notamment chez l'enfant, mais l'effet sur la perte de poids est modeste chez le sujet atteint d'obésité. Elle contribue également à la prévention de la perte d'autonomie chez le sujet âgé.

L'entraînement en endurance permet de maintenir ou d'améliorer les paramètres cardiovasculaires et métaboliques; le renforcement musculaire (exercices de force), de prévenir la **sarcopénie** et de renforcer la densité minérale osseuse.

La relation observée entre la quantité d'activité pratiquée et le gain en matière de santé suit une courbe curvilinéaire (fig. 1.1).

Le gain observé le plus important est pour les sujets inactifs devenant au moins modérément actifs (au moins 30 minutes d'activité physique d'intensité modérée[1] 5 fois par semaine).

Les effets bénéfiques cardiovasculaires de l'activité physique seraient plus liés à la quantité quotidienne qu'à son intensité.

La durée de **sédentarité** (temps passé assis sans bouger) semble être également un élément important à considérer en matière de prévention et des mesures simples destinées à fragmenter le temps de sédentarité (ex. : pause de quelques minutes pour marcher) sont intéressantes à promouvoir.

Lors d'un alitement permanent, la fonte musculaire est précoce et rapide.

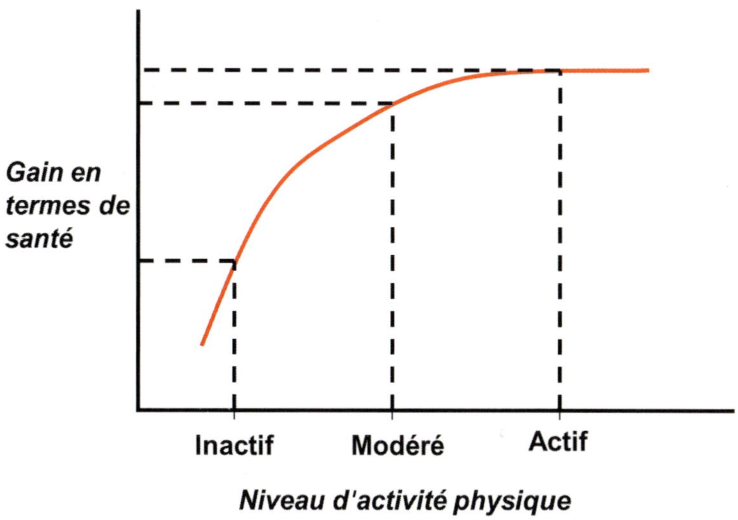

Fig. 1.1. Courbe dose-réponse de la relation entre le niveau habituel d'activité physique et le gain en termes de santé.

1. La marche rapide correspond à une activité d'intensité modérée et est définie comme une activité s'accompagnant d'une accélération de la respiration sans que l'individu ne transpire obligatoirement ou de façon subjective. Cette référence est associée à une réduction du risque de mortalité de 30 %.

II. Promotion d'un mode de vie favorable à la santé

Tout médecin est amené à agir à des degrés divers sur les trois dimensions de la prévention dans son exercice clinique quotidien et à promouvoir la santé des personnes atteintes ou non de pathologie(s) chronique(s), notamment *via* l'alimentation et l'activité physique, sans que cela passe obligatoirement par un « régime diététique ». Au-delà de ces dimensions, le médecin devra, toujours dans une démarche de prévention, aider si besoin la personne à mieux gérer son stress, ses difficultés de vie et/ou à travailler sur son « écologie personnelle » : l'alerter sur l'importance de tenir compte de ses différents besoins en se fixant des limites/s'accordant des espaces de détente/un temps de sommeil suffisant, et/ou renforcer ses compétences psychosociales : savoir dire non/défendre ses besoins auprès des autres, se constituer un espace pour soi, etc.

Savoir comment s'y prendre (objectifs et approche) pour promouvoir la santé des personnes qu'il accompagne est donc essentiel pour le futur médecin, quel que soit son exercice professionnel.

A. Promouvoir une alimentation équilibrée

Une alimentation équilibrée est une alimentation permettant de rester en bonne santé.

1. Composition de l'alimentation

Pour aider la population à se repérer, le Haut Conseil de la santé publique à établi des repères nutritionnels simples. Ces repères ont été établis pour la population adulte à partir de rapports de l'Agence nationale de sécurité sanitaire de l'alimentation, de l'environnement et du travail (ANSES) et tiennent compte à la fois de la couverture des besoins et de ce qui est connu des effets protecteurs ou délétères des aliments sur la santé.

Les recommandations établies en 2017 sont les suivantes (tableau 1.1).

Ces conseils s'accompagnent de recommandations générales dans le cadre d'une alimentation durable : privilégier les aliments locaux, de saison, avec des modes de culture favorisant la diminution de l'utilisation des intrants (pesticides, engrais). Par ailleurs, le rapport inclut des éléments relatifs à l'équilibre alimentaire général (éviter le grignotage, prendre le temps de manger et de profiter des repas, éviter les consommations et portions excessives, etc.).

En ce qui concerne la consommation d'**alcool**, la recommandation est pour l'adulte en dehors de la grossesse, pas plus de 10 verres par semaine (pas plus de deux verres par jour, avec des jours sans consommation).

Par ailleurs, les produits grillés ou avec un brunissement fort (ex. : au barbecue ou par toaster) ne devraient pas être consommés de façon régulière. Il vaut mieux éliminer les parties brûlées en contact avec la flamme ou brunies trop fortement.

Chez le jeune enfant, pour lutter contre la **néophobie alimentaire** (pouvant se manifester chez les enfants entre 2 et 10 ans) et ainsi favoriser une alimentation diversifiée à l'âge adulte, il est nécessaire de l'habituer à consommer les différents aliments (notamment les légumes et les fruits) avant l'âge de 2 ans. La néophobie, notamment par rapport à certains aliments de saveur amère (légumes) est un processus physiologique qui ne doit pas faire l'objet d'un « forcing ». Les parents doivent simplement demander à leur enfant de goûter au moins l'aliment et lui représenter ultérieurement à plusieurs reprises sous une forme variée et, dans la mesure du possible, impliquer leur enfant dans l'élaboration des préparations culinaires contenant cet aliment.

Tableau 1.1. Recommandations 2017 des repères nutritionnels simples du Haut Conseil de la santé publique.

Groupe alimentaire	Repère principal
Fruits et légumes	Au moins cinq par jour
Fruits à coque sans sel ajouté : amandes, noix, noisettes, pistaches	Une petite poignée par jour
Légumineuses : légumes secs (lentilles, pois chiches, haricots, etc.)	Au moins deux fois par semaine
Produits céréaliers complets et peu raffinés : pain, pâtes, riz et céréales non sucrées	À consommer tous les jours, en privilégiant les produits complets ou peu raffinés par rapport aux produits raffinés
Produits laitiers : lait, yaourts, fromages	Deux produits laitiers par jour
Viandes et volaille	Limiter la consommation de viande « rouge »[1] à 500 g par semaine et privilégier la volaille
Poisson	Deux fois par semaine
Charcuterie	Limiter la consommation à 150 g par semaine
Matières grasses ajoutées	Éviter les consommations excessives Privilégier les huiles de colza et de noix (riches en acide alpha-linolénique (ALA) et l'huile d'olive sans augmenter la quantité habituelle de matières grasses ajoutées
Produits sucrés : boissons sucrées, y compris jus de fruits, céréales sucrées de petit déjeuner, aliments gras sucrés tels pâtisseries, chocolats, desserts lactés	Limiter la consommation de produits sucrés
Sel	À limiter
Boissons	La seule boisson recommandée est l'eau (à volonté)

1. Viandes rouges : bœuf, porc, veau, mouton, chèvre, cheval, sanglier, biche.

2. Comportement alimentaire

Pour favoriser une bonne adéquation entre les apports et les besoins énergétiques d'une personne, il faut conseiller à la personne de :

- se baser sur ses **signaux alimentaires internes** (faim, rassasiement), c'est-à-dire d'arrêter de manger quand la sensation de faim a disparu et non quand l'estomac est tendu. Pour un enfant, on conseillera de ne pas l'obliger systématiquement à finir son assiette.
- éviter les restrictions alimentaires (sources de frustration et de compensations secondaires) ;
- prendre le temps de manger dans une ambiance sereine en veillant à un temps de mastication suffisant (dans l'écoute des sensations alimentaires).

Ⓑ B. Comment promouvoir un comportement favorable à la santé ?

La motivation correspond à la probabilité qu'une personne va débuter, poursuivre et adhérer à une stratégie de changement. Elle résulte de facteurs conscients et inconscients déterminant les actions de l'individu et est différente de la volonté et du courage.

La motivation personnelle (**motivation intrinsèque**) est le préalable à toute démarche de changement.

La **motivation extrinsèque** induite par les pressions extérieures (famille, médecin, etc.) n'est pas suffisante pour engager, et encore moins maintenir, un changement.

Amener la personne à s'engager dans des modifications de son mode de vie alors qu'elle n'y est pas réellement prête est donc la garantie d'un échec rapide. Le processus de changement de comportement(s) nécessite du temps et un accompagnement pour s'inscrire durablement dans la vie d'une personne.

Une absence de motivation pour modifier son/ses comportement(s) peut s'expliquer par les éléments suivants :

- absence de conscience des enjeux de santé et des déterminants des comportements à modifier ;
- **déni** des conséquences potentielles des comportements actuels (le **déni** est une conduite d'évitement servant à se protéger des angoisses et/ou jugements négatifs). La menace de complications, génératrice d'angoisses, n'est donc pas un élément mobilisateur pertinent pour amener les patients à changer leur(s) comportement(s) ;
- appréhension des contraintes/frustrations que la démarche de changement pourrait induire (balance bénéfices/inconvénients défavorable) ;
- faible sentiment d'**auto-efficacité** dans la mise en œuvre du changement ;
- absence d'**autodétermination** (fait de se sentir libre de ses propres choix et d'être à l'origine de ses comportements) de la personne quant au projet de changement.

Pour identifier dans la pratique clinique les différents freins ou obstacles au(x) changement(s) de comportement(s), se référer à l'item 247.

Le soignant doit donc accepter de ne pas systématiquement fournir à son patient une réponse thérapeutique immédiate et être capable de réaliser d'abord un **travail motivationnel** afin de faire évoluer le patient vers une dynamique personnelle de promotion de sa santé.

Schématiquement, pour effectuer ce travail motivationnel sur le thème de l'équilibre alimentaire, il est conseillé de :

- déterminer quelle est la représentation de la personne quant à l'enjeu de santé concerné (comment considère-t-elle la qualité de son alimentation ; quelles conséquences de l'alimentation sur la santé a-t-elle identifiées) et, si besoin, lui faire prendre conscience de l'impact négatif d'une alimentation peu diversifiée (non « équilibrée ») sur sa santé en veillant à ne pas générer un sentiment de stigmatisation/de jugement de ses comportements habituels ;
- identifier quelle est sa représentation du/des changement(s) nécessaire(s) et de leur(s) impact(s) potentiel(s) en matière de qualité de vie (contraintes/bénéfices) et, si besoin, la rassurer sur :
  - les conséquences des changements induits par l'orientation vers une alimentation plus équilibrée : maintien du plaisir de manger, absence de nécessité d'une individualisation des repas, autres approches possibles en dehors du « tout ou rien »,
  - le respect de son libre arbitre : détermination en commun des objectifs (en acceptant que la personne décide de ne rien changer à court terme), absence de « forcing » au-delà de là où la personne souhaite aller en matière de changement(s),
  - l'aide à la mise en place de certains éléments (grâce à l'acquisition de compétences *via* des séances éducatives individuelles et/ou de groupe),
  - l'accompagnement dans la réalisation du changement et le réajustement des objectifs en fonction de ses difficultés,
  - l'absence de jugement négatif ;
- favoriser l'implication de l'entourage pour ne pas « isoler » la personne vis-à-vis de ses proches ;
- prendre en compte la situation alimentaire de la personne concernée, celle-ci étant fortement influencée par son histoire, sa culture et sa situation psychosociale.

Le meilleur moyen pour soutenir la motivation une fois le projet de soins engagé est d'entendre les difficultés du patient et de l'aider à ne pas aller trop vite, trop loin. Ce point est d'autant plus important qu'il est souvent dans une logique du tout ou rien et dans une absence de temporalité et de hiérarchisation des enjeux. Cela est d'autant plus marqué dans les **populations socialement défavorisées** qui présentent :

- un faible **sentiment d'auto-efficacité** et une faible **estime de soi** : Les sujets ne se sentent pas capables de réaliser les modifications attendues pour aller vers le comportement de santé qui, de ce fait, est rejeté. Cet obstacle trop souvent négligé peut-être un des éléments de la non-réponse, voire du rejet vis-à-vis des campagnes médiatiques ou des conseils qui prônent des comportements trop éloignés de leurs habitudes ;
- une **difficulté à se projeter dans l'avenir**, notamment en matière de santé en raison des difficultés immédiates de la vie. La relation avec la santé est plus vue à travers la maladie qui est perçue comme une fatalité sur laquelle le comportement individuel a peu de prise.

L'approche relationnelle à utiliser pour soutenir et accompagner un projet de changement chez une personne dans une démarche de promotion de la santé et/ou d'éducation thérapeutique, est basée sur l'**empathie** et a recours à l'**écoute active** bienveillante qui laisse suffisamment d'espace au patient pour l'expression de son point de vue, de ses représentations et de son ressenti, et utilise largement les **questions ouvertes** et la technique de **reformulation** qui permet au patient de faire des liens et de s'assurer qu'il est bien compris dans ses difficultés par le soignant (voir item 247).Ⓑ

C. Différents niveaux de promotion de la santé

Classiquement, les schémas d'action visant à améliorer les comportements de santé opposent l'approche populationnelle (en population générale) à l'approche ciblée (auprès de catégories particulières de la population ou d'individus).

1. Approche populationnelle

Elle regroupe une série de mesures destinées à l'ensemble de la population :

- campagnes d'information : ces campagnes ont un effet démontré sur les connaissances, sans réussir à modifier les comportements et, surtout, elles n'atteignent pas ou peu les populations socialement défavorisées. Néanmoins, le glissement progressif des concepts, de l'éducation pour la santé à la promotion de santé au marketing social actuel, permet d'améliorer l'efficacité des campagnes générales. Le marketing social est l'application des outils et des techniques du marketing commercial à des problématiques sociales ou environnementales ;
- mesures visant à modifier l'environnement nutritionnel :
  - législation sur l'étiquetage pour informer le consommateur,
  - taxation des produits gras, salés ou sucrés,
  - restriction de la publicité sous toutes ses formes ;
- mesures visant à promouvoir l'activité physique :
  - développement de pistes cyclables,
  - amélioration de la marchabilité des villes.

2. Approche ciblée

- Vers des populations à risque social : actions ciblées sur des quartiers ou des écoles de quartiers défavorisés.
- Vers des populations à risque : ce sont notamment les patients en surpoids ; les médecins ont un rôle majeur à jouer dans ce cas, trop souvent négligé : ils voient leurs patients régulièrement et sont les mieux placés pour les motiver au changement. Ces changements ne peuvent être obtenus et maintenus sans action sur l'environnement. Ils soulignent la nécessité d'une nouvelle approche de la médecine, moins individuelle, basée sur le travail en synergie avec les acteurs du social et du médicosocial.

III. Expliquer les différents types d'activité physique, les évaluer

A. Expliquer les différents types d'activité physique

L'activité physique doit être différenciée du « sport » dont la représentation usuelle (tout au moins pour les personnes qui ne le pratiquent pas) est souvent une source de contraintes. Elle doit être simplement définie comme le fait de mobiliser son corps, et présentée au-delà de ses effets positifs sur la santé (voir *supra* I.B.2) non pas comme un moyen de renforcer la dépense énergétique mais comme un élément de promotion :

- réappropriation positive de son corps et de ses capacités ;
- espace relationnel positif avec soi et les autres (soutien du lien social) ;
- soulagement de certaines tensions (stress, agressivité, etc.) ;
- renforcement positif de l'humeur.

La promotion de l'activité physique nécessite la même approche éducative que la promotion de l'équilibre alimentaire (voir *supra* II.B).

Pour permettre à la personne d'identifier les différents types d'activité physique et le temps de sédentarité, on peut opter pour la caractérisation suivante :

- l'activité physique liée aux déplacements (trajets du domicile à l'école, au travail, lors des courses, montée des étages) ;
- l'activité physique liée à l'activité professionnelle (tâches ménagères incluses) ;
- l'activité physique de loisirs (promenades, jardinage, bricolage, activités sportives encadrées ou non) ;
- le temps quotidien passé assis à un bureau ou devant un écran (la semaine et le week-end).

Ⓑ B. Évaluation du niveau habituel d'activité physique et de sédentarité

Le niveau habituel d'activité physique est défini dans ses trois composantes :

- déplacements (transports pour se rendre au travail ou à l'école, par exemple) ;
- professionnelle ;
- de loisirs (sports, marche, par exemple) ;
- en précisant pour chaque activité la durée, l'intensité, la fréquence et le contexte de réalisation.

Le niveau de sédentarité est défini par le temps moyen passé assis (ou devant un écran) au quotidien.

Des outils (podomètre, semainier, mesure de la fréquence cardiaque, échelle visuelle analogique adaptée à différents paramètres tels que la dyspnée d'effort, les douleurs, la motivation, etc.)

peuvent servir à l'évaluation. Le podomètre ne sert pas qu'à atteindre un objectif de nombre de pas (en moyenne 30 minutes de marche en plus des activités habituelles correspondent à 10000 pas par jour). Il aide surtout la personne à prendre conscience de son niveau d'activité physique spontanée et à identifier les situations qui lui permettent d'augmenter celle-ci de façon significative.

Les activités physiques et sportives antérieures seront questionnées pour déterminer le vécu de la personne face à ses activités et les raisons de leur interruption.

Au-delà des activités physiques et de la motivation de la personne (et des freins éventuels), il est intéressant d'identifier quels sont ses centres d'intérêt et quelles autres activités de loisir elle a investi.

Les différentes approches de mesure de l'activité physique sont résumées dans le tableau 1.2. Chacune de ces méthodes permet d'évaluer des dimensions différentes de l'activité physique. Si la méthode considérée comme la référence est la calorimétrie indirecte, elle mesure uniquement la dépense énergétique liée à l'activité physique et non l'activité physique habituelle. Les questionnaires d'activité physique sont la méthode la plus répandue, reposant sur la déclaration d'activité physique des sujets. La consommation maximale d'oxygène (VO_2max) mesure la capacité cardiorespiratoire du sujet, reflétant son aptitude aux sports d'endurance.

Tableau 1.2. Outils de mesure de l'activité physique.

Méthode	Paramètres mesurés
Calorimétrie indirecte	VO_2max, dépense énergétique totale Dépense liée à l'activité = dépense totale – dépense de repos Niveau d'activité physique = dépense totale/dépense de repos
Carnets, questionnaires	Activité physique (type, intensité, durée, fréquence) Dépense énergétique liée à l'activité (calculée)
Compteurs de mouvements	
Podomètre	Nombre de pas, distance parcourue
Accéléromètre	Activité et intensité sous forme d'accélération exprimée en « coups/min » en fonction du temps Dépense énergétique liée à l'activité (calculée)
Marqueurs physiologiques	
Fréquence cardiaque	Activité et intensité sous forme de bpm en fonction du temps VO_2max ou dépense énergétique liée à l'activité (calculée)

bpm : battements par minute ; VO_2max : consommation maximale d'oxygène. (B)

Points clés

- L'activité physique se définit comme tout mouvement produit par les muscles squelettiques, responsable d'une augmentation de la dépense énergétique au-dessus de la valeur de repos. Elle se décrit par sa fréquence, sa durée et son intensité.
- La sédentarité se définit comme les comportements en éveil avec une dépense énergétique faible, voire nulle. L'activité physique et la sédentarité sont deux dimensions complémentaires et non l'inverse l'une de l'autre.
- Les repères nutritionnels du Programme national nutrition santé (PNNS) permettent de diffuser des informations sur les niveaux de consommation optimaux des différents groupes alimentaires pour préserver la santé. Sont à privilégier les produits céréaliers complets, les fruits et légumes et les légumineuses, et à limiter les produits gras, salés et sucrés, ainsi que l'alcool.
- La promotion des comportements favorables à la santé nécessite de prendre en compte la motivation personnelle des individus, ainsi que les contraintes environnementales qu'elles subissent, afin de les accompagner au changement.

CHAPITRE

2

Item 247 – UE 8 – Modifications thérapeutiques du mode de vie (alimentation et activité physique) chez l'adulte et l'enfant

Rang	Rubrique	Intitulé connaissance
A	Diagnostic positif	Savoir évaluer le comportement alimentaire et diagnostiquer les différents éléments favorisant un excès pondéral
A	Prévention	Connaître les effets positifs de l'activité physique dans les maladies chroniques
B	Diagnostic positif	Savoir identifier les différents freins aux changements de comportements
B	Prise en charge	Savoir comment renforcer les compétences psycho-sociales
B	Prise en charge	Savoir déterminer avec le patient des objectifs d'éducation thérapeutique
A	Prise en charge	Savoir prescrire une alimentation adaptée
A	Prise en charge	Savoir promouvoir l'activité physique
B	Prise en charge	Savoir orienter vers la pratique d'une activité physique adaptée

Objectifs pédagogiques (Bulletin officiel, *2013*)

- Évaluer le comportement alimentaire et diagnostiquer ses différents troubles.
- Argumenter les bénéfices et les effets cliniques de la pratique de l'activité physique.
- Identifier les freins au changement de comportement.
- Savoir prescrire et conseiller en diététique.
- Promouvoir l'activité physique chez le sujet malade (démarche, orientations).

Les modifications thérapeutiques du mode de vie (MTMV) en nutrition concernent avant tout l'**alimentation** et l'**activité physique** qui sont des enjeux importants non seulement dans la prise en charge des pathologies nutritionnelles (obésité, maladies métaboliques, dénutrition) mais aussi pour la plupart des maladies chroniques. Les MTMV concernent également l'observance des **traitements médicamenteux**, et la gestion des conduites à risque : **tabac**, **alcool**.

Elles s'étendent au développement des **compétences psychosociales (ou d'adaptation)**, notamment le **renforcement de l'estime de soi** et la **gestion du stress**, de façon à favoriser la mise en place d'un changement de comportement et son maintien dans le temps, en particulier dans les populations socialement défavorisées. Les MTMV peuvent aussi concerner selon les besoins les facteurs d'écologie personnelle : le **sommeil**, l'organisation des loisirs, le rythme de vie et plus généralement la **vie sociale et relationnelle**.

Les MTMV proposées au patient dépendent des **objectifs éducatifs** qui sont **définis avec lui** en fonction de ses choix et de ses capacités à les mettre en œuvre. Elles doivent être **mises en place de façon progressive** et faire l'objet d'un **accompagnement** de la part du soignant.

Le terme « règles hygiénodiététiques » doit être abandonné car il fait référence à une approche « enfermante » et normative, porteuse d'un jugement négatif quant à l'origine des comportements existants (qui sont fortement dépendants de l'origine socioculturelle) et méconnaît les difficultés à modifier ces comportements. Parmi ces difficultés, se situent les troubles du comportement alimentaire à l'origine d'hyperphagie qui sont insuffisamment recherchés.

I. Évaluation du comportement alimentaire et diagnostic de ses différents troubles

Avant toute modification alimentaire, il faut rechercher des difficultés dans la relation avec l'alimentation et la situation alimentaire en rapport avec la pathologie/problématique.

A. Des difficultés dans la relation avec l'alimentation

- **En situation d'excès pondéral**, se référer au chapitre sur l'obésité (chapitre 6).
- **Dans toutes les autres situations**, rechercher la présence des éléments suivants :
  - **impulsivité alimentaire** s'exprimant sous la forme de compulsions ou accès de boulimie ;
  - **compulsion :** envie irrépressible de manger sans perte de contrôle au cours de l'acte (choix d'aliments plaisants et consommés sans frénésie et en quantités limitées) ;
  - **accès boulimique :** envie irrépressible de manger avec perte de contrôle au cours de l'acte (consommation des aliments avec avidité et/ou en grande quantité et/ou absence de sélection des aliments plaisants) ;
  - **restriction cognitive :** limitation volontaire des apports alimentaires (avec fréquemment exclusion des aliments « plaisir ») dans le but de contrôler son poids, qui favorise l'impulsivité alimentaire ; la restriction cognitive n'est pas forcément associée à une réduction effective des apports énergétiques.

B. Situation alimentaire en rapport avec la pathologie/problématique

Les éléments à évaluer dépendent des changements souhaitables du fait de la situation pathologique (ex. : diminution des apports en sel, diminution des glucides simples, etc.) ou de la problématique à gérer (ex. : arrêt du tabac) :

- forte consommation d'aliments à densité énergétique élevée (graisses « cachées » : fromage, viande grasse, fritures, biscuits, viennoiseries, etc.) ;

- forte consommation de matières grasses ajoutées (beurre, mayonnaise, graisses de cuisson, etc.);
- forte consommation de sucres simples sucre, miel, confiture, sodas) ou de pain;
- boissons consommées pendant et hors des repas (et consommation moyenne d'alcool);
- fréquence de consommation des fruits et légumes;
- fréquence de consommation des produits laitiers;
- etc.

Si besoin, journal alimentaire (sur trois jours ou une semaine) dans une perspective pédagogique (pour aider la personne à mieux identifier les changements qu'elle pourrait réaliser à partir d'une analyse partagée de son profil alimentaire).

II. Argumenter les bénéfices et les effets cliniques de la pratique de l'activité physique

Une activité physique régulière entraîne de nombreux bénéfices pour la santé et participe à la prévention et au traitement des principales pathologies chroniques. La promotion de l'activité physique fait partie intégrante des MTMV.

L'activité physique a les effets suivants :

- réduction de la mortalité prématurée (– 30 %);
- réduction de la survenue de cancers fréquents (– 30 % pour le côlon, – 20 % pour le sein), des maladies cardiovasculaires (– 20 à 35 %), du diabète de type 2 (– 60 % chez les sujets à risque intolérants au glucose), de l'ostéoporose chez la femme;
- aide à la régulation du poids corporel;
- maintien de l'autonomie chez le sujet âgé;
- amélioration de la santé mentale (anxiété, dépression);
- augmentation de la qualité de vie.

La promotion de la pratique de l'activité physique est un élément essentiel de la prise en charge clinique des cardiopathies ischémiques, bronchopneumopathies chroniques obstructives (BPCO), obésité et diabète de type 2, maladies neurologiques, rhumatismales et dégénératives, certains cancers comme le cancer du sein (prévention de la récidive).

Les connaissances sur la relation entre la quantité d'activité physique (la « dose ») et ses conséquences sur la santé (la « réponse ») sont à la base des recommandations d'activité physique pour la population générale. Ces recommandations constituent un repère important pour définir des objectifs de prévention.

Pour la prévention des maladies chroniques et le maintien de la condition physique (en particulier capacité cardiorespiratoire), **il est recommandé aux adultes** :

- de bouger plus et de rester moins lontemps assis dans la journée. Un peu d'activité est mieux qu'aucune activité. Les adultes qui sont assis moins longtemps et font quelque activité physique que ce soit ont un bénéfice pour la santé;
- pour un bénéfice de santé significatif, de faire au moins :
  - 150 à 300 min/semaine d'activité physique d'endurance d'intensité modérée (par exemple, marche),
  - ou 75 à 150 min/semaine d'activité physique d'endurance d'intensité élevée (par exemple, course à pied),
  - **ou** toute combinaison d'activité d'intensité modérée ou élevée permettant de réaliser un volume équivalent d'activité,
  - **et** au moins deux fois par semaine des activités de renforcement musculaire;

Des bénéfices santé supplémentaires sont obtenus avec une activité physique d'intensité modérée au-delà de 300 min/semaine.

Ⓑ III. Identifier les freins au changement de comportement

Ceux-ci peuvent être en rapport avec des facteurs intrinsèques à la personne et/ou des facteurs environnementaux. La **posture éducative du soignant**, notamment dans la détermination du/des changement(s) de comportement, est également un élément susceptible de freiner (voire bloquer) le processus de changement du patient. Il est sur ce point crucial que le soignant prenne le temps de **donner du sens au projet de changement** et soutienne l'élaboration par le patient lui-même des changements recommandés dans un processus d'**autodétermination** où le soignant doit veiller à ne pas enfermer le patient dans des comportements qui ne lui conviendraient pas ou qui le mettraient en difficulté (perte de l'estime de soi…).

Les principaux freins à rechercher du côté du patient sont les suivants :

- motivation insuffisante :
  - projet de changement provenant de la famille et non du patient (motivation extrinsèque),
  - non-conscience des enjeux de santé en rapport avec le comportement,
  - manque d'énergie induite par des troubles du sommeil (syndrome d'apnées du sommeil, syndrome des jambes sans repos, etc.), une pathologie ou des médicaments,
  - faible disponibilité psychique (problèmes personnels ou environnementaux),
  - balance bénéfices/contraintes défavorable (changements envisagés vécus comme trop contraignants ; objectifs non partagés par le patient),
  - expériences antérieures négatives (régimes, sport, etc.) ;
- facteurs socioculturels et environnementaux défavorables :
  - autres priorités de vie (trouver du travail, par exemple),
  - revenus financiers insuffisants, isolement social, précarité,
  - absence de soutien des proches,
  - stress professionnel ou environnemental (sentiment d'insécurité),
  - environnement de résidence ou de travail limitant l'accessibilité à des structures adaptées (ex. : équipements de loisirs ou sportifs trop éloignés ou ouverts à des horaires incompatibles avec l'activité professionnelle ou la vie familiale) ;
- facteurs psychologiques :
  - troubles de l'humeur (dépression),
  - conduites d'évitement (ex. : impulsivité alimentaire telle l'hyperphagie boulimique),
  - sentiment d'efficacité personnelle faible,
  - bénéfices secondaires induits par la maladie,
  - phobie sociale (agoraphobie), anxiété de séparation,
  - difficultés avec le « regard de l'autre » (situation fréquente chez le sujet obèse par rapport à la pratique de l'activité physique, notamment de la natation) ;
- facteurs physiques :
  - faible capacité physique,
  - troubles de la motricité (problèmes ostéoarticulaires, neuromusculaires, etc.),
  - déficits sensoriels (vision, audition),
  - faible perception des hypoglycémies chez le diabétique.Ⓑ

IV. Savoir prescrire et conseiller en diététique

A. Prescription diététique

La prescription médicale écrite est obligatoire chez le patient hospitalisé pour lequel un « régime alimentaire » est nécessaire à la bonne gestion de sa ou ses maladies. Il s'agit d'un **acte médicolégal** engageant la responsabilité du médecin dans la mesure où certaines textures alimentaires peuvent être à risque de « fausse route » en présence de troubles de déglutition et où certains régimes sont indispensables en présence de certaines pathologies (insuffisance cardiaque, rénale, diabète avec risque d'hypoglycémie, etc.). Le médecin doit donc inscrire, quand il prescrit l'alimentation d'un patient hospitalisé, le **type d'alimentation**, la **texture** alimentaire, le nombre de **collations éventuelles** (ainsi que le type et la quantité de compléments nutritionnels oraux) et leurs horaires. L'aide aux repas est également l'objet d'une prescription, de même que les **mesures posturales** de prévention des fausses routes.

B. Conseil diététique

Le changement de comportement à réaliser par le sujet à risque ou atteint de maladie chronique devant le plus souvent s'inscrire sur le long terme, le conseil nutritionnel (qui intègre le conseil diététique et la promotion d'une activité physique adaptée) doit être adapté à la personne et relève donc d'une approche d'éducation thérapeutique.

Au-delà d'une posture éducative adéquate (telle qu'énoncée plus haut), le conseil nutritionnel doit être constitué à partir des objectifs théoriques souhaitables et de l'évaluation des comportements habituels de la personne. Il doit cependant prendre également en compte ses aspirations en matière de changement, son contexte de vie, sa culture et ses difficultés prévisibles (voir *supra* III). Il ne peut donc être standardisé mais personnalisé, et ne peut s'inscrire qu'après avoir défini avec la personne des objectifs suffisamment concrets pour être intégrés dans sa vie quotidienne (à titre d'exemple : dire à une personne de manger plus « équilibré » ne lui fournit pas les éléments lui permettant de savoir comment s'y prendre pour le faire).

En outre, le conseil nutritionnel ne se résume pas à des recommandations et la personne qui le reçoit a besoin d'un accompagnement quant à sa mise en œuvre et au maintien du ou des comportements souhaités dans la durée. Surtout, le soignant doit accepter le rythme de changement du patient (en étant à l'écoute de ses difficultés et en l'aidant à réviser l'objectif de changement si celui-ci est vécu comme trop contraignant) et le niveau de changement atteint (il vaut mieux un changement partiel que le retour au comportement antérieur à cause d'exigences trop fortes du soignant). Le choix du patient de ne pas mettre en place de changement est également à respecter (après l'avoir « éclairé » sur les enjeux de santé).

Les **objectifs éducatifs dans le conseil diététique** que peut délivrer un médecin généraliste porteront selon les cas sur :

- la répartition des repas dans la journée et leur structuration ;
- la vitesse d'ingestion alimentaire et l'identification des signaux internes de faim et rassasiement ;
- l'introduction ou l'augmentation de certains aliments pour une plus grande diversification alimentaire ;
- la diminution de certains aliments (particulièrement gras, sucrés et/ou salés) ou des boissons (alcoolisées ou à forte teneur en sucres) consommés en excès ;
- les mesures de prévention et de correction des hypoglycémies ; les équivalences glucidiques (chez le diabétique sous traitement hypoglycémiant).

Le recours à un(e) diététicien(ne) et la participation à des ateliers « cuisine » seront parfois utiles.

Dans tous les cas, **respecter le plaisir de manger** (en privilégiant la sensorialité et en maintenant la convivialité).

C. Modifications alimentaires conseillées dans les situations cliniques courantes

- Obésité (chapitre 6).
- Diabète de type 2 (chapitre 7).
- Hypercholestérolémie (chapitre 8) :
  - limiter l'apport lipidique en réduisant la consommation d'acides gras saturés (notamment l'acide palmitique) ;
  - favoriser la consommation de fruits et légumes et de poisson ;
  - corriger l'excès de consommation des aliments riches en cholestérol ;
  - conseiller l'utilisation de margarine riche en phytostérols.
- Hypertriglycéridémie (chapitre 8) :
  - corriger l'excès de consommation de glucides simples et d'alcool ;
  - valoriser les lipides riches en acides gras mono-insaturés et oméga-3 (huile de colza, par exemple).
- Hypertension artérielle (HTA) :
  - savoir que seulement 45 % des hypertendus sont répondeurs à une restriction sodée ;
  - corriger les apports excessifs chez le normotendu ;
  - diminuer les apports sodés à environ 6 g de sel/j en cas d'HTA ;
  - traitement des autres facteurs de risque.
- Insuffisance cardiaque :
  - diminuer les apports sodés en fonction de la gravité et de la chronicité de l'insuffisance cardiaque ;
  - restriction hydrique possible en cas d'insuffisance cardiaque globale avec tableau œdémateux périphérique ;
  - prévenir/traiter la dénutrition ;
  - limiter les apports d'alcool.
- Insuffisance respiratoire chronique :
  - attention à la dénutrition qui aggrave la fonction respiratoire (amyotrophie et diminution de la capacité fonctionnelle respiratoire) et favorise les surinfections ;
  - diminuer les apports glucidiques au profit des apports lipidoprotéiques.
- Protéinurie/syndrome néphrotique :
  - restriction sodée si œdèmes, sinon corriger uniquement les apports excessifs ;
  - limiter les apports protidiques à 0,8 g/kg/j (en cas d'excès de poids, calculer les apports en fonction du poids correspondant à un indice de masse corporelle [IMC] de 25 kg/m^2) ;
  - limiter les acides gras saturés et augmenter les mono-insaturés, diminuer les glucides simples (risque de dyslipidémie secondaire qui contribue à l'aggravation de la pathologie rénale) ;
  - supplémentation en calcium et vitamine D.
- Insuffisance rénale chronique (avant le stade de l'épuration extrarénale) :
  - apport contrôlé en sodium (adapté aux possibilités rénales d'excrétion) et en eau (surveillance du poids et de la natrémie) ;

- limiter les apports protidiques à 0,8 g/kg/j tout en maintenant des apports énergétiques élevés et en effectuant un suivi nutritionnel rigoureux;
- prévention de la dénutrition (impact pronostic majeur sur la mortalité). Si hypoalbuminémie, augmenter les apports protidiques et dialyser si nécessaire;
- augmenter les apports vitaminocalciques.

- Lithiases urinaires récidivantes :
  - quelle que soit leur origine, induire une diurèse forcée (> 2 L/j) par la prise de boissons abondantes faiblement minéralisées;
  - il faut toujours, en présence d'une lithiase urinaire, veiller à corriger les déséquilibres alimentaires.
- Effets de l'alimentation sur les facteurs de risque lithogène :
  - la calciurie est augmentée par les protéines animales, les sucres raffinés, le sel; diminuée par les fibres (qui limitent l'absorption intestinale);
  - les protéines animales diminuent la citraturie (qui est, avec le magnésium, un inhibiteur de la cristallisation) et le pH urinaire;
  - l'acide urique favorise la cristallisation.
- Ostéoporose :
  - augmentation des apports vitaminocalciques;
  - prévention/traitement de la dénutrition;
  - arrêt du tabac et limitation de l'alcool.
- Reflux gastro-œsophagien (RGO) :
  - le traitement médicamenteux est au premier plan (antisécrétoires gastriques); cependant, les conseils diététiques sont utiles dans les formes modérées au long cours et sont significatifs quant à la qualité de vie et le recours aux médicaments;
  - limiter la consommation d'alcool et stopper le tabagisme;
  - limiter l'apport en matières grasses et éviter les repas abondants;
  - éviter l'excès de chocolat et de café;
  - corriger une éventuelle tachyphagie.
- Ulcère gastro-duodénal :
  - aucun régime; suppression du tabac.
- Cirrhose alcoolique :
  - arrêt complet et définitif des boissons alcoolisées;
  - régime pauvre en sodium apportant environ 3 à 4 g de sel/j (pas de régime sans sel strict);
  - pas de restriction hydrique.
- Maladie cœliaque :
  - éviction des aliments contenant du gluten (notamment céréales : blé, seigle, orge);
  - nécessite absolument le recours à une diététicienne;
  - contraignant et cher (depuis 1996, une partie du coût des produits diététiques est prise en charge).
- Troubles fonctionnels digestifs :
  - rôle de facteurs alimentaires dans la pathogénie des troubles;
  - intolérance au lactose peu souvent en cause;
  - rôle possible des glucides peu absorbables (sucres-alcools, celluloses modifiées, polydextrose, sorbitol, etc.);
  - éviter boissons gazeuses, pain de mie, croissants et légumes secs en cas de ballonnement, aérophagie et flatulences;
  - supplémentation en fibres si constipation.
- Maladie diverticulaire :
  - la diverticulose colique ne nécessite aucun régime;
  - seul un régime pauvre en résidus est requis en cas de diverticulite.

V. Promouvoir l'activité physique chez le sujet malade (démarche, orientations)

A. Conseils d'activité physique

- S'intègrent dans le cadre d'une prise en charge globale par les MTMV.
- S'envisagent dans une séquence thérapeutique : dans certains cas l'activité physique sera prioritaire en première intention ; dans d'autres cas, les conseils viendront dans un second temps (ex. : après mise en place d'un soutien psychosocial ou traitement d'un syndrome d'apnées du sommeil).
- Il n'existe pas de recette toute faite ni de conseil « standardisé ».
- Les conseils doivent être considérés dans une perspective de **progression individuelle, par étapes** et **à long terme**.
- des conseils soutenant une mise en pratique dans le quotidien, au plus près du milieu de vie de la personne, sont déterminants pour favoriser la mise en place d'une activité physique et sa pérennité.

Ⓑ B. Des démarches et orientations individualisées

Évaluer le niveau habituel d'activité physique et de sédentarité :

- niveau habituel d'activité physique dans ses **différents domaines** : **transports** (pour se rendre au travail ou à l'école), **professionnelle**, **domestique**, de **loisirs** (incluant les activités récréatives non compétitives et la pratique sportive), en précisant pour chaque activité la durée, l'intensité, la fréquence et le contexte de réalisation ;
- niveau de sédentarité : temps moyen passé assis (ou devant un écran) dans les différents contextes de la vie quotidienne ;
- des outils (podomètre, semainier, mesure de la fréquence cardiaque, échelle visuelle analogique adaptée à différents paramètres tels que la dyspnée d'effort, les douleurs, la motivation, etc. de même que certains objets connectés) peuvent servir à l'évaluation. L'évaluation du nombre de pas quotidien, du nombre d'étages montés ou du nombre de minutes dans différentes catégories d'intensité peut aider la personne à prendre conscience de son niveau d'activité physique spontanée et à identifier les situations qui lui permettent d'augmenter celle-ci de façon significative ;
- les activités physiques et sportives antérieures seront questionnées pour déterminer le niveau de pratique (compétition), le vécu de la personne face à ses activités et les raisons de leur interruption ;
- au-delà des activités physiques et de la motivation de la personne (et des freins éventuels : voir partie III), il est intéressant d'identifier quels sont les centres d'intérêt de la personne et quelles autres activités de loisir elle a investi.

C. Définir des **objectifs**

- Définis avec le patient et prenant en compte l'évaluation de son niveau d'activité physique, des obstacles, de sa motivation, de son expérience vécue, de la situation médicale et psychosociale.
- Présenter l'activité physique à la fois comme un enjeu pour la santé (diminution du risque cardiovasculaire, meilleur équilibre du diabète, etc.) mais aussi pour acquérir du « mieux-être » (qualité de vie) : **exutoire des tensions** (comme le stress), **lien social** (rompre l'isolement), reprise de **conscience du corps**, amélioration du **sommeil**, plus grande autonomie, etc. ; les bénéfices potentiels étant à énoncer en fonction des besoins de la personne.

- Donner des repères quantitatifs et des conditions d'exercice sécurisées, pour éviter les effets secondaires (risque ostéotendineux, risque de mort subite).
- Évaluer les effets (positifs et négatifs) et les difficultés dans la mise en œuvre et adapter les objectifs au fur et à mesure.
- Accompagner la personne dans la durée ou lui proposer un accompagnement par un enseignant d'activité physique adaptée (ou éducateur médicosportif).

D. Individualiser les **conseils**

- Les situations où le handicap physique est prédominant et celles où il s'agit de sauvegarder ou de récupérer les capacités fonctionnelles relèvent de la rééducation (recours à un masseur-kinésithérapeute après éventuelle évaluation par un médecin spécialiste en rééducation fonctionnelle). Le traitement de la douleur est important pour permettre la remobilisation. Des séances de balnéothérapie, si l'accès en est possible, pourront être prolongées par des séances de gymnastique aquatique.
- Pour aider le patient à adapter sa posture, à mieux gérer sa respiration, à développer sa coordination et reprendre ainsi confiance dans sa capacité de mouvement, des méthodes et de pratiques mettant en jeu la relaxation, le rythme, les déplacements sont intéressantes. En individuel ou en groupe, pourront être proposées des activités telles que la gymnastique douce, le *tai chi* ou le *qi gong*, le *stretching* ou encore la danse, en les adaptant à la situation et aux capacités des patients. Dans certains cas où les perturbations du schéma corporel et/ou de l'image du corps sont prédominantes, le recours aux compétences d'un psychomotricien peut être utile.
- L'activité physique doit commencer de façon très progressive par des activités d'intensité faible à modérée dans la vie quotidienne. La marche à bonne allure est une activité facile à réaliser, sans matériel spécifique si ce n'est un bon chaussage, et qui représente l'exemple type de l'activité d'intensité modérée dans les recommandations de santé publique. Il est intéressant à ce stade de reprendre les conseils déclinés dans les grands programmes de santé publique comme le Programme national nutrition santé (www.mangerbouger.fr) : se déplacer à pied le plus possible, marcher lors du trajet pour se rendre au travail ou dans les magasins, descendre un arrêt avant destination lors de l'utilisation des transports en commun, utiliser les escaliers à la place de l'ascenseur ou des escaliers mécaniques, promener son chien ou passer plus de temps à travailler son jardin, etc.
- En fonction des pathologies, des recommandations spécifiques sont disponibles par l'intermédiaire des sociétés savantes (diabète de type 2, BPCO, etc.).
- Des activités d'intensité plus élevée pourront être proposées sur une base individuelle, dans le cadre récréatif ou de loisirs. L'intérêt d'exercices de renforcement musculaire en complément des activités d'endurance est souligné pour le maintien de la composition corporelle et la prévention des chutes.
- Limiter le temps consacré aux occupations sédentaires est une approche complémentaire de la promotion de l'activité physique. Les conseils simples visent d'abord à éviter de rester assis pendant des périodes prolongées, surtout devant un écran, et à réaliser des pauses « actives » (*breaks*) à intervalles réguliers.

E. Organiser le suivi et les relais

- Le suivi est indispensable car le maintien du comportement actif est souvent difficile.
- L'utilisation de moyens objectifs de mesure de l'activité physique (par exemple, podomètre ou objets connectés) permet de suivre la progression et de renforcer la motivation d'un patient.
- Le partenariat avec des relais (clubs, fédérations, associations, réseaux sport santé-bien être) dont les activités proposées sont adaptées aux problématiques des patients est utile pour la pérennisation des changements de comportement. Ⓑ

Points clés

- Les MTMV concernent également les compétences psycho-sociales.
- Les objectifs éducatifs doivent être définis avec le patient (en soutenant son autodétermination) après avoir donné du sens à un besoin de MTMV et identifié d'éventuels freins au changement.
- 150 minutes par semaine d'activité physique modérée (ex. : marche rapide) réduit la mortalité prématurée de 30 %.
- Il est plus motivant pour le patient de lui présenter l'activité physique comme un moyen d'acquérir du bien-être.
- Pour les MTMV sur l'alimentation, rechercher systématiquement une impulsivité alimentaire (compulsions, accès de boulimie), et veiller à respecter le plaisir de manger et la dimension sociale des repas.
- La prescription alimentaire à l'hôpital est un acte médico-légal.

Réflexe transversalité

Item 8 : Certificats médicaux. Décès et législation. Prélèvements d'organes et législation.
Item 36 : Retard de croissance staturopondérale.
Item 38 : Puberté normale et pathologique.
Item 129 : Facteurs de risque cardiovasculaire et prévention.
Item 139 : Facteurs de risque, prévention et dépistage des cancers.
Item 220 : Dyslipidémies.
Item 245 : Diabète sucré types 1 et 2 de l'enfant et de l'adulte. Complications.
Item 246 : Prévention primaire par la nutrition chez l'adulte et l'enfant.
Item 267 : Obésité de l'enfant et de l'adulte.
Item 284 : Troubles de la conduction intracardiaque.
Item 309 : Électrocardiogramme : indications et interprétations.
Item 325 : Palpitations.
Item 331 : Souffle cardiaque chez l'enfant.
Item 247 : Modifications thérapeutiques du mode de vie (alimentation et activité physique) chez l'adulte et l'enfant.

CHAPITRE

3

Items 253/78 – UE 8 – Aptitude au sport chez l'adulte et l'enfant, besoins nutritionnels chez le sportif

Rang	Rubrique	Intitulé connaissance
A	Diagnostic positif	Savoir conduire un examen médical de non contre-indication à la pratique du sport
B	Prévention	Connaître les principales disciplines sportives nécessitant le recours à un médecin habilité
B	Medecine légale	Savoir rédiger un certificat médical de contre-indication limitée
B	Prévention	Connaître les risques nutritionnels du sportif
B	Prévention	Savoir conseiller un sportif (non professionnel) sur le plan nutritionnel
B	Prévention	Connaître les risques de la pratique sportive intensive chez l'enfant

Objectifs pédagogiques (Bulletin officiel, 2013)

- Conduire un examen médical d'aptitude au sport.
- Exposer les bénéfices et les inconvénients de la pratique sportive chez l'enfant et l'adulte.
- Exposer les besoins nutritionnels chez le sportif enfant et le sportif adulte.
- Argumenter les précautions et contre-indications à la pratique sportive intensive.

L'**activité physique** (AP) est définie par tout mouvement produit par la contraction des muscles squelettiques, responsable d'une augmentation de la dépense énergétique au-dessus de la dépense énergétique de repos, dans le cadre de la vie courante (déplacements actifs et domestiques), professionnelle (ou scolaire) ou lors des loisirs (pour le plaisir, sport d'entraînement ou de compétition). Elle est caractérisée par le contexte de pratique, sa durée, son intensité, et sa nature.

L'intensité de l'activité physique se mesure en MET (*metabolic equivalent of task* : équivalents métaboliques ou multiples de la dépense énergétique de repos) et est divisée en trois catégories :

- activité d'intensité élevée ou soutenue (> 6 MET) par exemple : marcher, nager ou faire du vélo à vive allure, course à pied, aérobic, sports en compétition, travaux de force ;
- activité d'intensité modérée (environ 3–6 MET) par exemple : marcher d'un pas vif, danser, jardiner, tâches ménagères, bricolage ;
- activité d'intensité légère (environ 1,5–3 MET) par exemple : marcher à pas lent, station debout.

Les effets physiologiques et le bénéfice des activités sont différents selon le type (la nature) d'activité pratiquée. On distingue les activités qui développent :

- la capacité cardiorespiratoire (activités dites « en endurance »). Ces activités qui permettent d'accroître l'aptitude à maintenir un effort pendant une durée prolongée (marche rapide, course, vélo, trottinette, natation, etc.) mettent en jeu la filière aérobie et représentent la base des recommandations pour la population générale ;
- la force et la masse musculaires (activités de renforcement musculaire). Ces activités, qui sollicitent les voies anaérobiques et aérobiques dans des proportions variables, comprennent les exercices localisés avec poids ou contre-résistance mais aussi, dans la vie de tous les jours, la montée d'escaliers, les levers de chaise, le port de charges.

Ou encore :

- la souplesse et la mobilité articulaire (gymnastique, exercices d'étirement, méthode Pilates, etc.) ;
- le maintien de l'équilibre, particulièrement important pour la prévention des chutes chez les sujets avançant en âge (gymnastique, danse) ;
- la densité osseuse et le renforcement ostéomusculaire (activités avec mise en charge dynamique et avec impact comme la course à pied ou les sauts).

L'**inactivité physique** correspond à une pratique d'AP déclarée, inférieure aux recommandations.

Le **comportement sédentaire** correspond à des occupations réalisées en situation d'éveil et en position assise, avachie ou couchée, avec une dépense énergétique (DE) inférieure ou égale à 1,5 MET (par exemple, regarder la télévision, conduire un véhicule).

L'**exercice** est une activité physique planifiée, structurée, répétitive et conçue pour améliorer ou maintenir la forme physique ou l'état de santé.

Le **sport** est un ensemble d'exercices physiques, se pratiquant sous forme de jeux individuels ou collectifs pouvant donner lieu à des compétitions. La pratique d'un sport se décompose en trois types d'activités : l'entraînement sportif, la compétition et la récupération.

I. Examen médical pour le dépistage d'absence de contre-indication à la pratique du sport

L'examen médical pour le **dépistage d'absence de contre-indication** à la pratique du sport doit permettre de **dépister des pathologies** pouvant induire un risque vital ou fonctionnel grave, favorisées par une pratique sportive. Il s'agit principalement de **dépister les pathologies cardiovasculaires** majoritairement responsables de mort subite lors de la pratique sportive. L'incidence des morts subites est estimée entre 0,5 et 2,5/100 000 pratiquants entre 12 et 35 ans et entre 1 et 4/100 000 pratiquants au-delà.

Cet examen, qui n'est pas pris en charge par l'assurance maladie, se justifie également par son **intérêt de santé publique** car il permet de prévenir, informer, éduquer, orienter et, voire, effectuer des actes curatifs si besoin.

A. Cadre légal

Il s'agit d'une obligation légale pour toute personne pratiquant une activité sportive en compétition, qu'elle soit licenciée ou non licenciée (loi n° 2016-41 du 26 janvier 2016 de modernisation du système de santé).

L'arrêté du 28 avril 2000 fixe par ailleurs la liste des disciplines sportives à contraintes particulières pour lesquelles un **examen médical plus approfondi par un médecin qualifié** est nécessaire :

- alpinisme de pointe ;
- sports utilisant des armes à feu ;
- sports mécaniques ;

- sports aériens à l'exception de l'aéromodélisme ;
- sports sous-marins ;
- sports de combat pour lesquels la mise hors de combat est autorisée.

Cet examen n'est pas pris en charge par l'assurance maladie.

B. Examen médical

Il s'agit d'un examen particulier, concernant un sujet sain, sans troubles fonctionnels particuliers et consultant dans le but d'obtenir un certificat de l'absence de contre-indication à la pratique du sport (CACI).

Il convient d'être attentif au risque de minimisation ou de fausse déclaration du sujet dans le but d'obtenir ce certificat. L'utilisation d'un autoquestionnaire proposé par la Société française de la médecine de l'exercice et du sport (SFMES) peut être utile pour impliquer la responsabilité du patient (www.sfmes.org).

1. Interrogatoire

C'est un élément essentiel de l'examen. Il doit être **complet** et rechercher tout particulièrement :

- des **antécédents sportifs** : passé sportif, niveau de compétition ou de « loisir », interruptions et leurs motifs, blessures, modalités d'entraînement ; motif d'un arrêt éventuel ;
- des **antécédents médicaux familiaux** : notamment cardiovasculaires (mort subite, troubles du rythme, cardiopathie ischémique, etc.), hypercholestérolémie familiale ; diabète ;
- des **antécédents personnels** et **mode de vie** : conduites à risque (tabac, alcool, etc.), habitudes alimentaires, prise de traitements, toxiques ou produits dopants.

2. Examen clinique

Il doit être **complet** (appareil par appareil), **orienté** en fonction de la discipline sportive (par exemple, examen ORL pour les sports de plongée), il doit inclure :

- l'**anthropométrie** : poids, taille, calcul de l'IMC (kg/m^2) et tracé de la courbe de croissance pour l'enfant (carnet de santé) ;
- l'**évaluation de la maturation pubertaire** chez l'enfant (stades de Tanner) ;
- l'**examen ostéo-articulaire** : statique et dynamique ;
- l'**examen cardiorespiratoire** : à la recherche de douleur thoracique, dyspnée, palpitations, malaises, pression artérielle, souffle cardiaque ou vasculaire ;
- l'**évaluation de la condition physique globale** à l'aide d'un test d'effort dynamique sous-maximal, tel que, par exemple, le test de Ruffier-Dickson (30 flexions/extensions en 45 secondes permettant le calcul de l'indice de Ruffier). Bien que non obligatoire ce test, qui permet d'évaluer l'adaptation et la récupération lors d'un effort, est également utile pour le suivi du sportif ;
- **électrocardiogramme (ECG) de repos 12 dérivations** (à partir de 12 ans) : il est recommandé par la Société française de cardiologie (SFC) à la signature du premier certificat de l'absence de contre-indication, à renouveler tous les 3 ans puis tous les 5 ans à partir de 20 ans, et jusqu'à l'âge de 35 ans pour dépister une cardiomyopathie.

Examens complémentaires

Ils sont déterminés en fonction des données de l'interrogatoire et de l'examen clinique :

- explorations cardiovasculaires : ECG d'effort, échographie cardiaque, holter ECG ;
- explorations ostéoarticulaires : radiographie, échographie ou imagerie par résonance magnétique (IRM).

C. Certificat attestant de l'absence de contre-indication à la pratique du sport

La consultation conduit à l'établissement d'un CACI, engageant la responsabilité du médecin.

Exemple de certificat attestant de l'absence de contre-indication apparente à la pratique du sport
Je soussigné, Dr Y., certifie avoir examiné ce jour M. X, né le … et n'avoir constaté aucun signe clinique contre-indiquant la pratique du sport Z. en compétition et dans sa catégorie d'âge.
Certificat remis en main propre pour faire valoir ce que de droit.

Date et signature

Ⓑ II. Bénéfices et inconvénients de la pratique sportive chez l'adulte

L'activité physique (AP) et la sédentarité correspondent à deux dimensions indépendantes et sont associées respectivement de façon favorable et défavorable à l'état de santé et son maintien.

A. Durée de validité et modalité de renouvellement du CACI

Le CACI est valide pendant 3 ans sauf pour les disciplines à contraintes particulières pour lesquelles il est valide 1 ans. Durant la période de validité du CACI, le renouvellement d'une licence sportive dans le cadre des disciplines hors contraintes particulières s'effectue automatiquement sans examen médical à l'aide d'un questionnaire autoadministré qui engage personnellement le sportif ou son représentant légal (pour les mineurs) en répondant à une série de questions. Il vise à mieux identifier les personnes pour qui un nouvel examen médical est recommandé. Ce questionnaire intitulé « QS-SPORT » a été homologué, il est donc disponible sous la forme d'un formulaire Cerfa n°15699*01 (voir rubrique « Pour en savoir plus »). Le sportif ou son représentant légal (pour les mineurs) doit attester auprès de la fédération avoir répondu par la négative à chacune des rubriques du QS-SPORT pour obtenir le renouvellement de licence. À l'issue de la période de validité du CACI, celui-ci doit être renouvelé lors d'un nouvel examen médical.

B. Bénéfices de la pratique régulière d'une activité physique chez l'adulte

De nombreuses études ont mis en évidence le caractère bénéfique de la pratique régulière d'une AP aussi bien pour le maintien de l'état de santé que pour l'amélioration de pathologies chroniques (tableau 3.1).

C. Inconvénients de la pratique sportive

La pratique d'une AP régulière de loisirs ne présente pas d'inconvénients particuliers ni de retentissement péjoratif sur l'état de santé. Cependant, la pratique sportive de plus forte intensité peut être contre-indiquée en cas de pathologies, en particulier cardiovasculaires. Il convient donc de s'assurer de l'absence de contre-indication à la pratique sportive par le dépistage des situations à risque, en particulier de mort subite.

Au-delà de 40 ans, un avis cardiologique est indispensable avant la reprise d'une activité sportive pour dépister une insuffisance coronarienne (ECG de repos et d'effort) (www.sfcardio.fr).

Enfin, dans le cadre de la pratique d'une AP intensive ou au-delà de 3 heures par semaine, il convient de veiller à **un équilibre nutritionnel optimal du sportif** incluant un apport énergétique et en nutriments adapté, ainsi qu'un apport hydrique suffisant pour prévenir les carences en macronutriments et les troubles de l'hydratation.

Tableau 3.1. Principaux bénéfices pour la santé d'une pratique d'activité physique régulière chez l'adulte.

Maintien de l'état de santé	Réduction de la mortalité prématurée (– 30 %)
	Amélioration de la qualité de vie
	Maintien de l'autonomie chez la personne âgée, diminution du risque de chute
	Amélioration des fonctions cognitives et prévention de la démence
	Régulation du poids corporel, limitation de la prise de poids excessive
Prévention des pathologies chroniques	Cancers (– 30 % pour le côlon, – 20 % pour le sein, la vessie, l'endomètre, l'œsophage, le rein, le poumon, l'estomac)
	Maladies cardiovasculaires (– 20 à 35 %)
	Maladies métaboliques (diabète de type 2, dyslipidémie, hypertension artérielle)
	Ostéoporose chez la femme
Amélioration et traitement des pathologies chroniques	Anxiété, dépression
	Cardiomyopathie ischémique
	BPCO
	Obésité, diabète de type 2
	Maladies neurologiques, rhumatismales et dégénératives Prévention de la récidive de certains cancers comme le cancer du sein

BPCO : bronchopneumopathie chronique obstructive.

D. Recommandations pour la population générale adulte dans un objectif de prévention des maladies chroniques

La pratique de l'AP englobe l'ensemble des activités de la vie quotidienne : les activités de loisirs, les activités professionnelles, les déplacements actifs ainsi que les tâches ménagères.

Dans le cadre de la prévention des maladies chroniques et pour l'amélioration de la condition physique (endurance cardiorespiratoire, renforcement musculaire et densité osseuse), sur la base de ces éléments, l'OMS (www.who.int) et l'Agence nationale de sécurité sanitaire de l'alimentation, de l'environnement et du travail (ANSES) dans le cadre du Programme national nutrition santé (PNNS) donnent plusieurs recommandations (voir rubrique « Pour en savoir plus »).

1. Pratique d'au moins **150 minutes par semaine d'activité d'endurance d'intensité modérée** (par exemple, la marche rapide, qui correspond à une activité d'intensité modérée, définie comme une activité s'accompagnant d'une accélération de la respiration sans que l'individu ne transpire obligatoirement ou de façon subjective) ou au moins 75 minutes d'activité d'endurance d'intensité soutenue, ou une combinaison équivalente d'activité d'intensité modérée et soutenue.

Cet objectif peut être atteint de différentes façons, en pratiquant plusieurs activités de plus courte durée –au moins 10 minutes chacune – réparties sur la semaine, le principe étant ensuite d'additionner le temps consacré à chacune de ces activités, par exemple **30 minutes d'activité d'intensité modérée à élevée 5 fois par semaine (ANSES)**.

Pour pouvoir en retirer des **bénéfices supplémentaires sur le plan de la santé**, il est recommandé d'augmenter la durée de l'activité d'endurance d'intensité modérée pour atteindre :

- 300 minutes par semaine d'activité d'endurance d'intensité modérée ;
- ou **150 minutes d'intensité soutenue** ou une combinaison équivalente.

Les études actuelles démontrent que l'activité physique de la population est considérée comme insuffisante au regard des recommandations. Cependant, un bénéfice de l'état de santé est démontré en cas d'**augmentation de l'activité physique même si les objectifs des recommandations ne sont pas atteints**. En effet, chez les sujets ne pratiquant pas ou peu d'activité physique d'intensité modérée ou soutenue, le remplacement de la sédentarité par une activité physique même d'intensité légère permet de réduire le risque de mortalité globale (toutes causes) et cardiovasculaire, diminue l'incidence de maladies cardiovasculaires et de diabète de type 2.

2. Réalisation, de plus, des séances dédiées à des exercices de **renforcement musculaire une à deux fois par semaine**.
3. Pratique d'**exercices développant la souplesse** et la capacité à faire des mouvements amples **2 à 3 fois par semaine**.

Les experts s'accordent par ailleurs sur l'intérêt de limiter le temps passé assis dans la vie quotidienne et de favoriser toutes les activités, même d'intensité légère. À ce titre l'ANSES recommande :

- de réduire le temps total quotidien passé en position assise ou allongée en dehors du sommeil ;
- mais aussi d'interrompre les périodes prolongées en position assise ou allongée, toutes les 2 heures, par quelques minutes de marche et d'étirement.

III. Bénéfices et inconvénients de la pratique sportive chez l'enfant

A. Bénéfices

Chez l'enfant comme chez l'adulte, la pratique régulière d'une AP procure des bénéfices en favorisant le développement psychomoteur et l'état de santé (tableau 3.2).

Certains bienfaits de l'AP pratiquée pendant l'enfance se prolongent jusqu'à l'âge adulte, en particulier le bénéfice acquis pour la densité osseuse, indépendamment du degré d'AP à l'âge adulte.

Enfin, la notion de plaisir acquise dans la pratique d'une AP dans l'enfance favorise la poursuite d'une AP à l'âge adulte.

Tableau 3.2. Bénéfices de la pratique d'une activité physique régulière chez l'enfant.

Développement psychosocial	Diminue le stress et l'anxiété
	Favorise la cohésion et l'intégration sociale
	Favorise la confiance en soi
Développement psychomoteur	Favorise la concentration
	Favorise la coordination, l'équilibre
Modifications de la composition corporelle	Favorise le développement de la masse maigre
	Améliore la densité osseuse
Prévention des pathologies chroniques	Réduit le risque de syndrome métabolique
	Limite le risque de surpoids et d'obésité
	Pathologies cardiovasculaires à l'âge adulte

B. Inconvénients

- Comme pour l'adulte, la **pratique d'une AP régulière** ne présente **pas d'inconvénient particulier** ni de retentissement particulier pour l'état de santé. En particulier, il n'y a pas de majoration du risque de blessures par la pratique d'une AP de loisirs.
- **La pratique intensive d'une AP dans le cadre de compétition à haut niveau** nécessite des adaptations nutritionnelles ainsi qu'une surveillance de l'**équilibre nutritionnel**. Ce dernier est primordial chez ces sujets en croissance et maturation. En cas de carences ou d'apports énergétiques insuffisants, des **retards de croissance staturopondérale** et des **retards pubertaires** peuvent être observés.
- Dans les **disciplines sportives à critère de poids**, il convient de dépister les attitudes alimentaires restrictives pouvant engendrer un déséquilibre nutritionnel ou des troubles du comportement alimentaire.

C. Recommandations pour la pratique d'AP chez l'enfant

La pratique de l'AP englobe aussi bien le jeu, le sport, l'éducation physique, les déplacements actifs, les activités récréatives de la vie quotidienne. Pour bénéficier des effets positifs de l'AP, l'ANSES recommande de pratiquer :

- pour les enfants de **moins de 5 ans, au moins 3 heures par jour d'activité physique grâce à des activités physique ou des jeux** ;
- pour les **enfants et adolescents âgés de 6 à 17 ans, au moins 60 minutes par jour d'activité physique d'intensité modérée à élevée**. Tous les 2 jours, ce temps d'activité devrait intégrer au moins 20 minutes d'activité intense et des activités qui renforcent les muscles, améliorent la santé osseuse et la souplesse.

Tous les 2 jours, ces activités devraient être d'**intensité soutenue**, en favorisant celles qui renforcent la masse et la force musculaires (exercices contre résistance) et la santé osseuse (activités avec impact ou induisant une contrainte physique plus forte).

Comme chez l'adulte, il est recommandé de limiter le temps passé assis et de promouvoir les activités du quotidien (déplacements actifs par exemple). Plus précisément l'ANSES recommande :

- de limiter la durée de chaque activité sédentaire, pour ne pas dépasser 1 heure en continu pour les moins de 5 ans et 2 heures pour les 6–17 ans ;
- de limiter le temps d'écran totalement avant 2 ans, à moins d'une heure par jour avant 5 ans, et à moins de 2 heures de temps d'écran consacré aux loisirs pour les 6–17 ans.

IV. Besoins nutritionnels du sportif (enfant et adulte)

A. Rappels physiologiques

L'adénosine triphosphate (ATP), source d'énergie nécessaire à la contraction musculaire, est reconstituée grâce à trois filières énergétiques : le système ATP-PCr, le système glycolytique, le système oxydatif. Seulement 20 à 30 % de l'énergie corporelle sont utilisés pour le travail mécanique, la majorité de l'énergie étant libérée sous forme de chaleur (70 à 80 %).

Les différents substrats énergétiques utilisés dépendent de l'intensité de l'effort et de sa durée. Les glucides sont le principal substrat des AP d'intensité élevée, les lipides sont le substrat des AP d'intensité modérée et prolongée (fig. 3.1).

L'enjeu nutritionnel du sportif adulte ou enfant est d'ajuster les apports aux besoins énergétiques, majorés en fonction de l'activité physique pratiquée (intensité, durée, fréquence), selon l'état nutritionnel du sujet. Le niveau d'AP est la **composante la plus variable de la dépense énergétique totale (DET)**. Une AP pratiquée jusqu'à 3 heures par semaine modifie faiblement la DET. Au-delà de 3 heures d'AP par semaine, il convient d'adapter les apports nutritionnels afin de couvrir la DET en tenant compte de la variabilité au cours de l'année (intersaison, compétition).

Puissance effort	Durée effort	Facteurs limitants autres que stocks de substral	*Source énergie*
Trés intense	Quelques secondes	–	ATP et P-Cr musculaire
Intense	Quelques minutes	Production lactate	Glycogéne musculaire
Faible à élevée glucides > lipides	Prolongé	VO_2max	Glycogéne musculaire
			Lipides. AGL

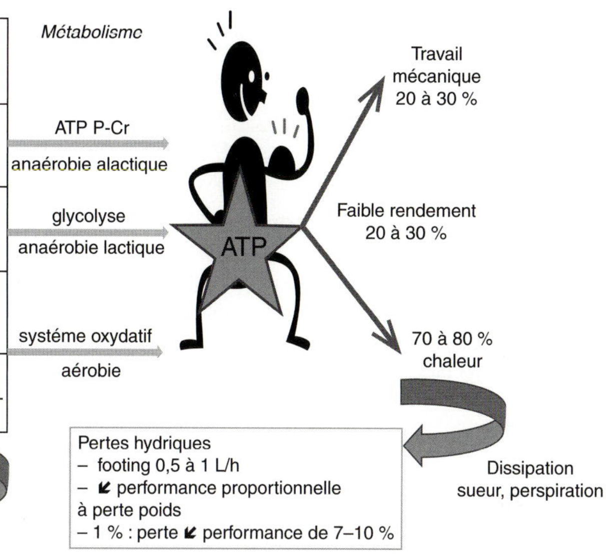

Fig. 3.1. Voies métaboliques d'utilisation des substrats à l'effort.

B. Conseils nutritionnels

Ils sont adaptés en fonction de l'évaluation **des apports**, de la **DET** (en tenant compte des activités pratiquées et de la période : intersaison, entraînement ou compétition), de l'objectif **pondéral** recherché ou optimal pour l'individu, et des horaires de survenue de la sensation de faim. Ils peuvent éventuellement nécessiter des apports supplémentaires : repas et collations, denses en énergie, apportant protéines et micronutriments. Des apports énergétiques insuffisants peuvent engendrer une perte de masse musculaire et osseuse et une diminution de la performance, surtout lorsque l'apport protéique est insuffisant.

Sur le plan qualitatif, pour une grande majorité des sportifs, les apports nutritionnels conseillés (ANC) sont ceux de la population générale. L'alimentation devra toutefois répondre aux besoins spécifiques de certaines activités sportives ou liés à la compétition.

1. Macronutriments

a. Apports en glucides

Les réserves glucidiques, sous forme **de glycogène musculaire**, sont **le principal déterminant de l'épuisement du sportif lors d'un exercice en endurance**. En pratique, des aliments glucidiques à index glycémique (IG) faible sont à privilégier à distance de l'exercice ou de la compétition, ceux à index glycémique élevé étant préconisés à proximité de l'exercice (tableau 3.3).

b. Apports en lipides

Les lipides sont le substrat énergétique des exercices d'intensité modérée et prolongés.

Lors d'exercices en endurance d'intensité élevée ou les périodes de compétition, il faut donc limiter les apports lipidiques pour permettre l'augmentation des apports en glucides.

Les apports nutritionnels conseillés (ANC) en acides gras essentiels sont similaires à ceux de la population générale.

c. Apports protidiques

Ils sont en général couverts par l'augmentation des AET si l'alimentation est équilibrée. Ils dépendent du type et du niveau d'AP (tableau 3.4).

Tableau 3.3. Apports glucidiques lors d'une compétition ou d'un exercice en endurance de longue durée.

Apports glucidiques		
Avant la compétition	Pendant une compétition (de durée > 1 heure)	Après l'activité
Augmentation des stocks de glycogène	Maintenir la glycémie et épargner le glycogène	Reconstituer les stocks de glycogène
– Stocks proportionnels aux apports (en % AET) – ↑ apports glucidiques jusqu'à 55–65 % des AET (600 à 800 g de glucides complexes à IG faible (pâtes, riz, pommes de terre, etc.)	– Glucides en solution, plus efficaces que sous forme solide – Glucose, saccharose ou polymères de glucose – 150 à 300 mL d'une solution de glucose (30 à 100 g/L) ou équivalent, toutes les 15 à 30 minutes	– Pendant 2 à 4 heures : boissons contenant du glucose (0,15 à 0,25 g/kg toutes les 15 minutes) – Au-delà de 1 heure : glucides sous forme solide (poursuivis 6 heures, permettent la régénération du glycogène en 24 heures)

AET : apports énergétiques totaux ; IG : index glycémique.

Tableau 3.4. Besoins protidiques en fonction du type d'activité physique.

AP modérée (3 fois 30 à 60 min/semaine)	Sports d'endurance	Sport de force (exemple haltérophilie)	
		Maintien de la masse musculaire	Augmentation de la masse musculaire
RNP = celle de la population générale	1,2–1,4 g/kg/jour (12-14 % AET) couverts par ↑ des AET	1,3–1,5 g/kg/j	Jusqu'à 2,5 g/kg/j (max. : 6 mois) *Suppléments protidiques :* maximum 1/3 des apports sans dépasser 1 g/kg/j

RNP : référence nutritionnelle pour la population ; AET : apports énergétiques totaux ; AP : activité physique.

2. Eau et électrolytes (NaCl)

Importantes sources de contre-performance, les pertes en eau et électrolytes, en particulier NaCl liées à l'exercice, doivent être compensées. Elles peuvent être évaluées par la pesée avant et après l'exercice (la soif, trop tardive, est un mauvais critère de surveillance).

L'adjonction de NaCl permet de limiter la baisse de volume plasmatique pendant l'exercice ; elle est indispensable pour éviter une hyponatrémie en cas d'exercice supérieur à 8–10 heures (tableau 3.5).

Tableau 3.5. Apports hydrosodés et activité physique.

Avant exercice	Pendant l'exercice	Après l'exercice
Prévenir le déficit (surtout si chaud et sec)	Ajuster la perte prévisible	Restaurer rapidement l'équilibre hydrominéral
500 mL en 2 heures, fractionnés	– **< 1 h :** 1/2 de la perte de poids prévisible (NaCl non nécessaire) – **1 à 3 h :** jusqu'à 1,5 L/h selon l'intensité et le climat (NaCl : 1,2 g/L de boisson) – **> 3 h :** de 0,5 à 1 L/h (NaCl dans la boisson)	150 % de la perte pondérale (NaCl : 1,2 g/L de boisson)
	Pas de sel sous forme de comprimés (aggravation de la déshydratation, troubles digestifs) !	

3. Minéraux et vitamines (tableau 3.6)

- Contribuent au maintien de l'état de santé, de la performance et sont indispensables pour la protection et les réparations cellulaires.
- Besoins normalement couverts par une alimentation équilibrée (du fait de l'augmentation des AET).

Les supplémentations à titre systématique n'ont pas démontré leur efficacité mais les situations à risque doivent être dépistées car les déficits ont des conséquences néfastes :

- risque de déficit en fer (femmes, pertes digestives et sudorales si exercice intense et prolongé) ;
- sports à contrainte de poids ;
- alimentation riche en glucides à faible densité nutritionnelle ;
- exclusion d'un ou plusieurs groupes d'aliments.

Tableau 3.6. Besoins en minéraux/vitamines et activité physique.

AP modérée (3 fois 30 à 60 min/semaine)	Sport d'endurance	Sports de force
RNP : celle de la population générale	↑ besoins en vitamines B « énergétiques » (thiamine : B1 ; riboflavine : B2 ; niacine : B3 et B6) ↑ besoins en vitamines « antioxydantes » (vitamines C, E et β-carotène)	↑ besoins en vitamine B6 ↑ besoins en vitamines « antioxydantes » (vitamines C, E et β-carotène)

RNP : référence nutritionnelle pour la population ; AP : activité physique.

C. Spécificité des besoins nutritionnels de l'enfant sportif

Une alimentation équilibrée et permettant de couvrir les besoins énergétiques est indispensable chez l'enfant sportif pour assurer le maintien des performances sportives et parallèlement une croissance et un développement cognitif harmonieux.

1. Besoins énergétiques

Des apports énergétiques insuffisants peuvent être néfastes pour l'état de santé des enfants sans surpoids et peuvent engendrer :

- un retard de croissance staturopondéral ;
- un retard pubertaire ;
- une diminution de la masse musculaire ;
- une déminéralisation osseuse ;
- un déficit immunitaire.

Les apports énergétiques sont à adapter individuellement en fonction du niveau d'activité physique mais également en fonction de l'âge, du rythme de croissance, de la corpulence et du sexe à partir de la puberté.

2. Macronutriments

- **Dans le cadre de la pratique d'une AP modérée**, les apports nutritionnels correspondent aux apports nutritionnels recommandés en fonction de la classe d'âge (se référer au chapitre alimentation et besoins nutritionnels de l'enfant).

- **Dans le cadre d'une pratique intensive du sport** (compétition de haut niveau) correspondant à plus de 10 heures d'AP par semaine, des adaptations nutritionnelles sont primordiales pour éviter l'instauration de carences délétères pour l'état de santé de l'enfant et ses performances.
- Les mêmes principes d'adaptation que pour l'adulte sont appliqués, intégrant l'importance d'apports glucidiques en particulier dans les périodes de préparation aux compétitions pour renforcer les stocks de glycogène.

3. Minéraux et vitamines

Comme pour l'adulte, une alimentation équilibrée permet de couvrir les besoins en micronutriments. Une attention particulière doit être portée aux apports en **calcium**, **vitamine D** et **fer** afin d'éviter les carences.

4. Eau et électrolytes

Les pertes en eau et électrolytes doivent être compensées pour maintenir l'état d'hydratation. Chez l'enfant, les pertes hydriques dépendent de l'âge et de la taille : la compensation hydrique doit donc tenir compte de cette variabilité. Ⓑ

Points clés

- L'examen médical d'aptitude au sport conduit à l'établissement d'un certificat de **non-contre-indication apparente** à la pratique d'un sport.
- La pratique d'une activité physique ou sportive procure un bénéfice sur l'état de santé quel que soit l'âge.
- La pratique d'une AP régulière de loisirs ne présente pas d'inconvénient particulier ni de retentissement péjoratif sur l'état de santé.
- Les apports nutritionnels du sportif adulte ou enfant doivent être ajustés en fonction des besoins énergétiques, qui peuvent être majorés en fonction de l'activité physique pratiquée (intensité, durée, fréquence).
- Chez l'enfant, lors de la pratique intensive d'une AP dans le cadre de compétition à haut niveau, des adaptations nutritionnelles sont indispensables pour prévenir les carences ou l'insuffisance des apports énergétiques qui peuvent engendrer des **retards de croissance staturopondérale** et des **retards pubertaires**.

Pour en savoir plus

Brion R, Carré F. Recommandations de la société française de cardiologie : le bilan cardio-vasculaire de la visite de non-contre-indication à la pratique du sport en compétition entre 12 et 35 ans. Arch Mal Cœur et Vaisseaux-Pratique 2009;15(182) : 41–3.

Synthèse pour les professionnels des recommandations de l'ANSES de février 2016 sur l'activité physique et la sédentarité. Actualisation des repères du PNNS. Saint-Maurice : Santé publique France; 2017.

Questionnaire de santé « QS-SPORT » (Cerfa n° 15699*01).

II
Grossesse et allaitement

CHAPITRE

4

Item 252 – UE 8 – Nutrition et grossesse

Rang	Rubrique	Intitulé connaissance
B	Éléments physiopathologiques	Connaître les besoins nutritionnels de la femme enceinte
A	Éléments physiopathologiques	Connaître la prise de poids attendue pendant la grossesse
A	Éléments physiopathologiques	Prévention du *spina bifida*
A	Éléments physiopathologiques	Connaître les populations à risque nutritionnel pendant la grossessse
A	Dépistage	Dépistage de la carence en fer
A	Prévention	Prévenir la carence en vitamine D et en calcium
A	Dépistage	Dépistage du diabète gestationnel
B	Prise en charge	Prise en charge du diabète gestationnel
A	Prévention	Prévention de la listériose
A	Prévention	Prévention de la toxoplasmose chez la femme non immunisée
B	Prévention	Connaître les aliments à limiter
B	Prévention	Connaître le risque tératogène de la vitamine A

Objectifs pédagogiques (Bulletin officiel, *2013*)

- Connaître les besoins nutritionnels de la femme enceinte.
- Connaître l'impact de la nutrition maternelle sur la santé à long terme de l'enfant.
- Savoir prévenir des carences nutritionnelles pendant la grossesse.
- Dépister et prendre en charge le diabète gestationnel.

Ⓑ I. Rappels physiologiques

L'augmentation des besoins énergétiques durant la grossesse est :

- de 150 kcal/j au 2e trimestre et de 300 kcal/j au 3e trimestre permettant ainsi de couvrir les besoins du fœtus et de ses annexes (40 kcal/j), la constitution d'une réserve dans l'organisme maternel (35 000 kcal pour 3 à 4 kg de masse grasse), l'augmentation de plus de 20 % du métabolisme de base à partir du 2e trimestre de la grossesse ;
- puis de 500 kcal/j en phase d'allaitement.

Nutrition

L'**apport énergétique global** ne doit pas être inférieur à 1 600 kcal/j, au risque d'entraîner la production de corps cétoniques et d'avoir une incidence sur la croissance fœtale (retard de croissance intra-utérin, faible poids de naissance).

Une carence martiale est fréquemment présente chez la femme enceinte :

- 23 % de déplétion des stocks et 4,5 % d'anémie chez la femme selon l'étude SU.VI. MAX ;
- 60 à 75 % de déficience et 10 à 30 % d'anémie en fin de grossesse.

Les besoins en fer sont de 25–35 mg/j du 4e au 9e mois de grossesse. L'absorption du fer non héminique (végétal) est deux fois plus faible que celle du fer héminique (coefficients d'absorption respectifs = 10 % et 25 %). Les principales sources sont la viande, le poisson, les céréales et les fruits).

Le **calcium** contribue à la minéralisation du squelette fœtal. Pendant la grossesse, il y a une augmentation de l'absorption intestinale du calcium.

La **vitamine D** intervient, au-delà du métabolisme phosphocalcique, sur les mécanismes de différenciation cellulaire. Une carence en vitamine D est quasi constante en fin de grossesse.

Les besoins en vitamine D sont de 10 μg/jour durant la grossesse et 25 μg au dernier trimestre. L'alimentation apporte de 2 à 4 μg/jour (principales sources : saumon, sardines, maquereau, œufs et huile de foie de morue), le reste étant comblé par l'ensoleillement (15 min/j).

La **fermeture du tube neural** survient au cours des trois premières semaines de gestation et la **carence en acide folique (vitamine B9)** augmente le risque de *spina bifida*. Les apports nutritionnels conseillés en vitamine B9 sont de 400 μg/j chez la femme enceinte ou allaitante. Ⓑ

II. Prise de poids pendant la grossesse

La prise de poids physiologique pendant la grossesse est de 9 à 15 kg. Une prise de poids d'1 kg par mois pendant les deux premiers trimestres et de 500 g par semaine au cours du dernier trimestre est considérée comme normale.

Toutefois, le gain pondéral attendu dépend de la corpulence préconceptionnelle (tableau 4.1). Une prise de poids excessive favorise les risques de diabète gestationnel, d'hypertension artérielle gravidique et augmente le taux de césarienne. À l'inverse, l'insuffisance de prise de poids augmente le risque de fausse couche.

Un faible poids de naissance du nouveau-né (< 2 500 g à terme) ou à l'inverse une macrosomie (> 4 000 g) sont des facteurs de risque d'obésité et de syndrome métabolique à l'âge adulte.

Tableau 4.1. Poids recommandé par l'Institut de médecine au cours de la grossesse en fonction de l'IMC à la conception.

Catégories d'IMC préconceptionnelle	Gain de poids total recommandé (kg)
IMC < 18,5 : maigreur	12,5–18
IMC 18,5–24,9 : normal	11,5–16
IMC 25,0–29,9 : surpoids	7,0–11,5
IMC ≥ 30 : obésité	5,0–9,0

IMC : indice de masse corporelle.

III. Prévention nutritionnelle avant la conception

L'**enjeu principal est la prévention des malformations par défaut de fermeture du tube neural** (*spina bifida*) qui est causé par une carence en acide folique (vitamine B9) au moment de la conception.

Il est donc nécessaire de corriger les carences d'apport en acide folique avant la grossesse par la promotion de la consommation d'aliments riches en acide folique (tableau 4.2), tout particulièrement les fruits et légumes.

Si les modifications du comportement alimentaire souhaitables sont peu envisageables, une supplémentation quotidienne systématique par 1 comprimé de 0,4 mg d'acide folique est recommandée. Celle-ci doit être prolongée tout au long de la grossesse car la carence en acide folique favorise également la prématurité et le retard de croissance intra-utérin.

En cas d'antécédent d'anomalie de fermeture du tube neural, il faut majorer la supplémentation à 5 mg d'acide folique.

Par ailleurs, **chez la femme diabétique avant la grossesse, une HbA1c inférieure à 7 %** au moment de la conception est également un facteur de prévention des malformations fœtales.

Tableau 4.2. Aliments riches en acide folique.

Levure, foie	> 200 µg/100 g
Salade verte, châtaigne, noix, amandes, pâté de foie	100–200 µg/100 g
Légumes verts, maïs, petits pois, pois chiche, melon, fromages fermentés, œufs	50–100 µg/100 g
Agrumes, bananes, kiwis, céréales complètes	25–50 µg/100 g

IV. Enjeux nutritionnels pendant la grossesse

Il s'agit de repérer des erreurs alimentaires et des déficits nutritionnels, en particulier pour les carences en fer, acide folique, calcium et vitamine D.

Il est important de pouvoir dépister le plus tôt possible les populations à risque :

- milieux défavorisés ;
- adolescence avec les besoins propres à la croissance qui s'ajoutent à ceux de la grossesse ;
- régimes restrictifs ou déséquilibrés ;
- tabagisme, alcoolisme ;
- excès pondéral, diabète ;
- antécédents d'anomalie du tube neural ou de fente labio-palatine.

Assez souvent, la prise en charge sera constituée des conseils diététiques qui visent à rééquilibrer l'alimentation.

A. Identification des enjeux

Les enjeux sont de :

- **prévenir le retard de croissance intra-utérin et les troubles de développement neurologique par les mesures suivantes :**
  - **dépister les prises de toxiques** (tabac, alcool, cannabis) et aider les femmes concernées à obtenir un sevrage.
  - Le tabac altère le développement placentaire.

- L'alcool est un des produits d'addiction les plus dangereux pour le fœtus, le seul avec des conséquences tératogènes. L'alcool franchit la barrière placentaire et sa cible est le système nerveux central fœtal. Le risque fœtal en cas d'alcoolisation est présent tout au long de la grossesse et sans dose seuil. C'est pourquoi, l'INPES prône le **0 Alcool** ;
- prévenir la carence en fer :
  - l'anémie ferriprive est corrélée à des taux plus élevés de prématurité, de faible poids à la naissance et de mortalité périnatale,
  - les **facteurs de risque d'anémie ferriprive** (grossesse gémellaire, grossesse rapprochée, antécédent de carence martiale, régime végétarien, dénutrition, facteurs socioéconomiques, etc.) **nécessitent un dosage de ferritine ou une numération globulaire dès le 1er trimestre de grossesse**,
  - l'anémie après 28 SA, correspondant à une carence gravidique, apparaît dépourvue de conséquences néfastes et ne justifie donc pas une supplémentation systématique,
  - la Haute Autorité de santé (HAS) recommande aujourd'hui de ne supplémenter (par 50 mg de fer métal/j) que les patientes présentant une anémie prouvée à la NFS (Hb $<$11 g/L au 1er et 2e trimestre, Hb $<$10,5 g/L au 3^e^ trimestre) ou un taux faible de ferritine ($<$12 µg/dL).
- déconseiller les régimes à risque.
- Le végétalisme est notamment responsable d'une carence d'apport en vitamine B12 ;

• prévenir la carence en vitamine D et en calcium :
  - une supplémentation systématique en vitamine D est conseillée à la fin du 2e trimestre (100 000 UI *per os* en une fois),
  - il est nécessaire de rechercher des apports faibles en calcium par une évaluation de la fréquence de consommation des aliments riches en calcium,
  - des apports $>$ 1 000 mg de calcium sont recommandés pendant la grossesse (1 300 mg/j pendant la phase d'allaitement),
  - les principales sources alimentaires sont les produits laitiers (à consommer 3 à 4 fois par jour), mais aussi les eaux minérales riches en calcium ;

• dépister les prises de poids excessives ou insuffisantes (tableau 4.1). Dans ce contexte, il est primordial de :
  - rechercher les troubles du comportement alimentaire sous-jacents,
  - vérifier que les apports énergétiques quotidiens ne sont pas au-dessous de 1 600 kcal/j,
  - en cas d'insuffisance pondérale, supplémenter et fractionner les apports alimentaires sur la journée ;

• **dépister les femmes à risque de diabète gestationnel.**

  Le diabète gestationnel (DG) est défini comme un trouble de la tolérance glucidique conduisant à une hyperglycémie de sévérité variable, débutant ou diagnostiqué pour la première fois pendant la grossesse, quels que soient le traitement nécessaire et l'évolution dans le post-partum.

  Il convient donc le distinguer d'un diabète de type 2 (DT2), préexistant à la grossesse et découvert seulement à l'occasion de celle-ci et qui persistera après l'accouchement.
  - **Le DG est associé à un risque accru :**
    - pour la mère : de prééclampsie et de césarienne ;
    - pour le fœtus : de macrosomie (poids de naissance $>$4 000 g) ;
    - La fréquence des hypoglycémies néonatales sévères est faible et le risque d'hyperbilirubinémie est faiblement augmenté.

B. Dépistage du diabète gestationnel

Le dépistage du DG doit être fait chez toutes les patientes présentant au moins un des facteurs de risque suivant (fig. 4.1) :

- âge maternel ≥ 35 ans ;
- IMC ≥ 25 kg/m^2 ;
- antécédents de diabète chez les apparentés au 1er degré ;
- antécédents personnels de DG ;
- antécédents d'enfant macrosome.

Ce dépistage sera réalisé par une **glycémie à jeun dès la 1re consultation** prénatale :

- le diagnostic de DG est porté sur une glycémie à jeun ≥ 0,92 g/L (5,1 mmol/L) et de DT2 sur une glycémie à jeun ≥ 1,26 g/L (7 mmol/L).

Chez les patientes ayant une glycémie à jeun normale, le dépistage du DG sera poursuivi par une hyperglycémie provoquée par voie orale (HGPO : 75 g de glucose) entre 24 et 28 SA.

- Les critères diagnostiques de l'HGPO entre 24 et 28 SA sont :
  - glycémie à jeun ≥ 0,92 g/L (5,1 mmol/L) ;
  - et/ou glycémie à 1 heure ≥ 1,80 g/L (10,0 mmol/L) ;
  - et/ou glycémie à 2 heures ≥ 1,53 g/L (8,5 mmol/L).

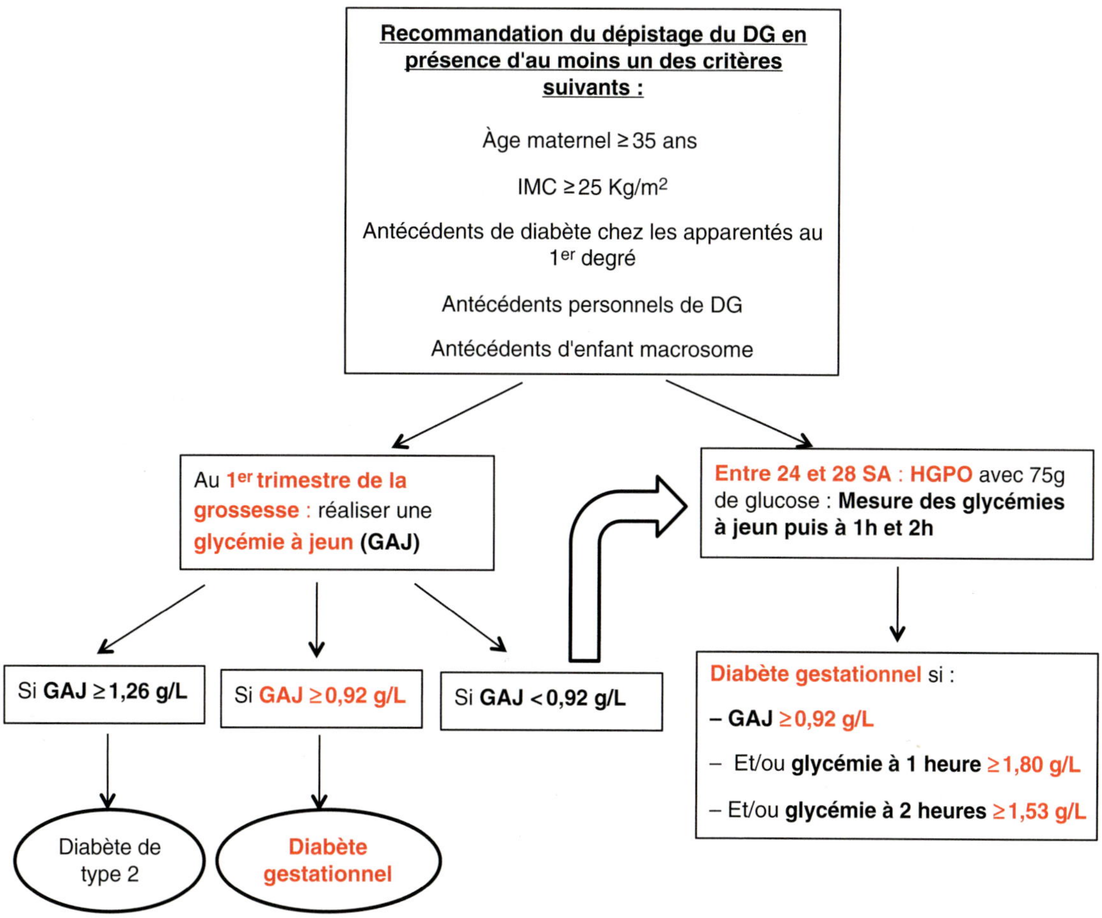

Fig. 4.1. Synthèse des recommandations de dépistage du DG.

En cas de normalité du dépistage entre 24 et 28 SA, il n'y a pas d'arguments pour répéter ultérieurement le dépistage à titre systématique. Chez les femmes ayant des facteurs de risque qui n'ont pas eu de dépistage du DG, celui-ci peut être fait au 3e trimestre, au minimum par une glycémie à jeun.

La mesure de l'HbA1c comme méthode diagnostique n'est pas actuellement recommandée en France.

Ⓑ C. Traitement spécifique du diabète gestationnel

Le traitement spécifique du DG (diététique, autosurveillance glycémique, insulinothérapie si indiquée) réduit le risque de survenue des complications périnatales sévères, la macrosomie fœtale, et la prééclampsie.

- **L'autosurveillance glycémique** (ASG) permet de surveiller les patientes et d'indiquer l'insulinothérapie. L'ASG est recommandée entre 4 et 6 fois par jour (au moins une fois à jeun et deux heures après les repas). L'ASG doit être poursuivie jusque dans le postpartum immédiat. L'objectif est d'obtenir une glycémie à jeun <0,95 g/L et postprandiale <1,20 g/L à deux heures.
- **La prise en charge diététique est la pierre angulaire du traitement du DG.**

L'apport énergétique doit être déterminé individuellement selon l'IMC préconceptionnel, la prise de poids gestationnelle et les habitudes alimentaires.

L'apport recommandé est entre 25 et 35 kcal/kg/j. Une restriction énergétique est indiquée en cas d'obésité, mais elle ne doit pas être inférieure à 1 600 kcal/j.

L'apport en glucides doit représenter 50 % de l'apport calorique total, réparti en trois repas et deux à trois collations. Les glucides à index glycémique faible et les fibres sont à privilégier.

Une activité physique régulière, en l'absence de contre-indication obstétricale, environ 30 minutes, trois à cinq fois par semaine est recommandée.

- L'**insuline** doit être envisagée si les objectifs glycémiques ne sont pas atteints après 7 à 10 jours de règles hygiénodiététiques. Le schéma d'insulinothérapie sera adapté en fonction des profils glycémiques (schéma associant insuline d'action lente de type NPH et analogues rapides).

Les antidiabétiques oraux sont contre-indiqués pendant la grossesse.

Après l'accouchement, les femmes ayant eu un DG doivent être surveillées dans le postpartum immédiat pour s'assurer de la normalisation des glycémies sans traitement.

- Le risque de récidive du DG lors des grossesses ultérieures varie de 30 à 84 %.
- Le DG expose à un risque ultérieur accru de DT2, multiplié par 7.
- Le dépistage du DT2 est recommandé lors de la consultation postnatale, avant une nouvelle grossesse puis tous les 1 à 3 ans, selon les facteurs de risque, pendant au moins 25 ans, par la réalisation d'une glycémie à jeun ou une HGPO (meilleure sensibilité).
- Après un DG, le suivi doit inciter à poursuivre les modifications d'hygiène de vie (activité physique 30 à 60 minutes par jour au moins cinq jours par semaine, alimentation équilibrée, arrêt du tabagisme); le suivi comporte aussi la recherche régulière et le traitement des éventuels autres facteurs de risque cardiovasculaire associés (hypertension artérielle, dyslipidémie).
- Il est très important que l'éducation thérapeutique porte aussi sur la programmation des grossesses ultérieures.

Les **enfants nés de mères ayant eu un DG** constituent une population à risque modéré de complications métaboliques à long terme. À ce titre, la surveillance de l'évolution pondérale infantile et la prise en charge d'éventuels troubles de la corpulence doivent être envisagées et conseillées de façon globale (activité physique, nutritionnelle et psychologique) pour l'enfant et sa famille.

Promouvoir l'allaitement maternel, notamment chez la femme obèse

Les femmes atteintes d'obésité allaitent moins fréquemment leur enfant alors que l'allaitement est un facteur limitant le risque de développer une obésité ultérieure (lien avec le chapitre sur l'allaitement).Ⓑ

V. Prévention de la listériose

La listériose est une infection provoquée par la bactérie *Listeria monocytogenes* qui se transmet essentiellement par ingestion d'aliments contaminés. Il existe une transmission de la mère au fœtus ou au nouveau-né qui se fait soit par passage de la bactérie du sang de la mère au placenta, soit lors du passage dans la filière génitale au moment de l'accouchement.

Chez la femme enceinte, la maladie évolue de manière insidieuse sous forme d'un syndrome fébrile pseudo-grippal accompagné ou non de signes urinaires, digestifs ou, plus rarement, méningés.

Elle peut se traduire pour le fœtus par un avortement, un accouchement prématuré, par une forme septicémique dans les jours qui suivent la naissance (mortalité élevée de l'ordre de 75 %) ou d'une forme méningée plus tardive (entre 1 et 4 semaines de vie) de meilleur pronostic (75 % de guérison) qui débute en général par des signes digestifs (vomissements, diarrhée); elle se poursuit par l'apparition de signes méningés (raideur de la nuque, hypertonie, convulsions, etc.). Des formes respiratoires peuvent exister chez le nouveau-né.

Mesures de prévention de la listériose chez la femme enceinte

- La pasteurisation et la cuisson détruisent la bactérie, mais pas le froid.
- Tous les aliments crus sont à risque.
- Les règles alimentaires de prévention chez les femmes enceintes sont donc les suivantes :
  - éviter de consommer les fromages au lait cru (ainsi que ceux vendus râpés), les poissons fumés, les coquillages crus, le tarama, le surimi, les œufs de lompes et les produits de charcuterie, notamment rillettes, produits en gelée, pâtés, foie gras, etc.;
  - enlever la croûte des fromages, laver soigneusement les légumes crus et herbes aromatiques, cuire les viandes (à cœur pour le steak haché) et les poissons...;
  - éviter les graines germées crues;
  - éviter la manipulation d'animaux à risque (rongeurs, ruminants, oiseaux).

VI. Prévention de la toxoplasmose chez les femmes non immunisées

La toxoplasmose est une infection due au parasite *Toxoplasma gondii* présent dans la terre, les végétaux ou la viande. En cas de séronégativité pour la toxoplasmose, éviter le risque de contamination par des mesures spécifiques de prévention comprenant la démarche suivante : information orale sur les enjeux et les précautions à prendre et délivrance d'un support écrit avec tous les éléments.

Mesures de prévention de la toxoplasmose chez les femmes non immunisées

- Consommer la viande très cuite (les kystes sont détruits par la chaleur).
- Se laver soigneusement les mains après avoir manipulé de la viande crue.
- Bien éplucher et rincer à grande eau les légumes et fruits consommés crus, ainsi que les herbes aromatiques.
- Désinfecter le réfrigérateur à l'eau de Javel deux fois par mois.
- Éviter le contact avec les chats et surtout de toucher ce qui a pu être contaminé par leurs déjections (ex. : litière).
- Ne jardiner qu'avec des gants et se laver les mains après.

Points clés

Synthèse des conseils nutritionnels à la femme enceinte

- **Apports alimentaires variés** visant à corriger les déséquilibres, sans être inférieur à 1 600 kcal/j
  - 50 % sous forme de glucides (soit > 250 g/j), 30 % de lipides et 20 % de protéines (soit > 1 g/kg/j).
- **Fractionnés** (3–5 fois/j), notamment quand vomissements au 1er trimestre, reflux gastro-œsophagien.
- Riche en **calcium** (> 1 000 mg, allaitement : 1 300 mg/j)/consommer trois produits laitiers par jour (fromages, laitages).
- Riche en **fruits et légumes** (pour vitamines et oligoéléments).
- **Activité physique** adaptée à la grossesse (30 minutes, 3 à 5 fois par semaine).
- S'abstenir de toute consommation d'**alcool**.
- Arrêt du **tabac** (actif et passif).
- Éviter de consommer :
  - plus d'un aliment à base de soja (ex. : tonyu, tofu) par jour du fait de leur richesse en phytoestrogènes ;
  - les margarines et yaourts enrichis en phytostérols ;
  - les poissons susceptibles d'être contaminés par le mercure (espadon, siki, marlin, requin, lamproie).
- Prévention de la **listériose** : informer systématiquement sur les enjeux des mesures de prévention et fournir les éléments de prévention sur un support écrit laissé à la personne en fin de consultation.
- Favoriser l'**allaitement**.

Supplémentations

- **Acide folique (Vit B9) :** corriger le déséquilibre alimentaire avant la grossesse ; supplémentation systématique par 1 comp. de 0,4 mg qui doit être prolongé tout au long de la grossesse (en cas d'antécédent d'anomalie de fermeture du tube neural, majorer la supplémentation à 5 mg d'acide folique).
- **Fer :** supplémentation par 50 mg de fer métal par jour, notamment chez les femmes à risque.
- **Vitamine D :** supplémentation systématique à la fin du 2e trimestre (100 000 UI *per os* en 1 fois).
- **Vitamine A contre-indiquée** pendant la grossesse (ne pas dépasser 3 000 UI/j au 1er trimestre, car au-delà : effet tératogène). De même, la consommation de foie (organe de stockage de la vitamine A) en début de grossesse doit être limitée. Il faut donc se méfier des multivitamines (qui contiennent de la vitamine A).

Situations particulières

- **Prise de poids** excessive ou insuffisante durant la grossesse :
  - rechercher les troubles du comportement alimentaire ;
  - personnaliser les conseils diététiques, sans oublier l'activité physique.
- **Dépistage du diabète gestationnel** chez les femmes à risque selon les recommandations.
- **Séronégativité pour la toxoplasmose :** éviter le risque de contamination par des mesures spécifiques de prévention (information orale sur les enjeux et les précautions à prendre, et délivrance d'un support écrit avec tous les éléments).

Pour en savoir plus

Agence française de sécurité sanitaire des aliments. Le Guide nutrition de la grossesse. In : coll. « La santé en mangeant et en bougeant ». Maisons-Alfort : AFSSA ; 2007 [édition corrigée : mai 2016].

Moore Simas TA, Waring ME, Sullivan GMT, Liao X, Rosal MC, Hardy JR, et al. Institute of Medicine 2009 Gestational Weight Gain Guideline Knowledge : survey of obstetrics/gynecology and family medicine residents of the United States. Birth 2013 ; 40 : 237–46.

Vambergue A. Le diabète gestationnel. Référentiel élaboré par le Collège national des gynécologues et obstétriciens français (CNGOF) et par la Société francophone du diabète (SFD) – 2010. Méd Mal Métabol 2010 ; 36 : 511–700.

Haute Autorité de santé. Synthèse des recommandations professionnelles. Suivi et orientation des femmes enceintes en fonction des situations à risque identifiées. Saint-Denis-La Plaine : HAS ; 2016

CHAPITRE

5

Item 32 – Allaitement et complications

Rang	Rubrique	Intitulé connaissance
B	Physiologie	Connaître les hormones contrôlant la lactogénèse
C	Physiologie	Connaître la composition du lait maternel
A	Épidémiologie	Connaître les bénéfices pour la mère et pour l'enfant de l'allaitement maternel
B	Prise en charge	Savoir expliquer les modalités pratiques de l'allaitement maternel
B	Diagnostic positif	Savoir diagnostiquer les complications de l'allaitement maternel

Objectifs pédagogiques (Bulletin officiel, 2013)

- Expliquer les modalités et argumenter les spécificités de l'allaitement maternel.
- Préciser les complications éventuelles et leur prévention.

© I. Introduction

Le lait maternel (LM), aliment naturel du nourrisson, est le modèle de l'alimentation à cet âge, satisfaisant à lui seul les besoins du nourrisson pendant les 6 premiers mois de vie. L'enfant allaité est considéré comme la référence en matière de croissance et de développement.

L'allaitement maternel (AM) est une pratique intime, dont la décision est de la responsabilité de chaque femme. C'est également une question de santé publique, à la lumière des bénéfices scientifiquement démontrés, à court, moyen et long terme, pour la santé de l'enfant et de sa mère. La prévalence et la durée de l'AM en France demeurent cependant parmi les plus faibles d'Europe et ce malgré une augmentation récente. En 2010, le taux d'initiation de l'AM en maternité était de 65 % et la durée médiane de l'AM était de 10 semaines ; l'allaitement n'était poursuivi à l'âge de 4 mois que dans 5 % des cas en France. Les femmes qui allaitent sont souvent plus âgées, primipares, étrangères, avec une profession qualifiée et ont accouché dans les maternités de grande taille où l'on favorise la proximité du bébé la nuit.

Dans le respect absolu des convictions de chaque femme et pour lui permettre de prendre sa décision dans les meilleures conditions possible, il est de la responsabilité des professionnels de santé de donner une information claire, objective et loyale sur la pratique de l'allaitement et sur ses bénéfices. ©

Ⓑ II. Physiologie de l'allaitement

Le sein est un organe encore immature à la fin de la puberté. Il est constitué d'un réseau de canaux galactophores drainant des bourgeons épithéliaux non fonctionnels. Au cours de la grossesse, le sein va terminer son développement par deux processus :

- **la mammogenèse :** par multiplication cellulaire, les bourgeons épithéliaux se transforment en alvéoles, tandis que les canaux collecteurs s'allongent et se ramifient ;
- **la lactogénèse :** les cellules glandulaires se différencient et les éléments nécessaires à la synthèse des constituants du LM se mettent en place.

Ces phénomènes sont sous la dépendance d'un ensemble d'hormones : prolactine, œstradiol, progestérone, cortisol, insuline, hormone lactogène placentaire, hormone de croissance placentaire. La sécrétion lactée est alors inhibée par l'effet freinateur sur la sécrétion de prolactine et par action directe sur le sein de l'œstradiol et la progestérone, d'origine placentaire. De ce fait, la lactation ne pourra débuter qu'après la délivrance, où la chute brutale des taux d'œstradiol et de progestérone stimule la sécrétion de prolactine. La lactation s'installe en 2 à 3 jours : c'est la montée laiteuse. Les seins gonflent, deviennent tendus et sensibles, la femme peut présenter une fébricule passagère à 38 °C.

Les tétées vont stimuler la lactation grâce à un réflexe neurohormonal partant des terminaisons nerveuses du mamelon, qui provoque à chaque tétée un double pic sécrétoire :

- de prolactine, qui active la synthèse et la sécrétion des constituants du lait (galactopoïèse) ;
- d'ocytocine, qui favorise l'éjection du lait en agissant sur les cellules myoépithéliales. Cette sécrétion d'ocytocine a un effet secondaire : celui de stimuler les contractions utérines au décours des tétées. Ⓑ

Ⓒ III. Composition du lait maternel

Comparativement au lait de vache, elle se caractérise pour le lait mature (au 15e jour) par (tableau 5.1) :

- **une teneur remarquablement faible en protéines, entre 8 et 12 g/L.**
  - Ceci témoigne d'une excellente biodisponibilité et d'une parfaite adéquation du profil des acides aminés du LM aux besoins du nourrisson.
  - Le LM contient trois fois moins de protéines et six fois moins de caséines que le lait de vache.
  - Le pourcentage élevé de protéines solubles (60 %) et les micelles de caséine de petite taille expliquent la coagulation plus fine du LM dans l'estomac du nourrisson, contribuant à sa vidange plus rapide.
  - Qualitativement, le LM est caractérisé par sa richesse en α-lactalbumine et sa teneur en lactoferrine, en immunoglobulines (Ig), en particulier les IgAs de type sécrétoire (0,5 à 1 g/L), en lysozyme et lipase, et β-défensine 1.
  - La β-lactoglobuline, prédominante dans le lait de vache, est absente du LM.
  - Les caséines sont différentes. Il s'agit surtout de la caséine β dont l'hydrolyse conduit à des peptides (caséomorphines) à propriétés opioïdes et de la caséine κ hautement glycosylée, dont la fraction C terminale a des effets bifidogènes.
  - En outre, les composants azotés non protéiques du LM (acides aminés, urée, polyamines, nucléotides) constituent une fraction plus importante de l'azote total (25 %) que dans le lait de vache ;

Tableau 5.1. Compositions comparées du lait maternel et du lait de vache.

Constituants	Lait maternel	Lait de vache
Calories (kcal/dL)	60–70	65–75
Protéines (g/dL)	0,8–1,2	3,0–3,7
Caséine (%)	40	80
Protéines solubles (%)	60	20
Azote non protéique (mg/dL)	40	30
Lipides (g/dL)	3–4	3,5–4
Acide linoléique (mg/dL)	350	90
Acide α-linolénique (mg/dL)	37	Traces
n-6/n-3	9,5	90
Glucides (totaux : g/dL)	7,5	4,5–5
Lactose (%)	85	100
Oligosaccharides (%)	15	–
Minéraux (totaux : mg/dL)	210	900
Sodium (mg/dL)	10–20	48
Chlore (mg/dL)	45	110
Calcium (mg/dL)	33	125
Phosphore (mg/dL)	15	90
Rapport calcium/phosphore	2	1,3
Magnésium (mg/dL)	3,5	12
Fer (µg/dL)	40–100	20–60
Vitamines (/dL)		
A (UI)	203	45
D (UI)	2–3	2–3
E (mg)	0,35	0,1
C (mg)	3,8	11
B_1 (mg)	0,18	0,44
B_2 (mg)	0,03	1,75
B_6 (mg)	0,06	0,51
B_{12} (µg)	0,1	6,6
K_1 (µg)	0,2	17
Acide folique (µg)	5,2	37,7
Niacine (PP) (µg)	230	–
Acide pantothénique (µg)	260	–
Biotine (µg)	0,8	–
Charge osmolaire rénale (mOsm/dL)	9,3	30,8

- **une teneur en lipides (35 g/L en moyenne)** proche de celle du lait de vache, mais avec une digestibilité et un coefficient d'absorption très supérieurs (80 % contre 60 % pour le lait de vache dans les premiers jours, atteignant rapidement 95 % contre 80 % à 3 mois).
  - Ceci est lié, d'une part à la présence dans le LM d'une lipase activée par les acides biliaires du nouveau-né qui compense, au niveau duodénal, l'insuffisance des lipases pancréatiques et, d'autre part, à la structure différente des triglycérides, 70 % de l'acide palmitique (25 % des acides gras totaux) étant en position 2 sur le glycérol, d'où une meilleure absorption sous forme de monoglycérides.
  - Les triglycérides constituent 98 % des lipides du LM, avec une absence presque complète d'acides gras à moins de 10 atomes de carbone et une prédominance des acides gras en C16:0, C18:1 et C18:2.

– Le LM est particulièrement riche en acides gras essentiels (acide linoléique C18:2 n-6 et α-linolénique, C18:3 n-3) et aussi en leurs homologues supérieurs, en particulier acide arachidonique (AA : 0,46 g/100 g d'acides gras) dans la série linoléique (n-6) et acide docosahexaénoïque (DHA : 0,25 g/100 g d'acides gras) dans la série α-linolénique (n-3), qui jouent tous deux un rôle important dans les fonctions cérébrales et rétiniennes.
– Le LM est plus riche en cholestérol (20 à 30 mg/100 mL) que le LV (5 à 10 mg/100 mL).
– Le cholestérol joue un rôle important dans la structure des membranes, comme précurseur hormonal, et dans le développement cérébral.
– Cet apport élevé de cholestérol en période néonatale pourrait être bénéfique, en réprimant l'HMG-coA réductase (enzyme clé de la synthèse de cholestérol), ce qui induirait à l'âge adulte une réduction du risque d'hypercholestérolémie ;

- **une teneur en glucides de 75 g/L**, dont 63 g de lactose et 12 g d'oligosaccharides, alors que le lait de vache ne comporte que du lactose.
  – Ces oligosaccharides constituent une autre originalité majeure du LM.
  – Constitués de 5 sucres élémentaires (glucose, galactose, N-acétylglucosamine, fucose, acide sialique), de structure ramifiée, ils sont au nombre de plus de 200.
  – Ils représentent de véritables prébiotiques et jouent un rôle essentiel dans la mise en place de l'écosystème bactérien colique dominé, chez l'enfant au sein, par les bifidobactéries en particulier *Bifidobacterium bifidum* et, de ce fait, dans la protection vis-à-vis des infections.
  – Ils jouent aussi un rôle important dans la trophicité de la muqueuse colique, par l'intermédiaire des acides gras à courte chaîne, en particulier de l'acide butyrique, libérés par leur métabolisme bactérien ;
- **une moindre teneur en sels minéraux (2,5 g/L), 3,5 fois moins que le lait de vache.**
  – Ceci, associé à la teneur relativement faible en azote, permet de limiter la charge osmolaire rénale (93 mOsm/L contre 308 mOsm/L pour le lait de vache).
  – Il en résulte une moindre déperdition hydrique par le rein immature, inapte à concentrer les urines pendant les 2–3 premiers mois après la naissance.
  – Il faut souligner la meilleure biodisponibilité d'oligoéléments comme le fer et le zinc en raison de la présence de ligands dans le LM qui facilitent leur absorption ;
- **la présence de facteurs non nutritionnels spécifiques :**
  – **enzymes :** présence notamment d'une lipase qui va faciliter la digestion des lipides ;
  – **facteurs de croissance** comme l'*insulin-like growth factor 1* (IGF_1), le *transforming growth factor* (TGF), les facteurs de croissance leucocytaire (*granulocyte-colony stimulating factor* [G-CSF]) et surtout l'*epidermal growth factor* (EGF), qui a une action trophique sur les muqueuses gastrique et intestinale ;
  – **cytokines pro-inflammatoires** (TNF-α, $IL_{1\beta}$, IL_6, IL_8, IL_{12}, IL_{18}, MIF) et anti-inflammatoires (IL_{10}, $TGF\beta_2$) ;
  – **nucléotides**, qui interviendraient au niveau du métabolisme intermédiaire et de l'immunité ;
  – **cellules immunocompétentes** (200–300 000/mL) : macrophages, polynucléaires, lymphocytes T et B ;
  – **galacto-oligosaccharides ;**
  – mais aussi érythropoiétine, protéines de liaison des folates, vitamines, dont la vitamine B_{12}, et hormones, en particulier thyroxine et corticostéroïdes.
  – Ainsi, le LM n'est pas un simple véhicule de nutriments : il correspond à un véritable produit biologique ;
- **sa variabilité dans le temps**, selon le stade de la lactation, le moment de la tétée, le terme et l'âge de l'enfant :
  – le **colostrum** (sécrétion des trois premiers jours) est moins riche en lipides et en lactose, avec une densité énergétique moindre (450 à 480 contre 650 à 700 kcal/L).
  – Il est riche en protéines (22 g/L), essentiellement pour ce qui concerne les protéines solubles fonctionnelles (IgAs, lactoferrine, différents facteurs de croissance, cytokines),

alors que les caséines sont pratiquement absentes, et en oligosaccharides (deux fois plus), en sodium, en IgA et en cellules immunocompétentes (dix fois plus) et pauvre en graisses. Tous ces éléments contribuent à protéger l'enfant pendant cette période néonatale précoce où il est particulièrement vulnérable aux infections. Puis, petit à petit, un lait de transition de plus en plus riche en graisses va précéder le lait mature (15e jour environ);

- **la concentration en protéines et en acides gras polyinsaturés** (AGPI) est plus élevée dans le lait de mère d'enfant prématuré.
  - Au cours de la tétée, les concentrations en graisses et en micelles de caséine augmentent au fur et à mesure que l'enfant tète, contribuant à l'acquisition de la satiété.
  - L'alimentation de la mère a peu d'influence sur la composition du LM, à l'exception de la teneur en graisses (en particulier en AGPI), en iode, sélénium, vitamines A et du groupe B.
  - La qualité du lait ne dépend pas de l'état nutritionnel de la mère, sauf en cas de carence en vitamine B_{12} dans l'alimentation maternelle (régime végétalien);
- **la production de lait représente un coût énergétique pour la mère**, compensé par une augmentation des apports énergétiques et surtout une mobilisation des graisses stockées au cours de la grossesse entraînant une perte de poids moyenne d'environ 800 g/mois.Ⓒ

IV. Bénéfices de l'allaitement maternel

Les effets bénéfiques de l'AM dépendent du degré d'exclusivité de l'AM et de sa durée et de l'environnement dans lequel il est exercé.

- Dans les pays où les conditions économiques et d'hygiène demeurent précaires, l'AM est associé à une **réduction considérable de la mortalité infantile**, d'autant plus marquée que les enfants sont plus jeunes.
  - En l'absence d'AM, le risque de décès est respectivement 5,8 fois et 2,6 fois plus élevé chez les enfants âgés de 2 à 3 mois et ceux âgés de 6 à 8 mois.
  - Selon l'Organisation mondiale de la santé (OMS), l'AM pratiqué de façon optimale (allaitement exclusif les premiers mois, à la demande, avec tétées fréquentes et introduction appropriée d'aliments de diversification) éviterait plus d'un million de décès d'enfants chaque année.
- Dans les pays industrialisés, l'AM est associé, à condition de durer plus de 3 mois, à un **moindre risque de diarrhées aiguës**, d'**otites aiguës** et d'**infections respiratoires sévères**, génératrices d'hospitalisations chez le nourrisson. Cet effet tend à s'estomper à l'arrêt de l'allaitement et il est moindre après l'âge de 6 mois.
- L'AM est associé :
  - à une **diminution du risque d'asthme et d'eczéma pendant les 2–3 premières années de la vie chez les enfants à risque d'allergie** (ayant au moins un parent du premier degré – père, mère, frère ou sœur – allergique), sous réserve d'une durée d'allaitement d'au moins 3 mois;
  - à une **diminution du risque de surpoids et d'obésité, de diabète de types 1 et 2, de maladie cœliaque, de maladies inflammatoires du tube digestif et de mort inattendue du nourrisson**;
  - à une **diminution modérée de la cholestérolémie et de la pression diastolique**, sans qu'ait été mise en évidence de réduction de la morbidité ou de la mortalité cardiovasculaire.
  - L'OMS a pu montrer que des enfants allaités exclusivement pendant au moins 4 mois, puis partiellement jusqu'à l'âge d'un an, diversifiés à 6 mois et bénéficiant de bonnes conditions d'hygiène et d'élevage dans un environnement favorable ont, jusqu'à l'âge de 5 ans, une croissance en poids et en taille étonnamment identique malgré la diversité ethnique des populations étudiées.
  - L'étude a été menée dans six pays géographiquement et culturellement éloignés (Brésil, États-Unis, Ghana, Inde, Norvège et Oman);
- **L'AM favorise une relation mère/enfant de bonne qualité.**

- Chez les enfants prématurés, l'alimentation avec le LM (ou du lait de femme provenant de donneuse *via* un lactarium) **favorise la maturation des fonctions digestives et la tolérance à l'alimentation par voie orale**.
- Elle **diminue le risque d'infections en période néo-natale et d'entérocolite ulcéronécrosante**, et contribue à **améliorer les performances développementales des nouveau-nés très prématurés**.
- **L'AM a également des effets bénéfiques pour la santé de la mère.**
  - La perte de poids et la diminution de la masse grasse sont plus rapides dans les 6 premiers mois du postpartum.
  - L'AM est associé à une diminution de l'incidence du cancer du sein avant la ménopause et du cancer de l'ovaire, du diabète de type 2 et de dépression du postpartum.
  - Il est également associé à une réduction du risque de pathologies métaboliques et cardiovasculaires.

Au total l'OMS recommande un AM exclusif pendant les 6 premiers mois de la vie, et la poursuite de l'allaitement jusqu'à l'âge de 2 ans et au-delà si la mère et l'enfant le souhaitent.

Ⓑ V. Pratique de l'allaitement

- L'information de la mère et du père à ce sujet doit être faite principalement pendant le dernier trimestre de grossesse.
- À la naissance, il faut privilégier le contact peau à peau le plus tôt possible entre le nouveau-né et la mère et mettre en route l'allaitement précocement, si possible en salle de travail, selon la demande du nouveau-né et non de schémas d'administration rigides et délétères. Il faut encourager la proximité mère-bébé 24 h/24.
- La position choisie par la mère doit être la plus confortable possible (assise ou couchée).
- Le bébé est face à sa mère, ventre contre elle. La bouche du nouveau-né doit prendre largement l'aréole et non le seul mamelon.
- Hygiène de vie : il faut privilégier des boissons abondantes et une alimentation variée et équilibrée et éviter tabac, alcool et excitants (café, thé).
- Il n'existe aucun médicament ou régime susceptible d'influencer favorablement la sécrétion lactée.
- La multiparité, la catégorie socioprofessionnelle du père élevée, l'acquisition du dernier diplôme de la mère à un âge supérieur ou égal à 19 ans et la proximité du bébé la nuit à la maternité sont associés à une durée plus longue de l'AM.
- En revanche, le sentiment pour la mère que son lait n'est « pas bon » ou en quantité insuffisante pour son enfant, et l'utilisation de biberons de complément en maternité sont associés à une durée plus courte de l'AM.
- Le rôle de l'entourage familial et des professionnels de santé est essentiel.
- Certains apports complémentaires sont indispensables, du fait de la faible teneur du LM en ces nutriments :
  - Vitamine K : 2 mg à la naissance, 3 jours de suite, puis 1 fois par semaine jusqu'au sevrage (recommandations modifiées en septembre 2014 par l'Agence nationale de sécurité du médicament et des produits de santé [ANSM] : 2 mg à la naissance, puis entre le 4e et le 7e jour et à un mois) ;
  - vitamine D : 800 à 1000 UI/j ;
  - les prématurés et les nouveau-nés allaités de faible poids de naissance doivent bénéficier d'une supplémentation en fer à partir de 3–4 mois.
- La conservation du LM doit répondre à des conditions précises :
  - 4 heures maximum à température ambiante (20–25 °C) pendant 48 heures maximum au réfrigérateur à une température $\leq$4 °C ;

  - 4 mois au congélateur à une température de –18 °C. Il ne faut pas congeler du LM qui a déjà été conservé au réfrigérateur. Le LM décongelé doit être consommé dans les 24 heures et jamais recongelé;
  - le LM doit être transporté dans une glacière ou un sac isotherme pour respecter la chaîne du froid.
- Les lactariums :
  - ce sont des centres de collecte de lait provenant de donneuses bénévoles. Leurs missions sont en outre d'analyser (vérification de la composition et de l'authenticité, contrôles bactériologiques et virologiques), de traiter (pasteurisation) et de distribuer (essentiellement aux services de néonatologie) le lait recueilli. Les techniques actuelles de pasteurisation (58 °C) et de conservation (congélation ou lyophilisation) permettent de conserver environ 90 % des propriétés immunologiques du LM.

VI. Contre-indications

Les contre-indications à l'AM sont rares :

- **liées à la pathologie de la mère :** affection viscérale grave, séropositivité pour le VIH (dans les pays industrialisés) et l'HTLV, tuberculose active. L'infection par le virus de l'hépatite B n'est pas une contre-indication, sous réserve de la vaccination et de l'injection de γ-globulines spécifiques dès les premières heures de la vie. L'infection par le virus de l'hépatite C n'est pas non plus une contre-indication. Il n'y a pas de consensus sur la conduite à tenir pour l'infection maternelle à cytomégalovirus (CMV) en cas de prématurité (<32 semaines);
- **liées à la pathologie de l'enfant :** galactosémie (déficit complet en galactose-1-phosphate uridyltransférase [Gal_1 PUT]). En cas de déficit partiel en Gal_1 PUT ou de phénylcétonurie, de petites quantités de LM peuvent être tolérées, à apprécier dans ce dernier cas en fonction de l'évolution du taux de phénylalanine.
- **Les prises médicamenteuses :**
  - il faut d'abord confirmer la nécessité indiscutable de la thérapeutique maternelle et choisir, à efficacité égale, un médicament sans risque pour l'enfant. Même si la plupart des médicaments passent dans le lait, seule une fraction du médicament présent dans le sang sera excrétée dans le lait;
  - les médicaments formellement contre-indiqués en cas d'AM sont très peu nombreux : produits radioactifs, lithium, amiodarone, phénindione, carbimazole [Néo-Mercazole®], rétinoïdes, sels d'or, antimitotiques, amphétamines, xénobiotiques non évalués (phytothérapie « sauvage »).
  - En cas de prescription de médicaments à une femme allaitante, il faut favoriser les sources d'information spécialisées, actualisées et fiables comme le site de référence sur les agents tératogènes.
- **Pollution environnementale :**
  - les polluants organiques peuvent s'accumuler dans la chaîne alimentaire (bisphénol, dibenzofuranes, dioxines, phtalates, etc.), être consommés par la mère et passer dans son lait. Aucun effet adverse n'a cependant été décrit. Les effets bénéfiques du LM surpassent les potentiels effets délétères, ce qui ne doit pas freiner les efforts pour tenter de diminuer l'exposition à ces polluants.
- **Arrêt de l'AM :**
  - l'**arrêt tardif** de l'allaitement (plus d'un mois après l'accouchement) ne nécessite aucun support médical. Il suffit d'espacer progressivement les tétées en passant par une phase d'AM partiel;
  - l'**arrêt précoce** de l'AM (juste après l'accouchement ou après quelques jours) nécessite des moyens médicaux puisque la sécrétion basale de prolactine élevée risquerait

d'entraîner rapidement un engorgement mammaire en l'absence de tétées. On utilise un agoniste dopaminergique, inhibiteur de la sécrétion de prolactine : bromocriptine (type Parlodel®) : 2 comp./j pendant 2 à 3 semaines après un début progressif. Ce traitement est contre-indiqué en cas d'hypertension artérielle et peut avoir comme effets secondaires nausées, vertiges et hypotension orthostatique.

VII. Complications

- Insuffisance de lait :
  - c'est une des principales causes d'arrêt injustifié de l'AM. Ce n'est qu'en cas de stagnation pondérale documentée que l'on évoque une réelle insuffisance d'apports;
  - l'**insuffisance de lait dite « primaire »**, liée à une incapacité maternelle d'origine anatomique ou hormonale à produire du lait en quantité suffisante pour le nourrisson, est exceptionnelle;
  - l'**insuffisance de lait dite « secondaire »** est due à une conduite inappropriée de l'allaitement (faible nombre de tétées) et/ou à une succion inefficace de l'enfant;
  - la perception inappropriée d'une insuffisance de lait est la situation la plus fréquente. Ce n'est qu'après avoir apporté des conseils et un soutien, visant à restaurer la confiance de la mère dans ses compétences et ses capacités, que sera envisagée la prescription de biberon de complément, uniquement en cas de mauvaise prise de poids.
- Engorgement mammaire :
  - il est contemporain de la montée laiteuse et résulte d'un asynchronisme entre la lactogénèse et les mécanismes d'éjection du lait, encore inefficaces;
  - il se traduit vers le 3e jour du postpartum par des seins durs, tendus, très douloureux, associés à une fébricule à 38 °C.
  - le traitement consiste à rassurer la mère et à préconiser des douches chaudes sur les seins, des massages circulaires des seins avant les tétées et des pansements antiphlogistiques (type Osmogel®);
  - l'engorgement régresse généralement en 24 à 48 heures.
- Crevasses du mamelon :
  - elles sont favorisées par une technique d'AM incorrecte. Il n'y a pas de fièvre, mais la tétée est très douloureuse. L'inspection du mamelon retrouve des érosions superficielles. Il faut réexpliquer les modalités pratiques de l'allaitement, en prenant soin de bien positionner le bébé. L'utilisation de crèmes cicatrisantes n'a pas montré de réelle efficacité. On peut, à la fin de la tétée, étaler sur le mamelon et l'aréole un peu de colostrum ou de lait, aux vertus cicatrisantes et anti-infectieuses.
- Lymphangite ou mastite :
  - il s'agit d'une inflammation du sein qui peut éventuellement se compliquer d'une infection;
  - les signes cliniques sont habituellement unilatéraux;
  - une partie du sein est rouge, chaude et douloureuse, avec souvent une fièvre élevée (39–40 °C) et/ou un syndrome pseudogrippal;
  - elle est souvent favorisée par des crevasses;
  - le lait est de couleur normale, non purulent;
  - il faut vérifier la prise de sein et la technique de succion du bébé;
  - l'AM peut être poursuivi, sous réserve de bien vider le sein après chaque tétée, en s'aidant éventuellement d'un tire-lait jusqu'à la guérison;
  - le traitement symptomatique repose sur l'éventuelle prescription d'antalgiques, l'éventuelle application de chaud ou de froid sur le sein et sur le repos;

- la lymphangite guérit habituellement en 24 à 48 heures ;
- négligée, elle peut évoluer vers une galactophorite ;
- les antibiotiques sont inutiles.

- **Galactophorite :**
  - elle s'installe progressivement, 10 à 15 jours après l'accouchement ;
  - le sein atteint est globalement douloureux et plus ferme que le sein controlatéral, tandis qu'existe une fièvre modérée autour de 38,5 °C ;
  - surtout, le lait est mélangé à du pus. Il doit donc être tiré et jeté jusqu'à guérison, l'allaitement avec le sein atteint étant suspendu ;
  - une antibiothérapie *per os*, active sur le staphylocoque et compatible avec l'allaitement, type pénicilline M (Bristopen®, Orbénine®), sera prescrite pendant 8 jours associée à des anti-inflammatoires.
- **Abcès du sein :**
  - exceptionnel, il est tardif et complique une galactophorite négligée ;
  - les douleurs et la fièvre se sont majorées ;
  - le sein est devenu volumineux, rouge, tendu, très douloureux. L'allaitement doit être arrêté ;
  - le traitement est chirurgical : incision drainage et antibiothérapie adaptée au germe. Ⓑ

Points clés

- La prévalence et la durée de l'allaitement en France sont parmi les plus faibles d'Europe.
- Le lait maternel satisfait à lui seul les besoins du nourrisson pendant les 6 premiers mois.
- La composition du lait maternel varie selon le terme et l'âge de l'enfant, le moment de la tétée et le stade de la lactation.
- Le lait maternel contient des facteurs non nutritionnels spécifiques (facteurs de croissance, hormones, cytokines, cellules immunocompétentes, etc.) : c'est un véritable produit biologique.
- Le principal bénéfice de l'allaitement pour la santé du nourrisson est la réduction du risque de pathologies infectieuses (diarrhées et otites aiguës).
- L'Organisation mondiale de la santé (OMS) recommande un allaitement exclusif pendant les 6 premiers mois, et la poursuite de l'allaitement jusqu'à l'âge de 2 ans et au-delà si la mère et l'enfant le souhaitent.
- Le nourrisson allaité doit recevoir une supplémentation en vitamines D et K.
- Les contre-indications de l'allaitement sont exceptionnelles, qu'elles soient liées à la santé de l'enfant ou de sa mère.
- Très peu de médicaments justifient l'arrêt de l'allaitement.
- Les principales complications de l'allaitement (crevasses du mamelon, mastite) sont prévenues par le respect des bonnes pratiques d'allaitement, en particulier le bon positionnement du bébé.

Pour en savoir plus

American Academy of Pediatrics. Section on Breastfeeding. Breastfeeding and the use of human milk. Pediatrics 2012 ;129 : e827–41.

Comité de nutrition de la Société française de pédiatrie, Turck D, Vidailhet M, Bocquet A, Bresson JL, Briend A, et al. Allaitement maternel : les bénéfices pour la santé de l'enfant et de sa mère. Arch Pediatr 2013 ; 20 : S29–48.

III
Maladies métaboliques

CHAPITRE
6

Item 251 – UE 8 – Obésité de l'adulte

Rang	Rubrique	Intitulé connaissance
A	Épidemiologie	Connaître l'épidémiologie de l'obésité
A	Définition	Connaître la définition de l'obésité et de ses différents grades
B	Diagnostic positif	Savoir diagnostiquer une obésité « secondaire »
A	Diagnostic positif	Savoir diagnostiquer les complications de l'obésité
A	Étiologie	Savoir identifier les circonstances et éléments à l'origine de l'excès pondéral
B	Diagnostic positif	Savoir faire une analyse sémiologique du comportement alimentaire
A	Prise en charge	Connaître la stratégie et les objectifs de prise en charge de l'obésité
B	Prise en charge	Connaître les différentes approches pour retrouver une alimentation « intuitive »
B	Prise en charge	Connaître les indications et contre-indications de la chirurgie bariatrique
B	Prévention	Savoir dépister des carences nutritionnelles après chirurgie bariatrique

Objectifs pédagogiques (Bulletin officiel, *2013*)

- Diagnostiquer une obésité de l'adulte.
- Argumenter l'attitude thérapeutique et planifier le suivi du patient.

L'obésité est une maladie chronique évolutive. Les facteurs en cause dans le développement de l'obésité sont multiples et intriqués : densité énergétique de l'alimentation, sédentarisation, facteurs psychologiques, rôle de l'hérédité, niveau socioéconomique faible. Le diagnostic est basé sur le calcul de l'indice de masse corporelle (IMC). L'obésité est fréquente : en France, en 2012, elle touchait 15 % des adultes. Cette prévalence est en augmentation. L'obésité est associée à de nombreuses complications somatiques (respiratoires, mécaniques, cardiovasculaires, métaboliques), mais aussi psychologiques et sociales. L'obésité abdominale (ou viscérale), estimée par une élévation du tour de taille, indique un risque accru de complications métaboliques (diabète de type 2) et cardiovasculaires. L'objectif de la prise en charge thérapeutique de l'obésité n'est pas seulement pondéral, mais vise la prévention, le traitement des complications et l'amélioration de la qualité de vie. Il s'agit d'une prise en charge au long cours. L'approche thérapeutique doit être personnalisée et repose sur un « conseil nutritionnel » intégrant la pratique d'une activité physique régulière, associé au renforcement de l'écologie personnelle (sommeil, relations sociales, estime de soi/affirmation de soi, satisfactions au-delà de l'alimentation, etc.) et à un éventuel soutien psychologique (ouvrant à l'expression de soi), dans une démarche d'éducation thérapeutique.

I. Épidémiologie

La prévalence de l'obésité chez l'adulte continue à augmenter dans les pays industrialisés : elle est de 15 % en France, comme mentionné plus haut, avec cependant des disparités régionales (les régions du Nord et Est sont les plus touchées).

La prévalence de l'obésité augmente avec l'âge.

La prévalence de l'obésité est plus forte dans les classes sociales défavorisées.

II. Définition de l'obésité

L'obésité correspond à « un excès de masse grasse entraînant des conséquences néfastes pour la santé » (OMS).

Chez l'adulte jeune en bonne santé, la masse grasse corporelle représente 10–15 % du poids chez l'homme et 20–25 % chez la femme. Les différentes méthodes de mesure de la composition corporelle ne sont pas d'usage clinique courant.

En pratique, le statut pondéral est défini à partir de l'IMC :

$$\text{IMC}\left(\text{kg}/\text{m}^2\right) = \frac{\text{poids}}{\text{taille}^2}$$

Chez l'adulte (après 18 ans), **l'obésité est définie par un IMC ≥30 kg/m²** et associé à une augmentation du risque de comorbidité et de mortalité. Les seuils sont les mêmes chez l'homme et chez la femme (tableau 6.1).

Tableau 6.1. Définition et classification de l'obésité de l'adulte.

Classification	IMC (kg/m²)	Risque de comorbidités
Valeurs de référence	18,5 à 24,9	Moyen
Surpoids	25 à 29,9	Légèrement augmenté
Obésité		
Stade I (modérée)	30 à 34,9	Modérément augmenté
Stade II (sévère)	35 à 39,9	Fortement augmenté
Stade III (massive, morbide)	≥40	Très fortement augmenté

III. Évaluation du sujet atteint d'obésité

A. Interrogatoire

- **Vécu de l'excès de poids par la personne :** permet de déterminer comment elle le vit et si elle est motivée à envisager des modifications de son mode de vie.
- Représentations de la personne sur l'origine de son excès de poids et les solutions qu'elle envisage pour mincir :

- sert à identifier sa représentation des déterminants de son excès de poids et à détecter des fausses croyances;
- permet de mieux orienter le projet éducatif (modifications thérapeutiques du mode de vie) en limitant les résistances au changement.

- **Histoire pondérale** = évolution du poids au cours du temps.
  - Âge de début de la prise excessive de poids.
  - Poids maximal.
  - Thérapeutiques mises en œuvre et leurs effets (effet yo-yo).
- Événements de vie associés à la prise de poids :
  - changements physiologiques : puberté, grossesse, ménopause
  - changement d'environnement familial (mariage, divorce) ou professionnel (perte d'emploi, emploi stressant)
  - chocs émotionnels : séparation, deuil, violences, etc.;
  - sevrage (tabac et autres produits : alcool, cannabis);
  - arrêt du sport, immobilisation prolongée (fracture, intervention chirurgicale, etc.);
  - prise de médicaments (antidépresseurs tricycliques, neuroleptiques, lithium, glucocorticoïdes, insuline, œstroprogestatifs);
  - situations plus rares : traumatisme crânien, chirurgie de la région hypothalamohypophysaire, hypothyroïdie profonde.
- **Antécédents familiaux** d'obésité, de pathologies cardiométaboliques (diabète, dyslipidémies, hypertension artérielle, etc.) et de cancer.
- Antécédents personnels :
  - troubles psychologiques (dépression...) et de traitements psychotropes (thymorégulateurs, neuroleptiques, antidépresseurs, antiépileptiques) pouvant favoriser la prise de poids;
  - syndrome d'apnées du sommeil, syndrome des jambes sans repos;
  - problèmes ostéoarticulaires (lumbagos/sciatiques);
  - cholécystectomie (la lithiase biliaire étant associée à l'obésité viscérale);
  - problèmes gynécologiques (infertilité, fausses couches répétées, etc.).
- **Analyse sémiologique du comportement alimentaire** (pour les questions à poser au patient pour évaluer les différentes composantes du comportement alimentaire, se référer au référentiel de nutrition de L2/L3) :
  - **recherche d'éléments favorisant une hyperphagie prandiale :**
    - tachyphagie, dépistée par les moyens suivants : échelle analogique pour quantifier la vitesse d'ingestion (1 : la plus lente; 10 : la plus rapide); durée moyenne des repas,
    - arrêt des repas au-delà du rassasiement (disparition de la sensation de faim) : sensation de tension ou douleur au niveau de l'estomac en fin de repas; impossibilité de laisser des aliments dans son assiette ou dans le plat;
  - **recherche de prises alimentaires extraprandiales et leurs caractéristiques (impulsivité, fréquence, horaire, contexte de survenue) :**
    - grignotages : consommation tranquille en petites quantités d'aliments « plaisir »,
    - compulsions (*craving*) : envie irrépressible de manger sans perte de contrôle au cours de l'acte (choix d'aliments plaisants et consommés sans frénésie et en quantités limitées),
    - accès boulimiques (*binge eating*) : envie irrépressible de manger avec perte de contrôle au cours de l'acte (consommation des aliments avec avidité et/ou en grande quantité et/ou absence de sélection des aliments plaisants),
    - boulimie : plus rare dans l'obésité, les accès boulimiques étant associés à des conduites purgatives (vomissements, laxatifs);

  - **recherche de restriction cognitive :** limitation volontaire des apports alimentaires (avec fréquemment exclusion des aliments « plaisir ») dans le but de contrôler son poids, qui favorise l'impulsivité alimentaire (compulsions et accès boulimiques).
- **Évaluation de la consommation alimentaire** : évaluation qualitative plutôt que quantitative.
  - Répartition des prises alimentaires et rythme (nombre de repas et horaires).
  - Volume ingéré lors du plat principal (à l'aide de photographies d'assiettes contenant différentes quantités d'aliments) et tendance à se resservir (certaines personnes se resservant systématiquement).
  - Profil de consommation au quotidien :
    - consommation de fruits ;
    - consommation de légumes ;
    - consommation de sucres simples (sucre, miel/confiture, sodas/jus de fruits) et de pain ;
    - consommation d'aliments à densité énergétique élevée (graisses « cachées ») : fromage, charcuterie « grasse » (saucisses, pâté/terrine, rillettes), fritures, viennoiserie ;
    - consommation de matières grasses ajoutées : beurre, mayonnaise ;
    - boissons consommées (notamment sucrées, et « excitantes » : café/thé/boissons énergisantes).
  - Si besoin, carnet alimentaire (semainier) pour aider à prendre conscience de la réalité des ingesta.
- Évaluation psychologique :
  - niveau de stress, d'anxiété et humeur dépressive ;
  - difficultés de vie relationnelle et affective ;
  - estime de soi et image du corps ;
  - temps pour soi, activités de loisirs (hobbies) ;
  - troubles du sommeil (favorisent les tensions psychiques et l'impulsivité alimentaire).
- Évaluation de la situation sociale : familiale, professionnelle, éducative, financière.
- Niveau d'activité physique : niveau habituel d'activité physique (professionnel, domicile, loisirs, sports) et de sédentarité (temps moyen passé devant l'écran, difficultés à la marche) et freins à la pratique en cas d'inactivité physique.

B. Examen physique

1. Évaluation du statut pondéral et de la distribution de la masse grasse

a. IMC

Estime l'importance de l'obésité.

Certaines prises de poids ne sont pas liées à une augmentation de la masse grasse et doivent être reconnues : syndrome œdémateux généralisé (anasarque), augmentation importante de la masse musculaire (sportifs de haut niveau).

b. Tour de taille

Mesuré avec un mètre ruban en position horizontale à mi-distance entre le rebord costal inférieur et l'épine iliaque antérosupérieure après expiration douce.

Cette mesure clinique simple est importante car il a été montré qu'elle est bien corrélée avec la quantité de graisse intra-abdominale (= graisse viscérale). Toutefois, cette mesure a moins d'intérêt quand l'IMC est supérieur à 35 kg/m^2 (car la graisse viscérale est généralement augmentée).

Seuils de tour de taille dénotant une augmentation du risque de pathologies métaboliques et cardiovasculaires :

- ≥80 cm chez la femme, ≥94 cm chez l'homme : niveau 1 ;
- ≥88 cm chez la femme, ≥102 cm chez l'homme : niveau 2.

c. Distribution de la masse grasse

Elle permet de distinguer deux types d'obésité :

- obésité androïde (ou viscérale) : distribution du tissu adipeux sur la partie haute du corps (tronc/abdomen), plutôt observée chez l'homme mais également chez la femme après la ménopause ;
- obésité gynoïde (ou sous-cutanée) : distribution sur la partie basse du corps (hanches et membres inférieurs), plutôt typique de l'obésité féminine.

Ⓑ 2. Recherche d'une obésité secondaire

Même si ces étiologies sont peu fréquentes, il faut savoir évoquer :

- une hypothyroïdie : elle ne peut en général expliquer qu'une prise de poids modérée ;
- un hypercorticisme (obésité faciotronculaire associée à des signes de catabolisme : amyotrophie des racines des membres) : la présence de vergetures rosées, voire pourpres, est banale surtout dans les obésités de constitution rapide ou après plusieurs pertes de poids massives suivies de reprises pondérales ;
- une tumeur hypothalamique ou hypophysaire, associant, selon les cas :
  - un syndrome tumoral (céphalées, amputation du champ visuel),
  - une insuffisance antéhypophysaire (insuffisance gonadotrope, somatotrope, corticotrope, thyréotrope) et post-hypophysaire (diabète insipide, hyperprolactinémie),
  - une hypernatrémie neurogène,
  - une dysautonomie : variabilité anormale de la température corporelle, tension artérielle, fréquence cardiaque,
  - des troubles du sommeil,
  - mais également la possibilité d'une hypersécrétion hormonale lorsqu'il s'agit d'un adénome hypophysaire sécrétant ;
- un syndrome génétique (rare) :
  - obésité monogénique : par mutation d'un gène régulant le comportement alimentaire ; obésité précoce et sévère, avec histoire familiale (transmission autosomique récessive ou dominante selon le gène impliqué) ;
  - obésité syndromique : le plus souvent liée à la délétion ou l'inactivation de plusieurs gènes ; obésité précoce associée à un syndrome malformatif et dysmorphique, une petite taille et une déficience intellectuelle (exemple : syndrome de Prader-Willi, syndrome de Bardet-Biedl).Ⓑ

3. Recherche des complications

Celle-ci est très importante car les complications influent sur le pronostic fonctionnel et vital. Les complications associées à l'obésité sont différentes d'un sujet à l'autre et dépendent du niveau d'obésité, de la distribution de la masse grasse, de l'ancienneté de la surcharge pondérale et des éventuels facteurs de risque cardiovasculaires associés (âge, antécédents familiaux, tabac, diabète, hypertension artérielle, dyslipidémie).

Les propriétés du tissu adipeux (mécaniques et sécrétoires) et sa localisation (sous-cutanée ou viscérale) sont à l'origine de complications distinctes (cardiovasculaires, métaboliques ou inflammatoires) (tableau 6.2).

Tableau 6.2. Principales complications liées à l'obésité.

Types	Complications	Commentaires
Métaboliques	Diabète de type 2[1]	Présence fréquente d'un *acanthosis nigricans*, témoignant d'une insulinorésistance
	Syndrome métabolique[1]	Associe 2 des 4 critères suivants en plus d'un tour de taille élevé (> 94 cm pour l'homme ; > 80 cm pour la femme) : – hypertriglycéridémie : > 1,5 g/L – HDL-C bas : < 0,4 g/L – hypertension artérielle – glycémie élevée : > 1 g/L
Cardiovasculaires	HTA[1]	Pression artérielle mesurée avec un brassard adapté à la circonférence du bras du patient
	Insuffisance coronarienne[1] IDM[1] AVC[1]	
	Insuffisance cardiaque gauche	Favorisée par l'HTA et l'insuffisance coronarienne
	Insuffisance cardiaque droite	Favorisée par l'HTA pulmonaire reliée au syndrome d'apnées du sommeil (syndrome d'hypoventilation alvéolaire)
Respiratoires	Insuffisance respiratoire restrictive	
	SAS[1]	40 % des obèses ont un SAS et la proportion augmente avec le degré de sévérité de l'obésité
	Syndrome d'hypoventilation alvéolaire	Défini par une hypoxémie (PaO_2 < 70 mmHg) et une hypercapnie ($PaCO_2$ > 45 mmHg) Peut se compliquer d'HTA pulmonaire, d'insuffisance cardiaque droite (y penser si œdèmes des membres inférieurs), d'insuffisance respiratoire (PaO_2 < 60 mmHg)
	Asthme	
Thrombo-emboliques	Thrombose veineuse profonde Embolie pulmonaire	
Opératoires	Morbimortalité per- et post-opératoire plus élevée Complications de décubitus plus fréquentes	
Digestives et hépatiques	Reflux gastro-œsophagien Lithiase biliaire[1]	
	Stéatose hépatique[1]	2/3 des obèses et 90 % des obèses massifs ont une stéatose hépatique qui peut évoluer vers la stéatohépatite non alcoolique (15 à 20 %), la cirrhose (1 à 2 %) et plus rarement le carcinome hépatocellulaire
Rénales	Glomérulopathie avec protéinurie	Pouvant évoluer vers l'IRC
Ostéoarticulaires	Gonarthrose fémorotibiale Arthrose de la hanche (coxarthrose)	
	Arthrose de l'articulation fémoropatellaire	Atteinte articulaire la plus fréquente
Cutanées	Intertrigos mycosiques (plis sous-mammaires, inguinaux, etc.) Lymphœdème Insuffisance veineuse	Parfois compliqué d'infection (érysipèle)

Urogénitales (femmes)	Incontinence urinaire d'effort	
	Troubles de la fertilité	En lien avec une anovulation ou un syndrome des ovaires polykystiques[1]
	Risque de fausse couche plus élevé	
	Déroulement et issue de la grossesse plus risqués	Diabète gestationnel[1] HTA gravidique[1]
Neurologiques	Hypertension intracrânienne idiopathique ou bénigne	Définie par une élévation de la pression intracrânienne sans cause tumorale ni vasculaire qui conduit à des séquelles visuelles et, dans 10 % des cas, à la cécité par œdème papillaire
Oncologiques	Sein, endomètre, côlon-rectum, rein, pancréas, œsophage, vésicule biliaire	Augmentation de l'incidence et de la mortalité par cancer
Psychologiques et sociales	Discrimination sociale Diminution de la qualité de vie	Du fait de la stigmatisation

1. Complications pour lesquelles une distribution abdominale de la masse grasse est considérée comme facteur de risque indépendant de l'IMC.
AVC : accident vasculaire cérébral ; HDL : *high-density lipoproteins* ; HDL-C : HDL-cholestérol ; HTA : hypertension artérielle ; IDM : infarctus du myocarde ; IRC : insuffisance rénale chronique ; SAS : syndrome d'apnées du sommeil.

C. Examens complémentaires

1. Examens systématiques

- Glycémie à jeun.
- Bilan lipidique (exploration d'une anomalie lipidique [EAL] : triglycérides, cholestérol total et HDL [*high-density lipoproteins*], calcul du LDL [*low-density lipoproteins*]).
- Uricémie.
- Gamma-glutamyltranspeptidase (γ-GT), transaminases.
- Numération formule sanguine (NFS).
- Ionogramme sanguin, créatinine.
- Électrocardiogramme (ECG) de repos.

2. En fonction du contexte clinique

- Bilan de complications (quand éléments en faveur) :
  - **cardiovasculaires :** ECG d'effort, échographie cardiaque ;
  - **respiratoires :** polygraphie nocturne, épreuves fonctionnelles respiratoires, gazométrie artérielle ;
  - **hépatiques :** échographie abdominale ;
  - **ostéoarticulaires :** radiographies standards centrées sur les articulations douloureuses.
- Bilan étiologique :
  - thyréostimuline (*thyroid-stimulating hormone* [TSH]) : (hypothyroïdie) ;
  - cortisol libre urinaire (CLU) toutes les 24 heures, cycle nycthéméral du cortisol, freinage minute à la dexaméthasone (hypercorticisme) ;
  - hypophysiogramme et imagerie par résonance magnétique (IRM) hypophysaire (pathologies hypophysaires) ;
  - analyses génétiques.

Ⓑ IV. Attitude thérapeutique et suivi du patient

Le but du traitement ne se réduit pas à la perte de poids à court terme, mais consiste surtout au maintien à long terme de la perte de poids, du traitement des complications et de l'amélioration de la qualité de vie. Les changements mis en œuvre ne doivent pas être trop contraignants et il faut souvent aider la personne obèse à en tenir compte car elle a tendance à vouloir un poids idéal et/ou une perte de poids trop rapide. Une perte de poids de l'ordre de 5–10 % du poids maximal permet déjà une amélioration significative des complications.

La prise en charge nutritionnelle doit être personnalisée et repose d'abord sur les modifications thérapeutiques du mode de vie qui sont déterminées avec la personne obèse après une évaluation globale de ses besoins et attentes. Il est donc particulièrement important de rechercher avec elle les déterminants de l'excès pondéral. Une prise en charge psychologique spécialisée et un soutien social sont parfois nécessaires.

La chirurgie bariatrique est la solution de dernier recours, réservée aux cas d'obésité massive ou sévère avec comorbidités/complications, après évaluation des bénéfices et risques potentiels.

A. Moyens thérapeutiques

1. Modifications thérapeutiques du mode de vie

Objectif : perte de poids progressive (au moins 6 à 12 mois) durable +++ par des conseils réalistes et personnalisés.

Les modifications thérapeutiques du mode de vie (MTMV) concernent non seulement l'alimentation et l'activité physique, mais aussi le sommeil, l'organisation des loisirs, le rythme de vie et, plus généralement, la vie relationnelle. L'intensité de ces MTMV dépend de l'objectif pondéral choisi, des modalités du traitement et, naturellement, du choix et des capacités du patient à les mettre en œuvre.

a. Conseils alimentaires

- Pas de prescription diététique « standard ».
- Pas d'interdits alimentaires.
- Respect des rythmes alimentaires de chacun.
- Réduction relative des apports énergétiques totaux (pas au-dessous des besoins énergétiques de repos du patient), par la promotion de l'équilibre alimentaire, le respect des signaux alimentaires physiologiques (faim, rassasiement) et le travail sur les déterminants des prises alimentaires extraprandiales.
- Insister sur l'allongement des temps de mastication et d'ingestion (au moins 20 minutes pour un repas), qui sont souvent réduits chez le sujet obèse, et renforcer l'attention sur les sensations gustatives.

Un régime trop restrictif et déséquilibré comporte des risques : abandon avec reprise de poids et souvent dépassement du poids initial, dénutrition, restriction cognitive entraînant frustration puis impulsivité alimentaire (cercle vicieux des régimes).

b. Conseils concernant l'activité physique

- Elle est primordiale au maintien de la perte de poids après amaigrissement, à la préservation de la masse maigre (qui détermine la dépense énergétique de base), à la prévention des complications métaboliques, respiratoires et cardiovasculaires.
- Elle doit être pratiquée régulièrement, adaptée aux gouts, aspirations et problématiques médicales et psychosociales de la personne, sécurisée et mise en place progressivement (RASP : régulière, adaptée, sécurisée et progressive), afin de ne pas risquer un arrêt rapide par découragement, blessure, etc.

- Elle consiste parfois à limiter le temps passé à des occupations sédentaires (marcher un peu plus dans les premiers temps), surtout quand l'obésité est massive, ou d'atteindre le niveau d'activité physique recommandé pour la population générale, soit 30 minutes par jour d'activité d'intensité modérée de type marche.
- L'objectif idéal d'1 heure par jour d'activité physique d'intensité modérée au moins 5 fois par semaine est rarement atteint et il faut savoir valoriser les changements mis en place même s'ils ne sont pas complets.

c. Prise en charge psychologique et comportementale

Basée sur les thérapies cognitivocomportementales :

- travail sur la motivation;
- gestion des troubles du comportement alimentaire *via* la gestion des émotions et du stress;
- renforcement de l'estime de soi et de l'affirmation de soi;
- etc.

2. Traitement pharmacologique

- Toujours en association avec les MTMV.
- **Orlistat** (Xenical®, Alli®), non remboursé :
  - principe actif : inhibiteur des lipases intestinales (absorption des graisses réduite de 30 %);
  - indications : IMC $\geq$30 (voire 27 si facteurs de risque cardiovasculaire présents);
  - efficacité : seulement démontrée sur le court terme (15 % de perte de poids);
  - effet secondaire : stéatorrhée.
- **Traitement adapté des troubles du comportement alimentaire (TCA), de la dépression, de l'anxiété :** antidépresseurs sérotoninergiques (attention : ces molécules peuvent favoriser l'apparition d'un syndrome des jambes sans repos qui peut rendre leur efficacité transitoire), anxiolytiques.
- **Traitements spécifiques des complications et des facteurs de risque cardiovasculaires (FDRCV) associés :** antihypertenseurs, hypolipémiants, antidiabétiques oraux, analogues du GLP1 (*glucagon-like peptide-1*) ou insuline, pression positive nocturne, chirurgie des hanches ou des genoux, etc.

3. Recours au médecin spécialiste de l'obésité

- Obésité sévère ou massive.
- Obésité « résistante » aux MTMV.
- Obésité syndromique.
- Prise de poids rapide en lien avec une hyperphagie boulimique.

4. Hospitalisation en milieu spécialisé

En cas de complication somatique nécessitant des explorations et/ou un traitement urgent ou pour prise en charge multidisciplinaire (ex. : syndrome d'hypoventilation alvéolaire, obésité multicompliquée, évaluation en vue d'une chirurgie bariatrique).

5. Chirurgie bariatrique

La prise en charge des patients dans le cadre de la chirurgie bariatrique doit être réalisée au sein d'équipes pluridisciplinaires entraînées et doit s'inscrire dans le cadre d'un projet personnalisé pour le patient. La décision d'intervention doit être prise en concertation pluridisciplinaire (réunion de concertation pluridisciplinaire [RCP]).

a. Principe

La chirurgie bariatrique vise à modifier l'anatomie du tube digestif :

- par une restriction gastrique : anneau gastrique, gastrectomie longitudinale (*sleeve gastrectomy*) ;
- ± associée à une malabsorption intestinale : *bypass* gastrique (tableau 6.3)

Tableau 6.3. Types d'intervention.

Type d'intervention	Description	Complications et suivi
Anneau gastrique 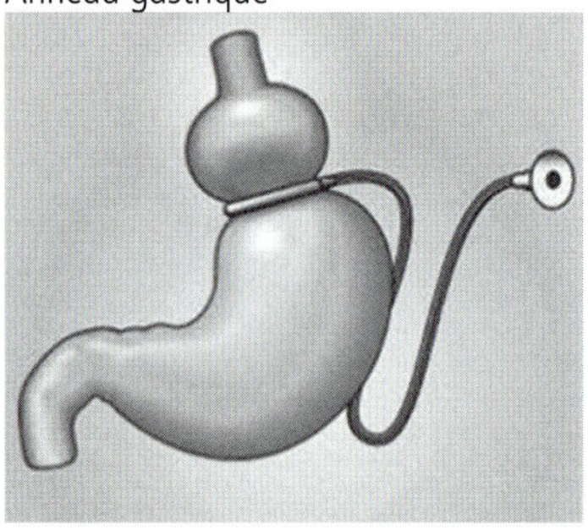	Technique restrictive qui consiste à placer un anneau en silicone autour de la partie supérieure de l'estomac. L'anneau est relié par une tubulure à un boîtier localisé sous la peau, permettant par injection de liquide de modifier son diamètre	Glissement de l'anneau Dilatation de la poche, voire de l'œsophage Vomissements et intolérance alimentaire en cas de serrage excessif Risque de carence en vitamine B1 en cas de vomissements prolongés
Gastrectomie longitudinale 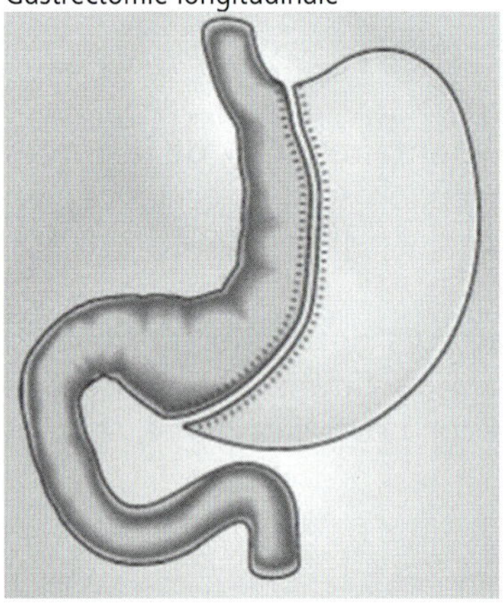	Technique restrictive qui consiste à retirer les 2/3 de l'estomac	Ulcération, sténose, fistule Reflux gastro-œsophagien Risque de carences nutritionnelles : fer, vitamine B12
Bypass gastrique 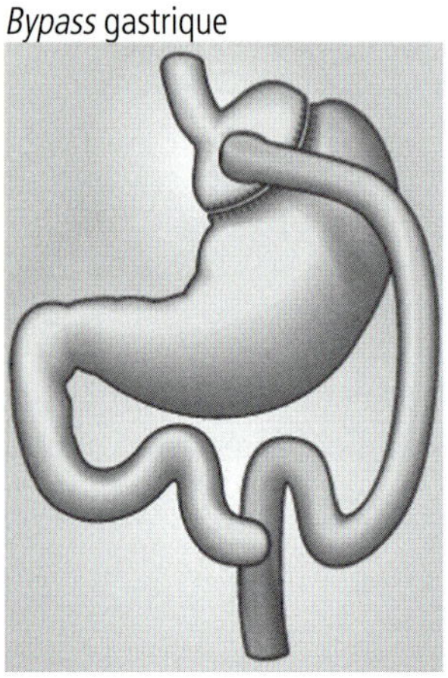	Technique restrictive et malabsorptive qui consiste à créer une petite poche gastrique combinée à une dérivation entre l'estomac et le jéjunum par une anse intestinale montée en Y	Ulcération et sténose de l'anastomose gastrojéjunale, Fistule *Dumping syndrome* Carences nutritionnelles : vitamine B12, fer, folates, etc. Supplémentation à vie en micronutriments

Haute Autorité de santé. *Chirurgie de l'obésité. Ce qu'il faut savoir avant de se décider !* Saint-Denis-La Plaine : HAS, septembre 2009 ; 12–14. Nous remercions la Haute Autorité de santé de nous avoir autorisés à reproduire ces schémas. Ils sont également consultables sur le site www.has-sante.fr, rubrique « Évaluation & Recommandation ».

b. Indications

- Âge : 18 à 60 ans.
- IMC ≥40 kg/m² ou IMC ≥35 kg/m² associé à au moins une comorbidité.
- Après échec d'un traitement nutritionnel et psychothérapeutique bien conduit pendant environ 6–12 mois.
- En l'absence de perte de poids suffisante ou de maintien de la perte de poids.
- Patients bien informés au préalable et ayant bénéficié d'une évaluation et d'une prise en charge préopératoire pluridisciplinaire.
- Patients ayant compris et accepté la nécessité d'un suivi médical et chirurgical post-opératoire à vie.
- Risque opératoire acceptable.

c. Contre-indications

- Troubles psychiatriques non stabilisés.
- Alcoolisme et toxicomanie.
- Troubles du comportement alimentaire graves (hyperphagie boulimique).
- Impossibilité du suivi médical.
- Risque anesthésique majeur.
- Pathologie menaçant le pronostic vital.

d. Efficacité

La perte de poids attendue est de 40 à 75 % de l'excès de poids (par rapport au poids idéal, c'est-à-dire IMC = 25) sur le long terme. Il s'agit du seul traitement actuel ayant démontré son efficacité sur le long terme, à la fois en matière de perte de poids et de réduction de certaines complications comme le diabète de type 2.

V. Suivi

L'obésité est une pathologie chronique nécessitant un accompagnement au long cours visant à :

- évaluer le cheminement du patient et adapter avec lui les MTMV ;
- adapter les traitements des complications et des FDRCV associés ;
- évaluer la tolérance (digestive, nutritionnelle, psychologique) et l'efficacité de la chirurgie bariatrique.

Enfin, après une réduction puis une stabilisation du poids, des interventions de chirurgie plastique ou réparatrice (ex. : lipectomie = excision de la peau excédentaire) peuvent être pratiquées (ex. : exérèse du tablier abdominal). Ⓑ

Points clés

- Le diagnostic de l'obésité et la détermination de son niveau de sévérité sont obtenus par le calcul de l'IMC.
- La prévalence de l'obésité est supérieure dans les classes sociales défavorisées.
- La distribution de la masse grasse influence le risque de complications de l'obésité.
- Le syndrome d'apnées du sommeil et la stéatohépatite (*non-alcoholic steatohepatitis* [NASH]) sont des complications courantes de l'obésité, notamment en présence d'un syndrome métabolique.
- En matière d'évaluation des déterminants de l'excès pondéral : au-delà du comportement et du profil alimentaires, et du niveau d'activité physique, la dimension psychosociale est à explorer; l'histoire pondérale est à préciser et à mettre en lien avec les événements de vie.
- La tachyphagie favorise l'hyperphagie prandiale. Elle se caractérise par une vitesse d'ingestion $\geq 7/10$.
- La restriction cognitive favorise la dérégulation du comportement alimentaire sur les signaux internes (faim et rassasiement) ainsi que l'impulsivité alimentaire.
- L'impulsivité alimentaire s'exprime sous forme de compulsions et accès de boulimie.
- La chirurgie bariatrique est indiquée entre 18 et 60 ans, et quand l'IMC est ≥ 40 (35 si comorbidité associée), après échec d'une prise en charge médicale bien conduite.
- La gastrectomie longitudinale (*sleeve* gastrectomie) expose au risque de reflux gastro-œsophagien et de carences en fer et vitamine B12.

CHAPITRE

7

Item 245 – UE 8 – Diabète sucré de types 1 et 2 de l'enfant et de l'adulte. Complications Item 326 – UE 10 – Médicaments du diabète

Rang	Rubrique	Intitulé connaissance
A	Éléments physiopathologiques	Connaître le rôle des dyslipidémies dans le risque cardivasculaire
A	Dépistage	Quand dépister une dyslipidémie ?
A	Examens complémentaires	Quels examens prescrire pour dépister une dyslipidémie
A	Étiologies	Connaître les principales causes de dyslipidémies secondaires
A	Examens complémentaires	Quel bilan biologique faire à la recherche d'une dyslipidémie secondaire
B	Diagnostic positif	Hypercholesterolémie commune polygénique
B	Diagnostic positif	Hypercholesterolémie familiale monogenique
B	Diagnostic positif	Hypertriglycéridémie familiale
B	Diagnostic positif	Hypertriglycéridémie glucido-alcoolo-pléthoro-dépendante
B	Diagnostic positif	Hyperlipidémie mixtes
C	Diagnostic positif	Hypoalphalipoproteinémies
B	Prise en charge thérapeutique	Modifications thérapeutiques du mode de vie
B	Prise en charge thérapeutique	Traitements médicamenteux des dyslipidémies: les différents médicaments
B	Prise en charge thérapeutique	Traitements médicamenteux des dyslipidémies : indications
B	Prise en charge thérapeutique	Traitements médicamenteux des dyslipidémies : surveillance
B	Prise en charge thérapeutique	Traitements médicamenteux des dyslipidémies : les contre-indications

Objectifs pédagogiques (Bulletin officiel, 2013)

Item 245

- Diagnostiquer un diabète chez l'enfant et l'adulte.
- Identifier les situations d'urgence et planifier leur prise en charge.
- Argumenter l'attitude thérapeutique nutritionnelle et médicamenteuse et planifier le suivi du patient.
- Décrire les principes de la prise en charge au long cours.
- Reconnaître les signes d'une rétinopathie diabétique à l'examen du fond d'oeil.

Item 326

- Prescription et surveillance des classes de médicaments du diabète chez l'adulte et chez l'enfant. Connaître pour chacune les mécanismes d'action de classe et des produits individuels, les principes du bon usage, les critères de choix d'un médicament en première intention, les causes d'échec, les principaux effets indésirables et interactions.

I. Diagnostiquer un diabète chez l'adulte

A. Critères diagnostiques du diabète sucré

Le diabète sucré est un état d'hyperglycémie chronique associé à un risque de complications. Il est défini sur le seuil de glycémie à partir duquel il existe un risque significatif de développer des complications de microangiopathie, spécifiques du diabète, et plus précisément une rétinopathie diabétique (tableau 7.1).

Les personnes présentant une anomalie de la glycémie à jeun et/ou une intolérance au glucose sont à haut risque d'évoluer vers un diabète de type 2 et sont par conséquent considérées comme présentant un « prédiabète ». Le prédiabète est également un marqueur de risque de maladies cardiovasculaires.

Tableau 7.1. Critères diagnostiques des différents états de tolérance glucidique.

Tolérance glucidique normale
Glycémie mesurée sur plasma veineux à jeun[1] à 1,10 g/L (6,1 mmol/L) Glycémie mesurée sur plasma veineux inférieure à 1,40 g/L (7,8 mmol/L) 2 heures après une charge orale de 75 g de glucose en solution dans 200 mL d'eau
Anomalie de la glycémie à jeun et Intolérance au glucose
Anomalie de la glycémie à jeun : glycémie mesurée sur plasma veineux à jeun[1] ≥ 1,10 g/L (6,1 mmol/L) et < 1,26 g/L (6,9 mmol/L) Intolérance au glucose : glycémie mesurée sur plasma veineux 2 heures après une charge orale de 75 g de glucose en solution dans 200 mL comprise entre 1,40 g/L (7,8 mmol/L) et 1,99 g/L (11 mmol/L)
Diabète sucré
Glycémie mesurée sur plasma veineux à jeun[1] ≥ 1,26 g/L (7,0 mmol/L), à deux reprises ou glycémie mesurée sur plasma veineux ≥ 2 g/L (11,1 mmol/L) à n'importe quel moment de la journée ou glycémie mesurée sur plasma veineux supérieure ou égale à 2 g/L (11,1 mmol/L) 2 heures après une charge orale de 75 g de glucose
Diabète gestationnel (critères de l'IADPSG)
Glycémie à jeun[1] ≥ 0,92 g/L (5,1 mmol/L) et/ou glycémie 1 heure après une charge orale de 75 g de glucose > 1,80 g/L (10 mmol/L) et/ou glycémie 2 heures après la charge > 1,53 g/L (8,5 mmol/L) entre 24 et 28 SA

1. Jeûne nocturne d'au moins 8 heures.
IADPSG : International Association of Diabetes Pregnancy Study Group ; SA : semaine d'aménorrhée.

Nota
- En 2011 l'Organisation mondiale de la santé (OMS) a retenu comme critère diagnostique de diabète un HbA1c > 6,5 %. À ce jour, le dosage de l'HbA1c pour le diagnostic du diabète n'est pour le moment ni recommandé par la Haute Autorité de santé (HAS), ni remboursé en France dans cette indication. Il reste cependant utile pour surveiller l'évolution d'un sujet avec un prédiabète.
- En 2003, l'American Diabetes Association (ADA) a décidé d'abaisser le seuil de diagnostic de l'anomalie de glycémie à jeun à 1,00 g/L (5,6 mmol/L) au lieu de 1,10 g/L (6,1 mmol/L). Cet abaissement de seuil n'a été repris ni par l'OMS, ni par la HAS.
- L'hyperglycémie par voie orale (HGPO) a des indications limitées car peu reproductibles; elle est inutile en cas de diabète patent. Son intérêt est essentiellement, d'une part, pour le diagnostic de diabète gestationnel et, d'autre part, épidémiologique.

B. Classification des diabètes sucrés

L'attribution d'un type de diabète à un individu dépend souvent des circonstances au moment du diagnostic; de nombreuses personnes diabétiques ne rentrent cependant pas facilement dans une seule classe, car il existe des chevauchements entre les différents types de diabètes. Cliniquement, la recherche de la présence ou non d'un syndrome métabolique sera utile à l'orientation diagnostique, du même que le recueil des antécédents familiaux du premier degré.

1. Diabète de type 1 (DT1)

Il résulte d'une destruction des cellules β des îlots de Langerhans conduisant à un déficit absolu en insuline.

Ⓑ a. Mécanisme auto-immun (classé DT1a)

- Est retrouvé chez environ 10 % des personnes avec un diabète (environ 300 000 personnes en France).
- Entraîne la destruction auto-immune (lymphocyte CD4) des cellules β des îlots de Langerhans conduisant plus ou moins rapidement à un déficit absolu en insuline.
- Des marqueurs auto-immuns peuvent être retrouvés : **auto-anticorps anti-GAD** (*glutamic acid decarbosylase*, GAD65; les plus spécifiques), auto-anticorps anti tyrosine phosphatase IA-2 et auto-anticorps anti-insuline sont les trois principaux recherchés. Un ou plusieurs de ces anticorps sont retrouvés chez 85–90 % des individus au moment du diagnostic; cependant, 3 % des témoins sont porteurs d'anticorps à taux faibles et jusqu'à 8 % des personnes avec un diabète de type 2 (alors reclassé en diabète auto-immun lent, type LADA).
- Il existe une forte association avec les gènes HLA de classe II (les haplotypes DR3 et DR4), qui ne sont plus recherchés en pratique courante.
- La présence d'un surpoids et/ou d'une obésité n'est pas incompatible avec le diagnostic (auto-immunité).
- Ces patients ont un risque augmenté (+ 20 % environ) de présenter d'autres maladies auto-immunes telles qu'une maladie de Basedow, une thyroïdite de Hashimoto, une maladie d'Addison, un vitiligo, une maladie cœliaque, une maladie de Biermer.Ⓑ

Ⓒ b. Idiopathique (classé DT1b)

- Certaines formes de diabète de type 1 (insulinopénie totale avec cétose marquée) n'ont pas d'étiologie connue et ne présentent aucun marqueur d'auto-immunité. Il existe cependant bien une carence absolue en insuline et les personnes atteintes sont sujettes à l'acidocétose et doivent être initialement traitées à l'insuline.
- Ils représentent une minorité des diabètes de type 1 et la plupart des patients sont d'origine africaine ou asiatique.
- Le besoin d'une insulinothérapie peut être variable dans le temps (sevrage en insuline après rééquilibre initial de la glycémie) et ils peuvent, par la suite, évoluer vers un diabète de type 2 plus classique traité par antidiabétiques oraux.Ⓒ

2. Diabète de type 2 (DT2)

Il représente 80 à 85 % des diabètes (plus de 3 millions de personnes en France). Le diabète de type 2 résulte d'un défaut progressif de sécrétion d'insuline, l'**insulinopénie** relative, sur fond d'**insulinorésistance** des tissus adipeux, musculaires et hépatiques. Le diabète de type 2 se révèle lorsque l'augmentation de la sécrétion d'insuline n'est plus suffisante à compenser l'augmentation de résistance à l'insuline.

Ⓑ a. Insulinorésistance

Le stress oxydant, l'accumulation intracellulaire de dérivés lipidiques et l'inflammation de bas grade le plus souvent rencontrés dans la prise de poids sont des éléments favorisant une résistance à l'action de l'insuline. La captation du glucose, en réponse à la sécrétion d'insuline, par les tissus musculaires et adipeux est amoindrie, participant ainsi à l'hyperglycémie post-prandiale. Au niveau hépatique, l'insulinorésistance se traduit par une moindre inhibition de la production hépatique de glucose, favorisant l'hyperglycémie à jeun. Il a également été récemment mis en évidence un rôle de la flore bactérienne colique dans le lien entre l'alimentation hypercalorique et l'inflammation de bas grade. L'organisme réagit à la résistance à l'insuline en augmentant la sécrétion d'insuline permettant dans premier temps un maintien temporaire de l'équilibre glycémique (état prédiabétique).

L'insulinorésistance n'est pas spécifique du diabète. Elle est retrouvée dans le syndrome métabolique (aussi appelé syndrome d'insulinorésistance) qui associe au moins trois des facteurs suivants : obésité viscérale, hypertension, hypertriglycéridémie, baisse du HDL-cholestérol (HDL-C) et hyperglycémie. La mesure de la résistance à l'insuline n'est pas faite en pratique, on recherchera donc cliniquement la présence d'un syndrome métabolique chez un patient pour dire qu'il présente une insulinorésistance (tableau 7.2).

Tableau 7.2. Critères du syndrome métabolique (IDF, NCEP).

Critères diagnostiques	NCEP ATP III (2005)	IDF (2005)
1. Tour de taille	> 102 cm (H) > 88 cm (F)	Européens : > 94 cm (H)/ > 80 cm (F) Asiatiques : > 90 cm (H)/> 80 cm (F)
2. Glycémie à jeun	> 1 g/L	> 1 g/L
3. Triglycérides	> 1,50 g/L	> 1,50 g/L
4. HDL-C	< 0,40 g/L (H) < 0,50 g/L (F)	< 0,40 g/L (H) < 0,50 g/L (F)
5. Tension artérielle	> 130/85 mmHg	> 130/85 mmHg
Nombre de critères pour un diagnostic SM	3/5	1 (tour de taille) + 2/4

HDL-C : HDL-cholestérol ; IDF : International Diabetes Federation ; NCEP National Cholesterol Education Program ; SM : syndrome métabolique.

b. Insulinopénie

Chez les personnes avec un diabète de type 2, il existe habituellement des anomalies de la pulsatilité de l'insulinosécrétion associée à une diminution de la phase précoce de sécrétion insulinique après stimulation par le glucose. Progressivement, l'évolution se fait vers un déficit global de l'insulinosécrétion dont l'accentuation progressive au cours de l'évolution de la maladie diabétique explique la tendance à l'accentuation de l'hyperglycémie (maladie chronique et évolutive).

La rapidité d'altération de l'insulinosécrétion reste un élément déterminant du contrôle glycémique et est un phénomène dont les déterminants restent mal connus à ce jour. Des facteurs génétiques sont très probablement en cause comme en témoignent les nombreux polymorphismes identifiés sur des gènes impliqués, pour la plupart, dans la morphogenèse et le fonctionnement des cellules β. Cependant, la diminution de l'insulinorésistance par la mise en œuvre d'un mode de vie « sain » va permettre une relative préservation de la fonction d'insulinosécrétion sur le long terme.

D'autres facteurs métaboliques altèrent la sécrétion d'insuline : la glucotoxicité et la lipotoxicité. Glucotoxicité et lipotoxicité semblent jouer un rôle important dans l'aggravation brutale d'un diabète en favorisant une « paralysie » des cellules β lorsque leur environnement sanguin est très hyperglycémique et/ou hyperlipidique (acides gras circulants).

Enfin, plus récemment, l'accent a été porté sur le rôle d'une réduction de l'effet incrétine dans les défauts de sécrétion d'insuline du diabète de type 2. L'effet incrétine est lié à deux hormones issues des cellules neuroendocrines de l'intestin, le GIP (*glucose-dependent insulinotropic peptide*) et le GLP-1 (*glucagon-like peptide-1*). Le GLP-1 sécrété en réponse à la prise alimentaire exerce sur la cellule β un effet de stimulation de l'insulinosécrétion glucose-dépendant (c'est-à-dire ne stimulant la sécrétion d'insuline que lorsque la glycémie s'élève, c'est-à-dire en postprandial). Cet effet incrétine est à la base du développement de nouvelle thérapeutique antidiabétique.Ⓑ

3. Facteur de risque de DT2 (important pour le dépistage)

Ils sont importants à connaître pour identifier les sujets chez qui un dépistage du diabète par mesure de la glycémie sera proposé (prévention du DT2).

Le risque de DT2 augmente avec :

- l'âge ;
- l'obésité (en particulier abdominale) ;
- la sédentarité ;
- chacune des composantes du syndrome métabolique : l'hypertension artérielle (HTA), la dyslipidémie mixte ou le HDL bas. ;
- la stéatose hépatique (nutritionnelle et/ou alcoolique) ;
- les antécédents familiaux de DT2 ;
- un antécédent de diabète gestationnel ou de macrosomie ;
- le syndrome des ovaires polykystiques.

C. Autres formes de diabète

Ⓒ 1. Défaut génétique de la cellule β

a. Diabètes MODY

- Ils sont regroupés sous la dénomination de diabète de la maturité chez le jeune (*maturity-onset diabetes in the young* [MODY]), avec un déficit prédominant de l'insulinosécrétion.
- Il se caractérise par une élévation de la glycémie à un âge précoce (et en l'absence de syndrome métabolique le plus souvent).
- Plusieurs formes de diabètes MODY sont associées à un déficit monogénique du fonctionnement de la cellule β (MODY 1 à 8).
- Ils sont transmis de façon autosomique dominante. Les deux formes les plus communes sont liées à une mutation d'un facteur de transcription hépatique connu sous le nom de *hepatocyte nuclear factor* (HNF)-1α (MODY 3) et à une mutation du gène de la glucokinase (MODY 2).
- Ils se traitent par insulinosécréteurs oraux, voire par insulinothérapie si le déficit en insuline est plus marqué.

b. Diabète néonatal

- Les diabètes diagnostiqués dans les six premiers mois de vie ne sont en règle générale pas des DT1 (pas d'auto-immunité à cet âge).
- Ces diabètes néonataux peuvent être transitoires ou permanents en fonction du type de l'atteinte génétique en cause. Ils peuvent le plus souvent être traités par sulfamides hypoglycémiants.

c. Diabète mitochondrial

Des mutations ponctuelles de l'acide désoxyribonucléique (ADN) mitochondrial entraînent un diabète par altération de la sécrétion d'insuline. De transmission maternelle, ils sont volontiers associés à une surdité et parfois à des myopathies mitochondriales.

2. Défaut génétique de l'action de l'insuline

- Les rares anomalies métaboliques associées aux mutations du récepteur de l'insuline vont de la simple hyperinsulinémie avec hyperglycémie modérée au diabète sévère. Quelques individus peuvent présenter un *acanthosis nigricans* (plaques papillomateuses, mal limitées, de teinte brunâtre, de texture veloutée, le plus souvent des plis, en particulier axillaires et inguinaux). Chez la femme, on peut retrouver des signes de virilisation et des ovaires kystiques. Ce syndrome était connu sous le nom d'insulinorésistance de type A.
- Plus fréquents, les diabètes lipoatrophiques résultant de l'absence génétique totale ou partielle du tissu adipeux sous-cutané, vont conduire à un diabète très insulinorésistant par accumulation de graisse viscérale et surtout intrahépatique.Ⓒ

3. Maladies du pancréas exocrine

- Tous les processus entraînant une altération diffuse du pancréas peuvent provoquer un diabète.
- Pancréatite, traumatisme, infection, pancréatectomie partielle ou totale et carcinomes pancréatiques.
- La mucoviscidose et l'hémochromatose restent des causes fréquentes de diabètes secondaires en France.
- La première cause de diabète secondaire en France est la pancréatite chronique alcoolique.

4. Diabètes secondaires aux endocrinopathies

Hormones hyperglycémiantes : acromégalie, syndrome de Cushing, glucagonome, phéochromocytome, hyperthyroïdie.

Ⓑ 5. Diabètes induits par un traitement médicamenteux

Plusieurs traitements médicamenteux interfèrent avec l'action ou la sécrétion d'insuline. Ces traitements n'induisent le plus souvent pas le diabète par eux-mêmes, mais précipitent le diabète chez des individus prédisposés (prédiabétiques). Les traitements les plus communs sont : les glucocorticoïdes (diabète cortico-induit), les neuroleptiques, les γ-interférons, les antiprotéases et certaines immunothérapies anticancéreuses (anti-PD1).Ⓑ

Ⓒ 6. Autres syndromes génétiques potentiellement associés à un diabète

- Trisomie 21, syndrome de Klinefelter et syndrome de Turner.
- Syndrome de Prader-Willi, ataxie de Friedreich, chorée de Huntington, syndrome de Laurence-Moon-Biedl, dystrophie myotonique, etc.Ⓒ

7. Cas du diabète gestationnel

Le diabète gestationnel (DG) est un trouble de la tolérance glucidique conduisant à une hyperglycémie d'intensité variable, débutant pour la première fois pendant la grossesse (OMS). Il concerne environ une grossesse sur huit en France. Dans un consensus de 2010, la Société francophone du diabète (SFD) et le Collège national des gynécologues et obstétriciens français (CNGOF) recommandent d'adopter les critères de l'International Association of Diabetes Pregnancy Study Group (IADPSG) décrits dans le tableau 7.1.

Sa prise en charge reste centrée sur l'éducation nutritionnelle avec un focus sur le fractionnement des rations glucidiques. Seule l'insuline est autorisée en France lorsque les valeurs glycémiques persistantes élevées nécessitent un traitement pharmacologique.

Le DG régresse après l'accouchement (arrêt de l'insuline le lendemain de l'accouchement), mais une surveillance biologique des jeunes mères est nécessaire compte tenu de leur risque élevé de faire un diabète de type 2.

D. Critères d'orientation diagnostique

La majorité des diabètes sont soit des diabètes de type 2, soit des diabètes de type 1 auto-immuns. C'est le plus souvent la clinique qui permettra de trancher entre ces deux types de diabète sans la nécessité d'aucun examen complémentaire. Les principaux critères d'orientation diagnostique sont donnés dans le tableau 7.3. Aucun critère n'est cependant spécifique d'un type de diabète donné ; on peut par exemple diagnostiquer un diabète de type 1 chez une personne à l'âge de la maturité et/ou en surpoids.

Ainsi, les diabètes diagnostiqués chez l'adulte ne sont pas tous des diabètes de type 2 et il importe d'identifier les autres types de diabète (particulièrement en l'absence d'insulinorésistance), car leur prise en charge est sensiblement différente (moins d'éducation nutritionnelle et escalade thérapeutique plus rapide). Les principaux diagnostics à évoquer sont :

- diabète de type 1 d'évolution lente également nommé LADA (*latent autoimmune diabetes in adults*) : recherche d'un taux élevé d'au moins un anticorps (> 2 × N) ;
- diabète de type MODY (arbre généalogique évocateur d'une transmission monogénique, absence de syndrome métabolique) : recherche d'un panel de mutation ;
- diabète secondaire (listé précédemment : maladie du pancréas, alcoolisme chronique, etc.) : biologie, imagerie abdominale.

Tableau 7.3. Principaux critères d'orientation diagnostique entre DT1 et DT2.

	DT1	DT2
Âge habituel de découverte	Enfance, adolescence, jeune adulte	Adulte
Circonstance de découverte	Rapide, aigu : syndrome polyuropolydipsique, acidocétose	Dépistage, complication vasculaire d'emblée (infarctus du myocarde, accident vasculaire cérébral, etc.)
Hérédité	Faible (< 10 % des apparentés au 1er degré atteints)	Forte (> 20 % des apparentés au 1er degré)
Histoire pondérale	Perte de poids	Surpoids/obésité androïde
Pathologies associées	Maladies auto-immunes (thyroïdite, maladie de Biermer, vitiligo, etc.)	Syndrome métabolique complet ou non

E. Dépistage du diabète chez les personnes asymptomatiques

La prévalence du diabète traité pharmacologiquement a été estimée en 2016 à 4,5 % de la population résidant en France. Le nombre de personnes diabétiques est estimé à environ 3 millions de personnes, soit au moins 300 000 personnes diabétiques de type 1, au moins 2,5 millions de personnes diabétiques de type 2 traitées pharmacologiquement.

Le nombre de cas de diabètes en France, comme à travers l'ensemble de la planète, augmente rapidement, parallèlement à l'augmentation de la prévalence de l'obésité et au vieillissement de la population (en France, 15 % des sujets de plus de 70 ans sont diabétiques).

La prévalence du diabète et notamment du DT2, ainsi que la gravité de ses complications en fait un problème de santé publique justifiant son dépistage dans les populations à risque de façon à mettre en place un traitement et un dépistage des complications précoces, ceci afin d'en prévenir leur évolution et d'en limiter le poids financier sur notre système de santé (fig. 7.1).

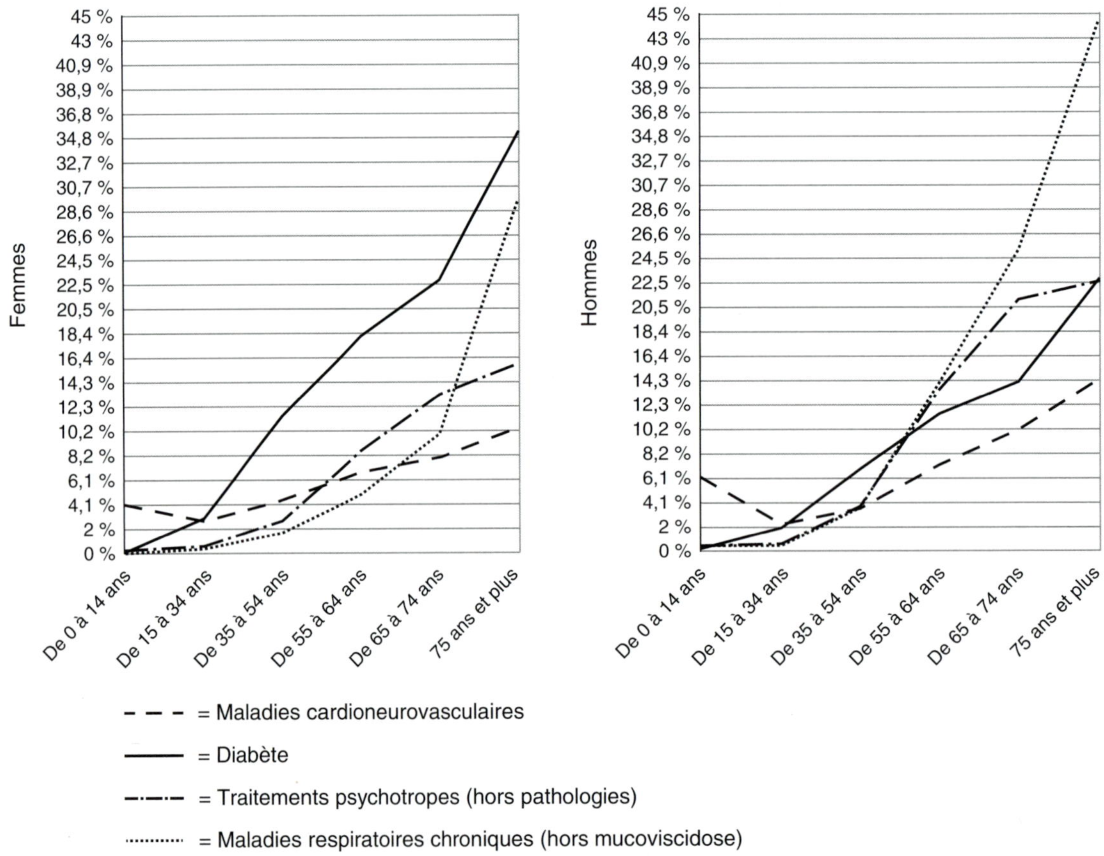

Fig. 7.1. Fréquence des sujets ayant recours aux systèmes de santé pour une maladie chronique en France.
Source : Assurance maladie, mai 2018 ; données Cnam - DSES.

Les candidats au dépistage du diabète sont les sujets avec :

- un surpoids ou une obésité (IMC > 25 kg/m²) ;
- un antécédent de diabète familial au premier degré (père, mère, frères, sœurs) ;
- une origine non caucasienne ;
- chez les femmes, un antécédent de diabète gestationnel ou de naissance d'un enfant pesant plus de 4 kg ;

- une HTA traitée ou non traitée ;
- une dyslipidémie traitée ou non traitée ;
- une stéatose hépatique ;
- un traitement pouvant induire un diabète (antipsychotiques atypiques, corticoïdes, etc.).

Pour ce qui concerne le DT1, le dépistage des apparentés du 1er degré n'est pas recommandé de façon systématique en l'absence de moyen de prévention reconnu.

Pour le diabète gestationnel, celui-ci devrait être dépisté si l'un au moins des critères suivants est présent : âge maternel > 35 ans, IMC > 25 kg/m², diabète chez un apparenté du 1er degré, antécédent personnel de diabète gestationnel ou d'accouchement d'un enfant macrosome.

© F. Annonce du diagnostic

L'annonce du diagnostic de diabète, quel que soit le type de diabète, est un moment crucial qui conditionne bien souvent la qualité de la prise en charge ultérieure. Elle doit se faire avec tact : il faut demander au patient ce que signifie pour lui ce diagnostic, l'inviter à s'exprimer sur son ressenti et à poser des questions. Beaucoup de personnes diabétiques restent marquées à vie par le moment de l'annonce du diagnostic.

La HAS a émis des recommandations sur le processus d'annonce de maladie chronique. Il est conseillé de faire l'annonce dans un lieu approprié, c'est-à-dire permettant un entretien singulier en vis-à-vis et une écoute facilitée (lieu calme, absence de passage, permettant de respecter l'impératif de confidentialité, etc.). Il est important que le médecin soit disponible (éviter les sollicitations extérieures) et prenne le temps nécessaire. De nombreuse association de patients diabétiques et/ou réseau de ville sont également des lieux de soutien et d'apprentissage pour vivre au quotidien avec son diabète.©

II. Décrire les principes de la prise en charge au long cours

A. Prévenir les complications chroniques

Le diabète sucré est une maladie chronique complexe dont la gravité tient pour l'essentiel à ses complications à long terme. Celles-ci se répartissent en deux grands groupes avec, d'une part, les **complications macrovasculaires** liées à la présence de plaque d'athérome (coronaropathie, accidents vasculaires cérébraux, artériopathie oblitérante des membres inférieurs) et, d'autre part, les **complications microvasculaires** liées à l'hyperglycémie chronique (rétinopathie, néphropathie, neuropathie). Si les complications microvasculaires sont les complications spécifiques du diabète, ce sont les complications macrovasculaires qui constituent la première cause de morbimortalité de cette maladie.

B. Approche multifactorielle

Le diabète sucré exige des soins médicaux quotidiens et continus avec des **stratégies multifactorielles** de réduction des risques **ne se limitant pas au contrôle glycémique**. Le contrôle des principaux facteurs de risque cardiovasculaire, notamment de la pression artérielle et des lipides, tient une place centrale.

C. Objectifs glycémiques

En ce qui concerne les objectifs glycémiques, ceux-ci doivent être fixés en matière d'hémoglobine glyquée A1c (HbA1c) qui correspond à la fraction d'Hb exposée à la glycation non enzymatique de la partie N-terminale de la chaine β de l'Hb A en cas d'élévation de la glycémie. Compte tenu de la durée de vie des érythrocytes (environ 120 jours), le taux d'HbA1c est influencé par les glycémies des trois derniers mois, mais les glycémies des 30 jours précédents sont responsables de 50 % de sa valeur. Elle doit être dosée quatre fois par an (tous les trimestres). D'une façon générale, la réduction de l'HbA1c en dessous ou autour de 7 % pour le DT1, comme pour le DT2, est associée à une diminution des complications microvasculaires et potentiellement des complications macrovasculaires.

L'HbA1c peut être prise en défaut dans un certain nombre de circonstances. Toute modification de l'érythropoïèse et/ou de la durée de vie des hématies va retentir sur la fiabilité du taux d'HbA1c.

Les cibles d'HbA1c pour le DT2 telles que définies par les recommandations de la HAS (2013, revues en 2017) par la SFD sont données dans le tableau 7.4.

L'atteinte des cibles doit se faire en évitant les complications iatrogènes et notamment les hypoglycémies et la prise de poids. Une HbA1c dans la cible peut néanmoins être le reflet d'un mauvais équilibre par l'alternance d'hypo- et d'hyperglycémies, tout particulièrement dans le DT1. L'autosurveillance glycémique permettra de le mettre en évidence.

Pour les patients traités par insuline, ayant une cible d'HbA1c de 7 %, les cibles glycémiques suivantes semblent raisonnables :

- glycémie au réveil : 1,00 à 1,20 g/L ;
- glycémie avant les repas : 0,80 à 1,20 g/L ;
- glycémie 2 heures après les repas : 1,20 à 1,80 g/L ;
- glycémie au coucher : environ 1,2 g/L ;
- glycémie à 3–4 heures du matin : > 0,80 g/L ;
- ces cibles doivent être atteintes sans hypoglycémies sévères (nécessitant l'intervention d'une tierce personne) et avec un minimum d'hypoglycémies modérées.

D. Surveillance glycémique

- Les patients traités par multi-injections d'insuline ou par pompe à insuline doivent impérativement réaliser une autosurveillance glycémique (ASG) par la réalisation de plusieurs glycémies capillaires. Il existe actuellement des appareils pris en charge par la Sécurité sociale qui permettent un contrôle continu des taux de glucose au niveau interstitiel du tissu sous-cutané (monitoring continu du glucose : *continuous glucose monitoring system* [CGMS]).
- Pour les personnes DT2 traitées par une seule injection d'insuline lente, l'ASG peut être plus espacée : glycémie du réveil pour l'adaptation des doses et occasionnellement, en cas de doute, sur une hypoglycémie.
- L'ASG chez les DT2 non traités par insuline doit avoir une utilisation très ciblée et n'a d'intérêt, que si elle est susceptible d'entraîner une modification de la thérapeutique. Elle doit s'inscrire dans une démarche d'éducation du patient sur ses objectifs glycémiques et les décisions à prendre lors d'une dérive glycémique. Elle est utile lorsqu'une insulinothérapie est prévue à court ou moyen terme ou lorsque le traitement médicamenteux comprend un sulfamide ou un glinide. Si l'objectif glycémique n'est pas atteint et que l'adhésion thérapeutique n'est pas satisfaisante, l'ASG peut s'avérer utile pour démontrer au patient l'effet de l'activité physique, de l'alimentation et du traitement médicamenteux. Dans ce cadre, le nombre de bandelettes pris en charge par les caisses d'assurance maladie est limité à 200 par an.

Tableau 7.4. Objectifs d'HbA1c selon le profil du patient.

Profil du patient		HbA1c cible
Cas général	La plupart des patients avec un DT2	≤7 %
	DT2 nouvellement diagnostiqué, dont l'espérance de vie est > 15 ans et sans antécédent cardiovasculaire	≤6,5 %[1]
	DT2 : – avec une comorbidité grave avérée et/ou une espérance de vie limitée (< 5 ans) – ou avec des complications macrovasculaires évoluées – ou ayant une longue durée d'évolution du diabète (> 10 ans) et pour lesquels la cible de 7 % s'avère difficile à atteindre, car l'intensification thérapeutique provoque des hypoglycémies sévères	≤8 %
Personnes âgées[2]	Dites « En bonne santé », bien intégrées socialement, autonomes d'un point de vue décisionnel et fonctionnel et dont l'espérance de vie est jugée satisfaisante	≤7 %
	Dites « fragiles » à l'état de santé intermédiaire et à risque de basculer dans la catégorie des « dépendants et/ou à la santé très altérée »	≤8 %
	Dites « dépendantes et/ou à la santé très altérée », en raison d'une polypathologie chronique évoluée génératrice de handicaps et d'un isolement social	< 9 % et/ou glycémies capillaires préprandiales entre 1 et 2 g/L
Patients avec antécédents cardiovasculaires	Antécédents de maladie cardiovasculaire considérée comme non évoluée	≤7 %
	Antécédents de maladie cardiovasculaire considérée comme évoluée[3]	≤8 %
Patients avec IRC[4]	IRC modérée (stades 3A et 3B)	≤7 %
	IRC sévère et terminale (stades 4 et 5)	≤8 %
Patientes enceintes ou envisageant de l'être (diabète préexistant à la grossesse)	Avant d'envisager la grossesse	≤6,5 %
	Durant la grossesse	≤ 6,5 % et/ou glycémies < 0,95 g/L à jeun et < 1,20 g/L en postprandial à 2 heures

1. Sous réserve d'être atteint par la mise en œuvre ou le renforcement des modifications thérapeutiques du mode de vie puis, en cas d'échec, par un ou plusieurs traitements ne provoquant pas d'hypoglycémie.
2. De manière générale, chez les sujets âgés, il est essentiel de minimiser le risque d'hypoglycémie, notamment d'hypoglycémie sévère. Ce risque existe sous sulfamides, répaglinide et insuline et il est plus important lorsque l'HbA1c est inférieure à 7 %.
3. IDM avec insuffisance cardiaque, atteinte coronarienne sévère (atteinte du tronc commun ou atteinte tritronculaire ou atteinte de l'artère interventriculaire antérieure proximale), atteinte polyartérielle (au moins deux territoires artériels symptomatiques), artériopathie oblitérante des membres inférieurs symptomatique, AVC récent (< 6 mois).
4. Stades 3A : DFG entre 45 et 59 mL/min/1,73 m^2 ; 3B : DFG entre 30 et 44 mL/min/1,73 m^2 ; stade 4 : DFG entre 15 et 29 mL/min/1,73 - m^2 ; stade 5 : DFG < 15 mL/min/1,73 m^2.
AVC : accident vasculaire cérébral ; DFG : débit de filtration glomérulaire ; IDM : infarctus du myocarde ; IRC : insuffisance rénale chronique.

E. Contrôle de la pression artérielle

La pression artérielle (PA) doit être mesurée à chaque visite de routine. La pratique de l'automesure tensionnelle doit être encouragée et le patient formé.

La cible de PA est < 140/85 mmHg en consultation (< 130 en automesure). Elle doit être individualisée, notamment chez la personne âgée, suivant l'âge et l'existence de fragilités.

La prise en charge initiale repose sur les modifications thérapeutiques du mode de vie (MTMV, l'activité physique, la diététique dont sel < 6 g/j et perte de poids si surpoids ou obésité) et le traitement médicamenteux doit privilégier IEC/ARAII en première intention.

F. Contrôle du bilan lipidique

Le bilan lipidique chez une personne diabétique doit être réalisé au minimum de façon annuelle sous la forme d'une exploration d'une anomalie lipidique (EAL).

Les personnes diabétiques sont à haut risque sur le plan cardiovasculaire avec un risque d'événement fatal à 10 ans multiplié par 2 pour les hommes et par 4 pour les femmes, justifiant un contrôle intensif du bilan lipidique.

Les recommandations HAS de 2017 fixent comme pour cible de LDL-cholestérol pour toutes les personnes diabétiques de plus de 40 ans une valeur < 1 g/L. Cette valeur est abaissée à 0,70 g/L pour les patients présentant une maladie cardiovasculaire avérée ainsi que pour les patients à risque cardiovasculaire très élevé (de plus de 40 ans avec un ou plusieurs facteurs de risque associés ou une atteinte d'un organe cible).

Les modifications thérapeutiques du mode de vie sont à la base du traitement : réduction des acides gras (AG) saturés, des AG trans, augmentation des apports en AG n-3, consommation de fibres solubles, contrôle du poids et activité physique.

Un traitement par statine devrait être ajouté si la cible de LDL-cholestérol n'est pas atteinte à trois mois ou d'emblée chez les patients à risque très élevé pour qui la cible de LDL a été fixée à 0,70 g/L.

Un taux de triglycérides < 1,50 g/L et de HDL > 0,40 chez l'homme et > 0,50 chez la femme est considéré comme souhaitable. La cible prioritaire doit cependant rester le LDL-cholestérol et doit être atteinte à l'aide du traitement par statines éventuellement associée à l'ézétimibe si la cible n'est pas atteinte sous statine de forte intensité.

G. Antiagrégants plaquettaires et arrêt du tabac

L'acide acétylsalicylique (aspirine) en prévention secondaire (75–160 mg/j) doit être recommandé.

En prévention primaire, une faible dose d'aspirine (75–160 mg/j) est envisageable chez les personnes avec un diabète à risque cardiovasculaire (RCV) très élevé :

- ceux ayant une protéinurie ou une maladie coronaire silencieuse documentée ;
- ceux ayant au moins deux facteurs de risque parmi les suivants :
  - âge > 50 ans pour les hommes et > 60 ans pour les femmes ou durée de diabète > 10 ans dans les deux sexes,
  - HTA,
  - tabagisme,
  - dyslipidémie,
  - antécédents familiaux de maladie cardiovasculaire précoce ;
- ceux ayant un RCV fatal > 5 % à 10 ans, si un score de risque est utilisé.

L'acide acétylsalicylique (aspirine) en prévention primaire ne doit pas être recommandé chez les diabétiques à faible RCV.

L'arrêt du tabac doit être évoqué à chaque consultation pour les patients concernés. L'utilisation de substitut nicotinique prise en charge par la sécurité sociale peut leur être proposée.

H. Éducation thérapeutique

L'ETP et la formation à l'autogestion de la maladie sont essentielles pour prévenir les complications aiguës et réduire le risque de complications à long terme. Elles sont également un élément essentiel pour une qualité de vie optimale du patient. Elles doivent dans ce cadre aborder les questions d'ordre psychologique, le bien-être émotionnel étant un élément important du devenir du diabète.

Il est nécessaire de proposer une ETP ciblée sur les compétences que le patient doit acquérir pour prendre en charge son traitement et s'adapter à sa maladie :

- modifier son alimentation ;
- augmenter son activité physique ;
- connaître ses objectifs en matière d'HbA1c et de PA, de LDL-C, d'arrêt du tabac.

En cas de « prédiabète », la prévention du diabète repose sur l'éducation nutritionnelle (activité physique et alimentation équilibrée réduite en graisses) et l'obtention du changement durable du comportement.

I. Dépistage et prise en charge des principales complications chroniques

Un dépistage régulier des principales complications chroniques associées au diabète sucré est indispensable afin d'instaurer un traitement précoce et de prévenir leur évolution.

1. Complications macrovasculaires

Les atteintes cardiovasculaires sont plus fréquentes et plus graves (l'infarctus du myocarde [IDM] et l'accident vasculaire cérébral [AVC] sont par exemple plus souvent mortels) en présence d'un diabète. Elles touchent tous les territoires (coronaires, artères cérébrales et membres inférieurs) et sont fréquemment présentes dès le début du diabète, voire avant, dans le cadre du syndrome métabolique.

En cas de diabète, les femmes perdent leur avantage naturel et ont un risque cardiovasculaire équivalent à celui des hommes, y compris avant la ménopause.

a. Accident vasculaire cérébral

En dehors de sa plus grande incidence et de sa plus grande gravité, l'AVC ne présente pas de spécificité dans sa présentation clinique et dans sa prise en charge.

Le risque de fibrillation auriculaire, notamment transitoire et asymptomatique, est fortement augmenté chez les personnes diabétiques et pourrait participer à l'augmentation du risque d'AVC ischémiques.

b. Ischémie myocardique

- Elle est plus fréquente et plus grave.
- Elle est plus fréquemment asymptomatique ou paucisymptomatique : on parle d'ischémie myocardique silencieuse. Il faudra savoir y penser en cas de troubles digestifs, douleurs épigastriques, dyspnée d'effort, asthénie, etc.
- Une éventuelle nécrose asymptomatique doit être recherchée par un électrocardiogramme (ECG) de repos systématique annuel.
- Place des autres examens de dépistage (épreuve d'effort, scintigraphie myocardique, échographie de stress) :
  - l'American Diabetes Association (ADA), considérant qu'aucune étude n'a démontré d'intérêt du dépistage en matière de morbimortalité, ne recommande pas de dépistage systématique chez les patients asymptomatiques sur le plan coronarien, mais un traitement rigoureux des facteurs de risque. Un test d'effort est cependant souhaitable en cas de reprise de l'activité physique après 45 ans ;
  - les personnes diabétiques présentant des symptômes typiques ou atypiques ou présentant des anomalies à l'ECG doivent bénéficier rapidement d'un avis cardiologique et d'explorations.

c. Artériopathie oblitérante des membres inférieurs (AOMI)

- Elle est associée à une augmentation significative de la morbidité (IDM et AVC) et de la mortalité; elle augmente le risque d'ulcération du pied, de retard de cicatrisation et d'amputation. Les lésions anatomiques sont plus diffuses et plus distales que dans la population contrôle : elle atteint beaucoup plus fréquemment les artères jambières, en dessous du genou ainsi que la fémorale superficielle à partir de son tiers inférieur.
- Son dépistage repose sur la palpation des pouls périphériques et la détermination des index de pression systoliques (IPS); pour rappel, l'IPS est défini comme normal entre 1 et 1,30 et comme anormal s'il est inférieur à 0,9.
- La présence d'un diabète ne compromet pas les possibilités de revascularisation si celle-ci s'avère nécessaire. Des explorations vasculaires complètes et la discussion d'une revascularisation doivent systématiquement être réalisées avant tout geste d'amputation.

2. Complications microvasculaires et pied diabétique

Les complications microvasculaires du diabète sont les complications chroniques spécifiques du diabète. Les principales sont la rétinopathie, la néphropathie et la neuropathie diabétique. On en rapproche les complications du pied diabétique et notamment le mal perforant plantaire, qui survient toujours sur un terrain de neuropathie diabétique altérant la sensibilité plantaire.

a. Néphropathie

La néphropathie diabétique (tableau 7.5) survient chez 20 à 40 % des personnes diabétiques et représente la principale cause d'insuffisance rénale terminale. Elle doit être recherchée de façon systématique et annuelle par dosage de la créatininémie, le calcul du débit de filtration glomérulaire et le dosage de l'albuminurie sur échantillon d'urine avec calcul du rapport albumine/créatinine urinaire.

Tableau 7.5. Classification des néphropathies diabétiques.

	Stade 1	Stade 2	Stade 3	Stade 4	Stade 5
	Hypertrophie rénale, hyperfiltration glomérulaire	Phase silencieuse	Néphropathie *incipiens*	Néphropathie	Insuffisance rénale
Années après diagnostic		2 à 6	7 à 15	15 à 20	20 à 30
Albuminurie	Normale	Normale	Microalbuminurie (30–300 mg/j ou 20–200 mg/L)	Protéinurie (albuminurie > 300 mg/j ou 200 mg/L)	Protéinurie massive à faible lorsque la fonction rénale est profondément altérée
Pression artérielle	Normale	Normale	Peut être discrètement augmentée, perte de la baisse nocturne	Souvent élevée	Souvent élevée
Filtration glomérulaire	Élevée (de l'ordre de + de 20 %)	Élevée à normale	Normale ou discrètement abaissée	Baisse de 100 mL/min/an en l'absence de traitement	Basse à effondrée

L'élévation de l'albuminurie sur échantillon d'urine avec un rapport albumine/créatinine urinaire (RACU) compris entre 30 et 299 mg/g signe une microalbuminurie :

- c'est un signe précoce d'atteinte rénale;
- c'est un marqueur de RCV;

- elle peut régresser spontanément et peut également ne pas progresser chez un certain nombre de patients. La présence d'une albuminurie persistante représente néanmoins un risque d'évolution vers une insuffisance rénale terminale;
- elle doit conduire, si elle est permanente, à la mise en place d'un traitement (contrôle glycémique, contrôle de pression artérielle, IEC ou ARAII même en l'absence d'HTA).

Conditions de faux positif de l'albuminurie : orthostatisme prolongé, activité physique intense, élévation importante de la PA, fièvre, déséquilibre glycémique important, infection urinaire, menstruations.

Une protéinurie massive, une anomalie du sédiment urinaire, l'absence de rétinopathie diabétique associée et un déclin rapide de la filtration glomérulaire doivent faire rechercher une autre cause de néphropathie et nécessitent un avis spécialisé rapide.

b. Rétinopathie diabétique et œdème maculaire

La rétinopathie diabétique (RD) est très spécifique du diabète. Elle constitue la cause la plus fréquente de cécité chez l'adulte. La présence de prolifération de néovaisseaux rétiniens lui confère un caractère de gravité (tableau 7.6).

Tableau 7.6. Classification de la rétinopathie diabétique.

Niveau de gravité	Anomalies visibles à l'ophtalmoscope après dilatation
Pas de RD apparente	Absence d'anomalie
RD non proliférante minime	Microanévrismes seuls
RD non proliférante modérée	Intermédiaire à minime
RD non proliférante sévère	Une au moins des anomalies suivantes : – 20 hémorragies intrarétiniennes ou plus dans les 4 quadrants – fuites veineuses dans 2 quadrants ou plus – AMIR dans 1 quadrant ou plus, en l'absence de néovaisseaux
RD proliférante	Une au moins des anomalies suivantes : – néovascularisation – hémorragie prérétinienne ou intravitréenne

AMIR : anomalie microvasculaire intrarétinienne; RD : rétinopathie diabétique.

Les facteurs de risque sont : la durée du diabète, l'équilibre glycémique, la néphropathie diabétique, l'HTA, un index de masse corporelle et/ou un tour de taille élevés et une hypertriglycéridémie.

L'amélioration rapide de l'équilibre glycémique (mise sous pompe à insuline, mise en place d'insulinothérapie d'un DT2, chirurgie bariatrique) constitue une situation à risque d'aggravation rapide de la rétinopathie. Un contrôle ophtalmologique doit être effectué préalablement.

Les grandes variations glycémiques rapides (exemple : mise à l'insuline des DT1 au diagnostic) s'accompagnent de troubles de la réfraction se traduisant par un flou visuel réversible spontanément en 3 à 6 semaines (ne pas prescrire de verres correcteurs durant cette période).

Outre le contrôle intensif de la glycémie dès le diagnostic de la maladie, le contrôle de la PA permet de retarder la survenue ou de ralentir l'évolution d'une RD.

La grossesse et la puberté sont susceptibles d'aggraver la RD (facteurs de croissances humoraux).

À côté de l'examen de la rétine périphérique, un examen attentif de la macula doit être réalisé à la recherche d'un œdème maculaire (tableaux 7.7 et 7.8). L'évaluation de l'œdème maculaire repose actuellement sur l'OCT (*optical coherence tomography*) : coupes de la rétine et mesure de l'épaisseur rétinienne maculaire.

Un premier examen ophtalmologique doit être effectué au moment du diagnostic de diabète, puis tous les ans. Ce rythme peut être porté à tous les deux ans en l'absence de signes de rétinopathie, chez les personnes avec un diabète non traité par insuline et avec une HbA1c et une PA dans les cibles.

Tableau 7.7. Absence ou présence d'un œdème maculaire.

Niveau de gravité	Observation à l'ophtalmoscope après dilatation
Œdème maculaire absent	Pas d'épaississement rétinien, ni exsudats dur au pôle postérieur
Œdème maculaire présent	Épaississement rétinien et/ou exsudats dur au pôle postérieur

Tableau 7.8. Classification de l'œdème maculaire.

Niveau de gravité	Observation à l'ophtalmoscope après dilatation
Œdème maculaire minime	Épaississement rétinien et/ou exsudats dur au pôle postérieur, mais à distance du centre de la macula
Œdème maculaire modéré	Épaississement rétinien et/ou exsudats dur au pôle postérieur au voisinage du centre de la macula, mais respectant celui-ci
Œdème maculaire sévère	Épaississement rétinien et/ou exsudats dur au pôle postérieur impliquant le centre de la macula

c. Neuropathie

La neuropathie diabétique se présente sous des formes très variées avec de nombreuses manifestations cliniques. Les formes les plus fréquentes sont la polyneuropathie diabétique et la neuropathie autonome.

- Les mécanismes ne sont pas clairement élucidés, mais sont liés à un effet toxique de l'hyperglycémie sur les cellules nerveuses. L'alcoolisation chronique joue un rôle potentiel toxique important.
- Sur le plan anatomopathologique, on retrouve des dégénérescences axonales et des lésions de démyélinisation segmentaires.
- Les formes distales et symétriques sont les plus fréquentes, représentant 80 % des cas de neuropathie périphérique.
- Plus rarement, on retrouve des formes focales (mononeuropathies) ou multifocales (mononeuropathies multiples).

La neuropathie autonome diabétique :

- touche les petites fibres amyéliniques des systèmes sympathiques et parasympathiques ;
- peut toucher le système cardiovasculaire, le tractus digestif, le système uro-génital, le système sudoral :
  - la neuropathie autonome cardiovasculaire (NAC) est associée à une augmentation de la mortalité, notamment par la survenue de troubles du rythme et de morts subites. Son expression clinique la plus patente est l'hypotension orthostatique,
  - les symptômes digestifs du tractus supérieur reflètent une atteinte œsophagienne (dysphagies, brûlures rétrosternales, symptômes de reflux gastro-œsophagien) et/ou gastrique (anorexie, nausées, vomissements, douleurs abdominales, ballonnements, distensions abdominales, sensation de satiété précoce ou de lenteur à la digestion). Les troubles de la motricité colique sont à l'origine de diarrhée ou de constipation,
  - l'atteinte du système urogénital est à l'origine de troubles vésicosphinctériens, d'éjaculations rétrogrades et de troubles de l'érection.

Le traitement de la neuropathie a pour objectif de réduire les douleurs et d'améliorer la qualité de vie.

La recherche d'une neuropathie périphérique doit être systématique et annuelle (souvent asymptomatique, mais confère un risque important d'ulcération des pieds +++).

- Recherche de symptômes : douleurs, dysesthésie, engourdissements.
- Tests cliniques : sensibilité au monofilament de 10 g, réflexes ostéotendineux, sensibilité vibratoire.

Pour la polyneuropathie, les explorations (électromyographie [EMG]) et l'avis neurologique doivent être réservés aux doutes diagnostiques.

La mise en évidence d'une neuropathie périphérique doit s'accompagner d'une éducation du patient face à la perte de sensibilité de ses pieds et aux risques de lésion du pied.

d. Pied diabétique

Les ulcérations du pied diabétique et les amputations sont fréquentes et représentent une cause majeure de morbimortalité et de handicap chez les personnes diabétiques. Elles sont la conséquence avant tout de la neuropathie diabétique, mais font également entrer en jeu, pour beaucoup d'entre elles, l'artériopathie périphérique.

La perte de la sensibilité au monofilament de 10 g et celle de la sensibilité vibratoire sont des facteurs prédictifs d'ulcération du pied. Leur dépistage précoce permet de mettre en place des mesures préventives adaptées.

Les facteurs de risque d'ulcération sont : neuropathie périphérique, déformations des pieds, AOMI, troubles de la vision, néphropathie diabétique (surtout si dialyse), mauvais contrôle glycémique, tabagisme, dermite ocre, pied de Charcot, antécédent d'ulcération du pied ou d'amputation.

- Évaluation :
  - l'évaluation du risque de lésions du pied est réalisée au moment du diagnostic et annuellement par la recherche :
    - d'une neuropathie périphérique, au moyen du monofilament de 10 g,
    - d'une artériopathie, par la palpation des pouls périphériques et la détermination de l'IPS,
    - de déformations des pieds ;
  - elle débouche sur la gradation du risque de lésion du pied :
    - grade 0 : absence de neuropathie sensitive,
    - grade 1 : neuropathie sensitive isolée,
    - grade 2 : neuropathie sensitive associée à une AOMI et/ou à une déformation du pied,
    - grade 3 : antécédent d'ulcération du pied ayant évolué pendant plus de 4 semaines et/ou d'amputation au niveau des membres inférieurs.
- Prise en charge du pied diabétique à risque :
  - examiner les pieds et les chaussures à chaque consultation en cas de risque de lésion des pieds ;
  - prescrire des soins podologiques tous les trois mois en cas de grade 2 et tous les deux mois en cas de grade 3 (pris en charge par l'assurance maladie).
  - La mise en évidence à l'examen des pieds de zones d'hyperappui (érythème, chaleur, hyperkératose) doit conduire à la prescription de chaussures adaptées avec éventuelles orthèses pour la redistribution des pressions, voire de chaussure orthopédique sur mesure en cas de forte déformation.
- Prise en charge d'une plaie du pied :
  - prise en charge immédiate : la survenue d'une plaie du pied chez une personne diabétique à risque est une « urgence » médicale (aucune plaie, aussi minime qu'elle soit, ne doit être négligée). Elle implique la mise en œuvre des mesures immédiates suivantes :
    - rechercher, identifier et supprimer la cause de la plaie : chaussure, ongle, appui, etc. ;
    - mettre le patient au repos avec décharge totale du pied ;
    - adresser le patient pour avis vers l'équipe multidisciplinaire d'un centre spécialisé le plus rapidement possible, **sauf en cas de signes d'infection étendue ou avec signes systématiques, où l'hospitalisation doit être immédiate** ;
  - dans la plupart des cas, il n'y a pas d'indication en urgence à une antibiothérapie ou à une amputation. En cas d'antibiothérapie, s'assurer que tous les prélèvements bactériologiques nécessaires ont bien été réalisés au préalable. Les infections du pied

diabétique sont souvent polymicrobiennes, comprenant des cocci Gram$^+$, les staphylocoques étant très souvent impliqués;
  - la mise en décharge complète est indispensable pour assurer la guérison avec fermeture de la plaie.
- Pied de Charcot : destruction non infectieuse des os et des articulations associées à une neuropathie cause de déformation extrême des pieds en phase chronique et constituant un facteur de risque majeur d'ulcération. La phase chronique est précédée de phases aiguës se manifestant le plus souvent par un œdème unilatéral d'un pied peu ou pas douloureux avec une augmentation de température locale. Ces signes après élimination des causes classiques (phlébite, infection) doivent faire réaliser en urgence une IRM du pied pour confirmer le diagnostic. En cas de confirmation du diagnostic, une immobilisation par botte plâtrée ou attelle Aircast® pour une durée minimale de huit semaines doit être mise en place.

III. Argumenter la prise en charge nutritionnelle

A. Diététique

La nutrition fait partie intégrante de la prise en charge et de la prévention du diabète. Elle repose sur une alimentation équilibrée associée à une activité physique régulière détaillées au niveau des items 246 (« Prévention primaire par la nutrition chez l'enfant et l'adulte ») et 247 (« Modification thérapeutique du mode de vie (alimentation et activité physique) chez l'adulte et l'enfant »). Elle a une efficacité importante sur le contrôle de la glycémie et de facteurs de RCV (lipides, PA, poids). Ces points doivent être abordés dans le cadre de l'ETP en renforçant l'approche motivationnelle.

L'évaluation des habitudes alimentaires du patient, de ses préférences et de ses objectifs métaboliques constitue un préalable à toute prescription diététique.

Les objectifs de la prise en charge nutritionnelle sont :

- d'atteindre les objectifs glycémiques, de PA et lipidiques;
- le contrôle du poids, voire perte de 5 à 10 % du poids maximal atteint;
- de retarder ou prévenir les complications.

1. Contrôle pondéral

Une perte de poids de 5 à 10 % du poids corporel peut entraîner une amélioration significative des principaux indicateurs (HbA1c, lipides, PA) chez les personnes DT2 en surpoids ou obèses, notamment au début de la maladie. La perte de poids ne présente pas de spécificité chez la personne diabétique par rapport à la personne non diabétique et repose essentiellement sur la diminution des calories sans qu'une répartition spécifique entre les différents macronutriments n'ait pu montrer un avantage spécifique par rapport à une autre (on ne doit plus parler de « régime diabétique »).

2. Apports glucidiques

La quantité de glucides des aliments est un déterminant important de la glycémie postprandiale. La connaissance du contenu en glucide des aliments est donc un élément majeur. Les études ne permettent cependant pas de conclure à un apport idéal en glucides et celui-ci doit donc être personnalisé en fonction des préférences individuelles.

L'index glycémique définit la capacité d'un aliment à faire monter la glycémie. La notion d'index glycémique n'est valable que pour un aliment ingéré isolément et perd en conséquence de son intérêt au cours des repas. D'une façon générale, on évitera les prises d'aliments à fort index glycémique en dehors des repas, les aliments à faible index glycémique seront favorisés au sein du repas. Une attention particulière sera portée à la réduction de consommation de boissons sucrées de type soda ou jus de fruits.

En dehors des aliments facilement identifiés par leur goût sucré, les aliments glucidiques sont le pain (50 % de glucides), les céréales, les féculents (20 % de glucides), les fruits, le lait et les yaourts. Les légumes verts ont un contenu assez faible en glucides (5 à 10 %). Les principales équivalences glucidiques de base à connaître sont : 20 g de glucides sont apportés par 40 g de pain ou 100 g de féculents cuits ; un fruit moyen, un bol de lait (300 mL) ou un yaourt aux fruits.

Les personnes diabétiques traitées par multi-injection d'insuline ou pompe doivent adapter leurs doses d'insuline rapide à la quantité de glucides ingérés.

Les personnes diabétiques traitées insulinosécrétagogues (sulfamides hypoglycémiants, glinides) doivent veiller à éviter les hypoglycémies en :

- ayant un apport en glucides minimal à chaque repas ;
- évitant de sauter des repas ;
- ayant une source de glucides sur elles, notamment en cas d'exercice physique.

3. Apports protéiques

Les apports doivent donc être personnalisés et au même niveau que la population générale. En cas d'atteinte rénale, il faut éviter les apports excessifs en protéines (ne pas dépasser 1 g/kg/j). La consommation excessive de viande rouge est bien identifiée comme un facteur de risque de DT2.

4. Apports en lipides

Le type d'acides gras consommé est plus important que la proportion de lipides dans l'alimentation. Le pourcentage de lipides dans l'alimentation est donc le même que celui de la population générale et doit être personnalisé.

5. Consommation d'alcool

La consommation modérée d'alcool, à savoir 20 g d'alcool par jour, n'est pas contre-indiquée. La consommation d'alcool augmente le risque d'hypoglycémie prolongée chez les personnes traitées par insuline ou par insulinosécrétagogue (informer les patients).

6. Apports sodés

De même que pour la consommation générale, recommander un apport en sel ne dépassant pas 8 g par jour, réduit à 6 g dans le cas d'HTA.

B. Activité physique

La pratique d'une activité physique régulière est recommandée pour le contrôle de la glycémie et des facteurs de RCV (lipides, PA, poids) ainsi que pour la prévention des complications du diabète.

Chez les personnes ayant un diabète, il n'existe pas de réelles contre-indications à l'activité physique, mais des restrictions d'activité ou précautions à prendre suivant les complications, comorbidités associées au diabète : antécédents cardiovasculaires et coronariens, HTA non contrôlée, risque de lésions du pied (chaussage adapté), rétinopathie diabétique proliférative et instable (risque hémorragique et de décollement de rétine contre-indiquant l'activité physique jusqu'au contrôle de la rétinopathie). En cas de maladie coronarienne modérée ou sévère, la mise en place de l'activité physique dans le cadre d'un programme de réadaptation vasculaire est conseillée.

Pour les patients traités par insuline, l'éducation thérapeutique comporte l'apprentissage et la maîtrise des modalités d'adaptation des doses d'insuline et des apports en glucides suivant l'activité physique, le repérage de l'hypoglycémie et l'apprentissage des mesures à prendre.

- Prescrire de façon détaillée l'activité à réaliser.
- Proposer de prendre contact avec une association de patients.

IV. Prescription et surveillance des médicaments du diabète chez l'adulte et chez l'enfant

A. Traitement pharmacologique du DT1

Le traitement du DT1 repose sur une insulinothérapie injectable à vie, en dehors des rares cas qui à ce jour peuvent bénéficier d'une greffe d'îlots ou du pancréas. Le traitement de référence est constitué par les schémas d'insulinothérapie multi-injections dites « basal-bolus » comprenant 4 injections quotidiennes d'insuline (1 basale injectée le soir ou le matin et 3 rapides pour couvrir les repas) ou par infusion continue sous-cutanée d'insuline rapide (pompe à insuline, pouvant être couplé à des capteurs en continu de glycémie, fig. 7.2).

Cela nécessite une éducation thérapeutique permettant d'apprendre à ajuster les doses d'insuline prandiale aux prises alimentaires, notamment au contenu en glucide du repas et à l'activité physique prévue suivant le repas.

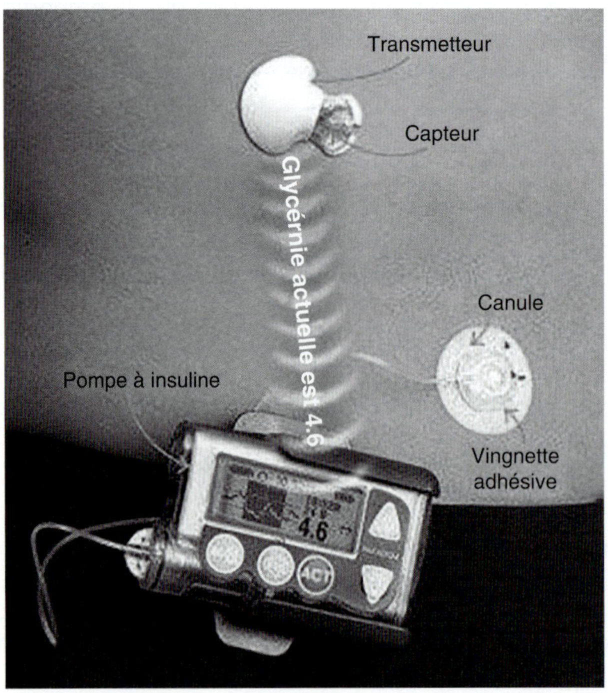

Fig. 7.2. Exemple de pompe sous-cutanée à insuline connectée à un capteur en continu de glycémie interstitielle et communiquant entre eux par onde courte sécurisée (lecture de la glycémie en temps réel sur l'écran de la pompe).

L'utilisation d'analogues lents récents et d'analogues rapides de l'insuline permet de limiter le risque hypoglycémique par rapport aux insulines antérieures. Le schéma basal-bolus et le traitement par pompe permettent tous deux de s'adapter aux circonstances de la vie : possibilité de retarder l'heure ou de sauter un repas, grasse matinée, etc. diminuant les contraintes liées à la gestion du diabète.

Les doses d'insuline physiologique vont de 0,5 à 1 unité/kg de poids/24 h avec une moyenne à 0,7 unité/kg de poids/24 h (dont environ 1/3 pour la basale ou lente et 2/3 pour les bolus de rapide).

Ⓑ 1. Formes disponibles d'insuline (tableau 7.9)

- Insuline humaine : issue du génie génétique; insertion d'un gène codant pour les chaînes A et B de l'insuline humaine dans l'ADN de bactéries (*Escherichia coli*, *Saccharomyces cerevisiae*) cultivées à grande échelle.
- Analogues de l'insuline humaine : issus du génie génétique où un ou plusieurs acides aminés de la protéine humaine sont remplacés (*via* leur séquence génétique), en vue de modifier la cinétique. Exemple : dans l'insuline lispro, deux acides aminés (lysine et proline) de la chaîne B de l'insuline ont été inversés par rapport à l'insuline humaine accélérant ainsi son absorption sanguine.

Tableau 7.9. Formes d'insulines disponibles.

Type	Composition	Début d'action	Durée d'action	Administration
Ultrarapide (très utilisée)	Analogues de l'insuline (lispro, asparte, glulisine)	5 à 10 min	2 à 5 h	Début du repas Pour couvrir l'apport en glucide du repas
Rapide (en PSE IV)	Insuline humaine solubilisée	15 à 30 min	5 à 7 h	20 à 30 min avant les repas
Intermédiaire (moins utilisé)	Protamine + zinc	1 h à 2 h	10 à 18 h	Indépendamment des repas matin et soir
Mixte (parfois utilisé chez sujets gagés en institution)	Analogue d'insuline ultra-rapide (30 ou 25 % par exemple) + intermédiaire	20 min	10 à 18 h	Au moment des repas
Lente (très utilisée)	Analogues (glargine, détémir, dégludec)	1 à 2 h (peu ou pas de pic d'action)	De 20 à 40 h	Inj. 1 fois/j, à n'importe quel moment de la journée, à répéter chaque jour

IV : voie intraveineuse; PSE : pousse-seringue électrique.

2. Principaux effets secondaires de l'insuline

- Hypoglycémies par surdosage en unité injecté et/ou inadéquation par rapport à l'apport en glucides aux repas et/ou à l'activité physique.
- Prise de poids : l'optimisation du contrôle glycémique (disparition de la glycosurie) a tendance à faire prendre du poids (+ 1 à 2 kg si alimentation maîtrisée).
- Lipodystrophies si injections répétées au même endroit (généralement résolues par l'arrêt des injections dans la zone pendant 3 mois).
- Allergies rarissimes.
- Lipoatrophies d'origine immunologique rarissimes avec les insulines actuelles.

3. Situations particulières et insulinothérapie

En cas d'intolérance gastrique, ne jamais arrêter l'insuline. Lors d'une affection aiguë intercurrente telle que gastroentérite, grippe, etc. les besoins en insuline sont augmentés. Il est nécessaire de rapprocher les contrôles glycémiques et de faire des suppléments d'insuline rapide si nécessaire. Essayer des collations liquides fractionnées. En cas d'intolérance digestive complète, hospitaliser pour l'administration de solutés glucosés par voie intraveineuse. Toujours penser à vérifier la cétonémie (ou la cétonurie), car les troubles digestifs peuvent être révélateurs d'une cétose débutante.

Lorsqu'un examen nécessite d'être à jeun, les patients sous schéma basal-bolus avec analogues lents de l'insuline ou sous pompe à insuline, doivent simplement ne pas faire leurs injections d'insuline rapide ou leur bolus au moment du repas qui est supprimé. Une intensification des contrôles de glycémie capillaires est recommandée.

En cas de chirurgie avec réalimentation dans les 24 heures, assurer des apports glucosés sous forme de perfusion par voie intraveineuse. Maintenir l'insulinothérapie basale et prévoir des suppléments d'insuline ultrarapide sous-cutanée à la demande, en fonction des chiffres des glycémies capillaires ou envisager une infusion continue par voie veineuse à la seringue électrique. Ⓑ

B. Traitement pharmacologique du DT2

La stratégie préconisée au niveau de ce chapitre s'appuie sur la position de la Société française de diabétologie (publiée en 2017), de nombreuses études ayant été publiées depuis les recommandations de la HAS de janvier 2013 sur le thème « Stratégie médicamenteuse du contrôle glycémique du diabète de type 2 ». De nouvelles recommandations de la HAS sont d'ailleurs en cours d'écriture et devraient être proches de la position de la Société française de diabétologie.

Si l'objectif glycémique n'est pas atteint malgré la mise en place des modifications thérapeutiques du mode de vie, un traitement médicamenteux sera commencé. Afin de favoriser leur tolérance, les traitements seront démarrés aux doses minimales recommandées qui seront augmentées progressivement jusqu'aux doses maximales tolérées ou jusqu'à l'atteinte de l'objectif.

La réévaluation du traitement est nécessaire après un intervalle de 3 à 6 mois – plus rapidement en cas de signes cliniques liés à l'hyperglycémie ou d'intolérance au traitement (hypoglycémie, prise de poids ou autres effets secondaires) en portant une attention particulière à l'adhésion thérapeutique parfois difficile chez les personnes avec un DT2. Un traitement ne doit pas être maintenu chez un patient non répondeur; il sera remplacé par un médicament d'une autre classe thérapeutique recommandée.

Dans tous les cas, il est recommandé d'informer le patient des avantages et inconvénients des traitements proposés et de tenir compte de leur acceptabilité. Lors de l'introduction d'un médicament susceptible d'induire des hypoglycémies, il est important d'apprendre au patient à prévenir, identifier et prendre en charge une hypoglycémie.

1. Classes médicamenteuses disponibles

Les principales classes d'antidiabétiques, hors insuline, actuellement disponibles sur le marché en France ainsi que leur mode d'action sont résumés dans le tableau 7.10.

Tableau 7.10. Principaux antidiabétiques utilisés en France (hors insuline).

Molécules	Mécanismes d'action	Principaux effets secondaires
Metformine	Agit sur l'insulinorésistance Réduit la libération hépatique de glucose en agissant principalement sur la voie de la néoglucogenèse. Sensibilise le tissu adipeux à l'action de l'insuline Neutralité sur le poids	Effets indésirables gastro-intestinaux (diarrhée, douleurs abdominales) chez 10 % Risque d'acidose lactique rare **Contre-indication** en cas de DFG < 30 mL/min (diminution de moitié de dose dès 60 mL/min), d'acidose, d'hypoxie, de déshydratation
Sulfamides hypoglycémiants à demi-vie longue	Sont des insulinosécréteurs. Ils stimulent la libération de l'insuline par la cellule β quel que soit le niveau de glycémie Prise de poids (1 à 3 kg)	Risque d'hypoglycémie surtout par dosage inadapté aux besoins Allergie rare
Glinides (demi-vie courte)	Sont également des insulinosécréteurs (apparentés aux sulfamides) mais avec une rapidité d'action par rapport aux sulfamides hypoglycémiants	Risque d'hypoglycémie moindre et de durée plus courte Absence d'allergie croisée avec les sulfamides
Inhibiteurs des α-glucosidases	Retardent l'absorption de glucose en réduisant la vitesse de digestion des polysaccharides dans l'intestin proximal Réduisent par conséquent l'hyperglycémie postprandiale	Troubles digestifs : flatulences, diarrhées Nécessite une augmentation progressive de la posologie
Inhibiteurs des DPP-4 (gliptines)	Favorisent le maintien de l'équilibre du glucose, en empêchant la dégradation de l'hormone GLP-1 Non hypoglycémiants, car agissent sur la cellule β uniquement si la glycémie est > 1 g/L Pas de prise de poids	Allergie rare (angiœdème)
Agonistes injectables du récepteur au GLP1 (GLP1-RA)	Ils augmentent de façon glucose-dépendante la sécrétion d'insuline par les cellules β pancréatiques et inhibent la sécrétion de glucagon Ralentissent la vidange gastrique et augmentent la sensation de satiété (perte de poids variable : 2 à 6 kg)	Effets gastro-intestinaux (nausées/vomissements) Risque faible de pancréatite aiguë (contre-indication si antécédent de pancréatopathie)

DFG : débit de filtration glomérulaire; DPP4 : *dipeptidyl peptidase-4*; GLP-1 : *glucagon-like peptide-1*; GLP1-RA : *glucagon-like peptide-1 receptors agonists.*

2. Stratégies thérapeutiques (grandes étapes)

La stratégie recommandée pour chaque étape de traitement en fonction de la cible individuelle d'HbA1c (fig. 7.3) est la suivante :

- metformine en monothérapie si non contre-indiquée et supportée sur le plan digestif;
- si l'objectif d'HbA1c n'est pas atteint sous metformine seule, l'association metformine + iDPP4 (inhibiteurs des DPP-4) doit être préférée à une bithérapie metformine + sulfamide (recommandée par la HAS, 2013) lorsque l'objectif d'HbA1c en raison d'un haut niveau de preuve en faveur des iDPP4 sur l'absence de risque hypoglycémique et la sécurité cardiovasculaire. En l'absence de réponse thérapeutique suffisante après 3 à 6 mois, ce dernier pourra être remplacé par un sulfamide;
- si l'objectif d'HbA1c n'est pas atteint sous bithérapie metformine + iDPP4 seule, trois possibilités :
  - trithérapie orale metformine + iDPP4 + sulfamide;
  - arrêt iDPP4 et passer à association metformine + GLP1-RA;
  - instaurer une insulinothérapie basale en association à la metformine.

NB : il n'est pas recommandé d'associer deux médicaments de même mécanisme d'action.

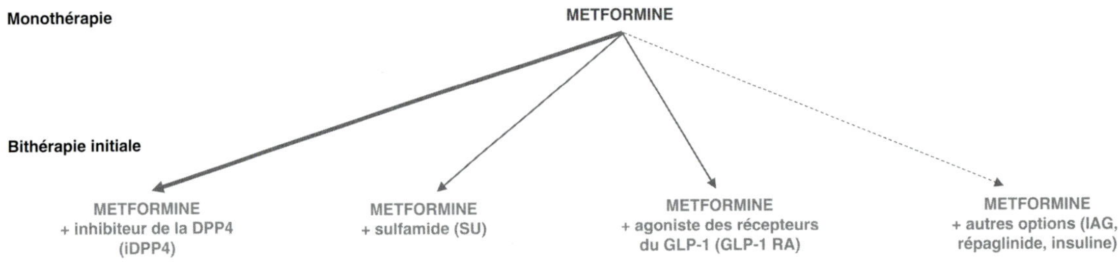

- Réévaluer les modifications thérapeutiques du mode de vie, d'adhésion et la participation thérapeutique du patient avant toute intensification thérapeutique.
- Toute intensification thérapeutique doit être codécidée avec le patient et couplée à une éducation thérapeutique et à un accompagnement.
- Metformine : dose maximale tolérée.
- Bithérapie d'emblée possible : HbA1c >9 %.
- Insulinothérapie d'emblée indiquée si HbA1c >0 % et syndrome cardinal/hypercatabolisme/hyperosmolarité ou si cétonurie/cétonémie.
- iDPP4 bithérapie préférentielle (absence d'hypoglycémie, neutralité pondérale, sécurité cardiovasculaire, « combos » avec metformine).
- GLP-1RA envisageable si IMC ≥30 kg/m2 et/ou prévention cardiovasculaire secondaire (liraglutide dans ce cas).

Fig. 7.3. Stratégie thérapeutique si HA1c > objectif personnalisé malgré modifications thérapeutiques du mode de vie et monothérapie par metformine à dose maximale tolérée bien observée.

Source : Darmon P, Bauduceau B, Bordier L, Bringer J, Chabrier G, Charbonnel B *et al.* Prise de position de la Société francophone du diabète (SFD) sur la prise en charge médicamenteuse de l'hyperglycémie du patient diabétique de type 2. *Méd Mal Métab* 2017 ; 11 : 577–93.

Ⓑ 3. Cas particuliers lors de la découverte du diabète

En cas de symptômes et de diabète très déséquilibré dès la découverte avec un taux d'HbA1c supérieur à 9 %, une bithérapie peut être instaurée d'emblée. Dans cette situation, lors de la réévaluation du traitement, si le diabète est bien contrôlé, on pourra être amené à passer d'une bithérapie à une monothérapie, voire à l'arrêt du traitement médicamenteux; notamment si l'HbA1c est <6 % sous monothérapie, parfois observée après changement profond du mode de vie.

En cas de découverte avec cétose significative (cétonurie >2 croix ou cétonémie >1 mmol/L) et plusieurs glycémies >3 g/L, une insulinothérapie mise en place en milieu hospitalier est recommandée avec avis spécialisé sur la poursuite ou non de l'insuline à long terme. Une recherche de cause secondaire au diabète doit être faite.Ⓑ

4. Stade de l'insulinothérapie

L'instauration d'une insulinothérapie est l'objet d'une discussion avec le patient (et/ou son entourage) dans le cadre de l'éducation thérapeutique. Elle doit être accompagnée et idéalement précédée d'une autosurveillance glycémique et faire l'objet d'un apprentissage. L'intérêt de maintenir les antidiabétiques non insuliniques doit être évalué en fonction des bénéfices attendus pour chacune des molécules :

- la metformine sera le plus souvent poursuivie avec l'insuline chez le DT2 uniquement;
- les insulinosécréteurs seront interrompus ou diminués (quitte à les réintroduire ensuite);
- les analogues du GLP1 seront interrompus sauf s'ils avaient permis une perte de poids cliniquement significative (≥5 % du poids initial) ou s'il s'agit du liraglutide chez un patient en prévention cardiovasculaire secondaire.

La quadrithérapie ne se justifie pas en général et une mise en place d'un schéma insulinique optimisé (basal/bolus ou prémix) est souvent indispensable à un stade avancé de carence en insuline.

De ce fait, le choix d'un traitement insulinique repose sur une expertise des soignants à transmettre au patient ou à la personne qui prendra en charge ce traitement. Le recours précoce à un endocrinologue sera envisagé pour instaurer ou optimiser le schéma insulinique en cas de difficulté à atteindre les objectifs glycémiques fixés.

Ⓒ 5. Patients ayant un antécédent cardiovasculaire connu

Le schéma général peut être suivi en portant une attention particulière au risque d'hypoglycémies. Ces dernières sont reconnues comme un facteur de risque de troubles du rythme cardiaque, particulièrement chez le sujet âgé (extrasystole ventriculaire [ESV], tachycardie supraventriculaire [TV], torsades, etc.). La metformine peut être utilisée sous réserve du respect des contre-indications. Une coordination entre médecin généraliste, cardiologue et endocrinologue est recommandée. Les recommandations de cible d'HbA1c chez les patients avec un antécédent cardiovasculaire récent (moins de 3 à 6 mois) ou instable sur le plan cardiovasculaire sont relevées à 8 % afin de limiter le risque lié aux hypoglycémies iatrogènes.Ⓒ

Ⓑ 6. Patients ayant une insuffisance rénale chronique

Au stade de l'insuffisance rénale chronique (IRC) modérée (clairance de la créatinine entre 30 et 60 mL/min/1,73m^2 ; stades 3A et 3B), les molécules à élimination rénale doivent être utilisées avec précaution, car il existe un risque accru d'effets secondaires, dont les hypoglycémies, pour certaines classes thérapeutiques. Les traitements doivent être adaptés aux précautions d'emploi spécifiques à l'insuffisance rénale : la posologie sera adaptée, en particulier pour la metformine (demi-dose) et remplacement des sulfamides par les glinides ou les gliptines ayant l'autorisation de mise sur le marché (AMM) dans l'IRC. Au stade avancé d'IRC et avec une HbA1c > 8 %, l'insuline exclusive sera souvent la meilleure solution.

Une coordination entre médecin généraliste, néphrologue et diabétologue est recommandée, en particulier chez les patients avec une clairance de la créatinine < 45 mL/min/1,73 m^2.Ⓑ

7. Patiente diabétique enceinte ou envisageant de l'être (le plus souvent DT1)

Il est recommandé de mettre en place un schéma insulinique optimisé le plus précocement possible afin d'atteindre et de respecter les objectifs glycémiques stricts (HbA1c < 6,5 %). L'équilibre optimal du diabète est utile avant la conception afin de minimiser le risque tératogène au moment de la fécondation des gamètes.

Une coordination étroite entre équipe gynéco-obstétricale, équipe diabétologique et médecin généraliste est recommandée. Cette prise en charge doit débuter avant la conception.

8. Diabète gestationnel

Un traitement réussi repose sur un dispositif qui comprend la motivation de la patiente, son autosurveillance glycémique, des modifications thérapeutiques du mode de vie et une équipe pluridisciplinaire de médecins pour le suivi (médecin généraliste, gynécologue, nutritionniste, diabétologue, etc.).

Autosurveillance glycémique et prise en charge diététique : la femme enceinte doit pratiquer l'autosurveillance glycémique ; l'objectif est de garder une glycémie à un taux acceptable, soit inférieur ou égal à 0,95 g/L à jeun et 1,2 g/L en post-prandial. Ces objectifs déterminent la prescription d'un traitement par insuline.

V. Identifier les situations d'urgence et planifier leur prise en charge

Les complications métaboliques « aiguës » du diabète sont responsables d'un grand nombre d'admissions dans les services d'urgence et de réanimation. La gravité de ces complications rend la connaissance de la bonne conduite de leur traitement indispensable. Elles comprennent l'acidocétose, les états hyperosmolaires, l'acidose lactique et l'hypoglycémie.

Ⓑ A. Décompensations hyperglycémiques du diabète

On distingue l'acidocétose diabétique et le syndrome hyperosmolaire classiquement connu sous le nom de « coma hyperosmolaire ».

D'un point de vue physiopathologique, le mécanisme primaire de développement de l'acidocétose diabétique et du syndrome hyperosmolaire est une diminution du taux et/ou de l'action de l'insuline, concomitante d'une augmentation des hormones de contre-régulation (glucagon, catécholamines, cortisol et hormone de croissance).

La différence entre ces deux comas est que le syndrome hyperosmolaire s'explique par une sécrétion résiduelle d'insuline insuffisante pour contrer l'hyperglycémie, mais restant suffisante pour empêcher la formation des corps cétoniques (action « antilipolytique » de l'insuline même à faible dose). L'HbA1c monte (parfois très haut), mais pas l'acétonémie. Un contexte d'isolement « médical » est souvent rencontré chez ces patients le plus souvent âgés, négligés par les soignants ou isolés chez eux.

1. Acidocétose diabétique

Elle reste grave et parfois mortelle. La mortalité est cependant faible (< 1 %) ; plus souvent chez le sujet âgé avec comorbidités, elle est liée à l'acidose sanguine (pH < 7 comme critère de gravité, orientation en réanimation indispensable). Elle s'observe dans 90 % des cas en présence d'un DT1.

a. Physiopathologie

L'hyperglycémie et la production anormale de corps cétoniques résultent le plus souvent de la carence absolue en insuline et de l'augmentation des hormones de contre-régulation (catécholamines, cortisol, glucagon et hormone de croissance) qui entraînent :

- une augmentation de la néoglucogénèse, de la glycogénolyse et une non-utilisation périphérique du glucose par les tissus insulinosensibles ;
- une lipolyse massive avec libération d'acides gras qui seront oxydés par le foie, conduisant à une synthèse accrue de corps cétoniques (acétoacétate et β-hydroxybutyrate) dont l'ionisation conduit à l'accumulation d'ions H^+ et à une acidose métabolique ;
- le déficit en insuline, l'acidose et la protéolyse sont responsables d'un transfert du potassium du milieu intra- vers le milieu extracellulaire : la kaliémie peut ainsi être haute, ou normale. Mais **il y a toujours un déficit potassique qui va se révéler pendant les premières heures du traitement**.

b. Manifestations cliniques

Les signes d'hyperglycémie peuvent être présents depuis plusieurs jours, mais les altérations métaboliques de l'acidocétose s'installent rapidement, en moins de 24 heures parfois. Les signes en sont :

- un syndrome cardinal (polyuropolydipsie, amaigrissement, polyphagie) qui peut évoluer depuis plusieurs jours ou semaines ;
- une altération de l'état général ;
- une odeur acétonique de l'haleine (odeur de pomme reinette) ;
- troubles digestifs (nausées, vomissements), voire vraies douleurs abdominales (pseudochirurgicales).

Devant ces signes, la réalisation d'une glycémie capillaire accompagnée, si elle est élevée, d'une recherche de corps cétoniques dans le sang ou dans les urines à l'aide d'une bandelette permet de poser le diagnostic.

- En cas de DT1 connu, des doses correctives d'insuline doivent être réalisées en urgence (5 à 10 unités selon l'importance de la cétose) et la glycémie ainsi que l'acétone doivent être contrôlées au bout de 4 heures. Si la cétose ne cède pas, s'il existe des troubles digestifs empêchant de s'hydrater, l'hospitalisation est nécessaire.

- En l'absence de diabète connu, une hospitalisation est nécessaire pour l'instauration d'une insulinothérapie et d'un diagnostic étiologique.

En l'absence d'intervention, les signes progressent pour constituer le tableau clinique d'acidocétose :

- déshydratation globale clinique avec hypotension artérielle ;
- tachycardie ;
- fièvre, pouvant être d'origine infectieuse (cause déclenchante) ou seulement liée à la déshydratation ;
- polypnée superficielle due à la compensation respiratoire de l'acidose métabolique, parfois véritable dyspnée de Kussmaul en quatre temps ;
- troubles de la conscience d'intensité variable, pouvant aller jusqu'au coma, calme, profond, sans signe de localisation neurologique, sans signe de Babinski ;
- troubles digestifs, douleurs abdominales, vomissements, diarrhée pouvant égarer le diagnostic et aggravant la déshydratation ; les douleurs abdominales peuvent être liées à la cétose ou à l'acidocétose, mais peuvent aussi être dues à une cause abdominale ayant déclenché la cétose ou l'acidocétose ce qui constitue donc un **piège diagnostique**.

Examens complémentaires à réaliser devant un tableau d'acidocétose (à réaliser en urgence +++) :

- glycémie capillaire et recherche d'acétone dans le sang ou dans les urines par bandelettes à réaliser immédiatement ;
- glycémie plasmatique, ionogramme avec calcul du trou anionique, urée et créatinine plasmatique, gaz du sang, numération formule sanguine ;
- ECG (retentissement cardiaque des modifications de la kaliémie ou cause déclenchante) ;
- on retrouve en règle générale :
  - une élévation franche de la glycémie, mais qui peut être variable, voire < 2,50 g/L ;
  - une hyperleucocytose à 10 000–15 000/mm^3 ne reflétant pas nécessairement une infection (hyperleucocytose de stress) qui sera cependant à considérer systématiquement, surtout si > 25 000 mm^3 ;
  - une diminution de la réserve alcaline, diminution du pH (par définition inférieur à 7,2 en cas d'acidose confirmée), une hypocapnie sans hypoxie liée à l'hyperventilation ;
  - une kaliémie qui peut être élevée à cause de la sortie du potassium cellulaire du fait de la carence en insuline et de l'acidose ; une kaliémie normale ou basse reflète un déficit sévère en potassium total ;
  - la phosphatémie, comme le potassium, peut être augmentée malgré un déficit constant en phosphates ;
  - une natrémie également variable selon l'importance des pertes respectives en eau et en sodium, selon le niveau de la glycémie, mais le bilan sodé est toujours négatif. Il faut tenir compte de l'hyperglycémie pour interpréter la natrémie (fausse hyponatrémie liée à la charge osmotique de l'hyperglycémie aiguë) ;
  - un trou anionique augmenté : $[Na - (Cl + HCO^3)]$ (trou anionique normal entre 7 et 9 mEq/L et un trou anionique > 10 – 12 mEq/L reflètent une augmentation du trou anionique) ;
  - une élévation de l'urée et de la créatinine fonction de la déshydratation (insuffisance rénale fonctionnelle) ;
  - on notera que les enzymes pancréatiques peuvent être élevées au cours de l'acidocétose sans qu'il n'y ait nécessairement de pancréatite.

L'acidocétose est classée en légère, modérée et sévère en fonction du pH, des taux de bicarbonates et des corps cétoniques et de l'état de conscience (tableau 7.11).

Tableau 7.11. Caractéristiques biologiques de l'acidocétose en fonction de la sévérité.

	Légère	Modérée	Sévère
pH sanguin	7,25–7,35	7,0–7,24	< 7,0
Bicarbonatémie (mmol/L)	15–18	10–14	< 10
Cétonémie	Positif	Positif	Positif
Cétonurie	Positif	Positif	Positif
État de conscience	Normal	Normal/somnolence	Somnolence/coma

c. Traitement

La base du traitement repose sur :

- correction de la déshydratation et des troubles électrolytiques ;
- insulinothérapie par perfusion intraveineuse ;
- identification des facteurs déclenchant ou aggravants ;
- surveillance rapprochée.

d. Réanimation hydroélectrolytique

- Réhydratation intensive, de l'ordre de 1l par heure initialement par sérum salé isotonique (sérum physiologique + sérum bicarbonaté isotonique si pH < 7). Ajout de sérum glucosé dès que la glycémie passe en dessous de 2 g/L. La réhydratation doit être plus prudente chez le sujet âgé.
- Apport de KCl +++ (2 à 4 g/L) dès que la kaliémie est inférieure à 5 mmol et en fonction de la surveillance ionique et ECG.

e. Insulinothérapie

Insuline rapide par perfusion IV continue au moyen d'une seringue électrique.

f. Après la phase aiguë

- Passage à l'insulinothérapie sous-cutanée lorsqu'il n'y a plus d'acétone dans les urines.
- Début ou reprise de l'éducation/prévention des récidives.

2. Syndrome hyperosmolaire

Le coma hyperosmolaire survient surtout chez des personnes âgées, diabétiques de type 2 connus ou ignorés, peu autonomes et incapables d'une réhydratation hydrique spontanée dès le début des troubles. La mortalité y est considérablement plus importante que dans l'acidocétose et peut atteindre 25 %.

a. Physiopathologie

Les bases physiopathologiques sont les mêmes que pour l'acidocétose, mais la déshydratation est généralement plus importante (diurèse osmotique et moindre sensation de soif chez des sujets âgés) et il existe une persistance d'insuline conduisant à un déficit relatif et non absolu. L'insuline résiduelle suffit pour empêcher la lipolyse et la cétogenèse, mais est insuffisante pour stimuler l'utilisation du glucose.

b. Circonstances

- Une affection intercurrente provoquant une libération d'hormones de contre-régulation et compromettant un accès à une hydratation satisfaisante (alitement) constitue la circonstance la plus habituelle.

- Au moins 20 % des personnes n'ont pas d'antécédent de diabète connu ce qui conduit à un retard diagnostique et à une augmentation de la déshydratation.
- Comme pour l'acidocétose, les traitements agissant sur le métabolisme glucidique peuvent précipiter un syndrome hyperosmolaire : corticoïdes, thiazidiques, antipsychotiques.

c. Manifestations cliniques

Les signes d'hyperglycémie évoluent en règle générale depuis plusieurs jours ou semaines. On retrouve :

- un syndrome cardinal qui s'installe de façon insidieuse, le plus souvent incomplet, sans polyphagie (polyuropolydipsie, amaigrissement) qui peut évoluer depuis plusieurs jours ou semaines ;
- une altération de l'état général ;
- une anorexie ;
- déshydratation globale clinique avec hypotension artérielle ;
- tachycardie ;
- sur le plan de la conscience, elle peut aller d'un état normal à une léthargie profonde, voire un coma ;
- signes neurologiques parfois : crises convulsives focalisées ou généralisées.

Les examens complémentaires à réaliser devant un tableau de syndrome hyperosmolaire sont les mêmes que pour l'acidocétose (à réaliser en urgence +++) :

- glycémie capillaire et recherche d'acétone (généralement négatif, mais faible taux possible) par bandelettes à réaliser immédiatement ;
- glycémie plasmatique, ionogramme avec calcul du trou anionique, urée et créatinine plasmatique, gaz du sang, numération formule sanguine ;
- ECG (retentissement cardiaque des modifications de la kaliémie ou cause déclenchante), radiographie thoracique, analyses d'urines, des crachats et hémocultures ;
- on retrouve en règle générale :
  - une hyperglycémie considérable : > 6 g/L, HbA1c souvent > 15 % (en dehors d'anémie) ;
  - une hyperosmolarité plasmatique (> 350 mOsm/L) ; calcul de l'osmolarité : (Na + K) × 2 + urée + glycémie ;
  - une natrémie variable (elle est minimisée par l'hyperglycémie : fausse hyponatrémie), mais il existe en fait une déplétion globale en sodium (Na) ; le calcul de la natrémie corrigée [Na observée + (glycémie en mmole-5)/2] permet d'apprécier le degré de déshydratation intracellulaire ;
  - une hémoconcentration : augmentation de la protidémie et de l'hématocrite ;
  - une insuffisance rénale fonctionnelle avec élévation de la créatinine et de l'urée sanguine.

d. Traitement

La base du traitement est la même que pour l'acidocétose et repose sur repose sur :

- la correction de la déshydratation, de l'hyperglycémie et des troubles électrolytiques ;
- l'identification des facteurs déclenchant ou aggravants ;
- une surveillance rapprochée.

e. Réanimation hydro électrolytique

Comme pour l'acidocétose, elle doit être intensive, mais avec prudence, le sujet étant souvent plus fragile et la correction trop rapide de l'hyperosmolarité par des solutés hypotoniques entraînant un transfert de l'eau du secteur intravasculaire vers le secteur intracellulaire, risque d'aggraver le collapsus et d'entraîner une hyperhydratation intracellulaire (œdème cérébral). Réhydratation intraveineuse par sérum physiologique à 9 ‰ pour les premiers litres, puis sérum salé à 4,5 ‰ ultérieurement ; ajout de sérum glucosé lorsque la glycémie passe en dessous de 2,5, voire 3 g/L.

f. Insulinothérapie

- De préférence, insulinothérapie par infusion intraveineuse continue à la seringue électrique.
- L'objectif et d'obtenir des glycémies aux alentours de 2,5 g/L pour éviter la survenue d'un œdème cérébral. On passera à l'insuline rapide par voie sous-cutanée toutes les 4 heures quand la glycémie capillaire sera à 2,5 g/L (≠ de l'acidocétose +++).

g. Traitement de la cause déclenchante

Essentiellement antibiothérapie si nécessaire une fois les prélèvements bactériologiques effectués.

h. Surveillance

- Clinique : pouls, pression artérielle, diurèse, état des bases pulmonaires (attention à l'œdème pulmonaire de surcharge), glycémies capillaires et ECG toutes les 6 heures.
- Biologique : ionogramme sanguin répété.

B. Acidose lactique

L'acidose lactique est une acidose métabolique organique due à une accumulation d'acide lactique par augmentation de sa production ou diminution de son utilisation. On parle d'acidose lactique en présence d'une acidose métabolique organique associée à une lactatémie supérieure à 5 mmol/L. Le traitement par metformine chez la personne DT2 expose classiquement au risque d'acidose lactique, mais reste exceptionnellement retrouvé comme cause isolée dans la réalité.

1. Traitement curatif

Mesure de réanimation générale.

L'épuration extrarénale (EER) avec tampon bicarbonaté est le traitement de première ligne de l'acidose lactique associée à la metformine.

Le reste du traitement est purement symptomatique et ne présente aucune particularité. Il consiste en la suppléance des défaillances hémodynamique et respiratoire qui peut survenir au cours de l'évolution de cette pathologie.

2. Traitement préventif

La prévention de l'acidose lactique associée à la metformine repose avant tout sur le respect des contre-indications. Il s'agit de toutes les situations au cours desquelles il existe un risque d'hypoxie tissulaire ou de diminution de la clairance du lactate, voire les deux. Il s'agit classiquement de l'insuffisance rénale et de l'insuffisance hépatique sévère. Pour l'insuffisance rénale, il est cependant actuellement admis que la metformine peut être utilisée jusqu'à des clairances de 30 mL/min avec diminution de moitié des doses à partir de 60 mL/min.

En cas d'examen avec administration de produit de contraste iodé, la metformine doit être stoppée le jour de l'examen et pour une durée de 48 heures. Le traitement est réintroduit après contrôle de la fonction rénale.Ⓑ

C. Hypoglycémies

L'hypoglycémie est une complication indissociable du traitement du diabète ; elle est iatrogène et souvent due à des erreurs thérapeutiques chez des patients traités par insuline ou sulfamides hypoglycémiants. Elles sont dites « sévères » lorsqu'elles requièrent l'intervention d'une tierce personne pour le resucrage (troubles de conscience).

Les malaises hypoglycémiques chez le patient avec un DT1 peuvent être fréquents ; il doit apprendre à les reconnaître pour se resucrer dès les premiers signes ressentis et après contrôle de la glycémie capillaire. Le bon équilibre est souvent obtenu au prix d'hypoglycémies (2 à 3 par semaine au maximum) qui doivent, dans la mesure du possible, être évitées, surtout la nuit.

Chez le patient avec un DT2, les malaises peuvent également être secondaires à la prise de glinides ou de sulfamides hypoglycémiants. Les hypoglycémies dans ce dernier cas peuvent être prolongées et graves, sur certains terrains (alcoolisme, insuffisance rénale, insuffisance hépatocellulaire, dénutrition, grand âge).

1. Circonstances

L'hypoglycémie sous insuline survient en cas de dose excessive d'insuline, d'inadéquation entre les apports en insuline et en glucides (prise insuffisante de glucides ou excès d'insuline), lors d'une activité physique non programmée ou à distance de celle-ci (hypoglycémie la nuit qui suit une activité intense), ou d'un délai trop long entre l'injection d'insuline rapide et le repas.

Les malaises hypoglycémiques sous sulfamides hypoglycémiants surviennent souvent en fin de journée ou milieu de nuit. Ils peuvent être très prolongés ou à rebonds, en raison de la liaison prolongée de ces médicaments à leur récepteur. L'effet des sulfamides peut être potentialisé par l'association à d'autres médicaments liés à l'albumine (les salicylés, la phénylbutazone, les anti-inflammatoires non stéroïdiens (AINS), les sulfamides antibactériens (cotrimoxazole : Bactrim®), les anticoagulants coumariniques, les antivitamines K (AVK), l'allopurinol, etc.

L'hypoglycémie sous glinides est plus rare, car ces médicaments ont une durée d'action beaucoup plus courte que les sulfamides et agissent sur la période postprandiale. Mais une hypoglycémie peut survenir en cas de surdosage ou si une prise du traitement n'est pas suivie d'un repas ou bien est suivie d'un repas contenant insuffisamment de glucides.

2. Symptômes

Ceux-ci sont de deux types :

- les symptômes neurovégétatifs liés à la stimulation du système nerveux autonome et survenant pour un seuil glycémique aux alentours de 0,70 g/L : mains moites, sueurs froides, pâleur des extrémités et du visage, tremblements des extrémités, tachycardie avec palpitations, plus rarement troubles du rythme, nausées, voire vomissements. Ces symptômes s'accompagnent d'asthénie et d'une sensation de faim intense parfois mal identifiée par le patient ;
- les symptômes neuroglycopéniques, liés à la souffrance du système nerveux central, survenant pour un seuil glycémique inférieur à 0,5 g/L : sensation de malaise avec asthénie importante, troubles de la concentration intellectuelle, sensation de dérobement des jambes, paresthésie des extrémités, céphalées, impressions vertigineuses, troubles psychiatriques, multiples et trompeurs (confusion aiguë, agitation, troubles de l'humeur et du comportement, état pseudoébrieux, etc.), troubles neurologiques sévères (crises convulsives généralisées ou localisées), troubles moteurs déficitaires, troubles visuels à type de diplopie ou de vision trouble.

En l'absence de resucrage, le coma hypoglycémique peut survenir brutalement. Il s'accompagne d'une tachycardie, d'une respiration calme, de sueurs abondantes, de contractures et d'un syndrome pyramidal avec signes de Babinski bilatéral. Sa profondeur est variable.

3. Examens complémentaires

La réalisation d'une glycémie capillaire (de préférence à interstitielle) suffit à confirmer le diagnostic chez une personne avec un diabète traité par insuline, sulfamide hypoglycémiant ou glinides. En présence d'un coma chez une personne avec un diabète recevant ces traitements, l'injection de G30 % en intraveineuse doit être effectuée sans attendre aucun résultat.

4. Diagnostic différentiel

- Devant un malaise :
  - malaise vagal : circonstances déclenchantes différentes, bradycardie, soulagée en position allongée ;
  - crise d'angoisse : circonstances déclenchantes, présence de signes respiratoires (suffocation), de signes digestifs (douleur abdominale en barre, diarrhée, etc.) ;
  - angor : circonstances déclenchantes parfois semblables (effort), mais présence de douleur thoracique (mais pas toujours), non calmée par le resucrage. Importance de la glycémie capillaire au moment ou au décours du malaise. Mais devant tout malaise atypique chez un patient diabétique, on doit évoquer une crise d'angor, voire un infarctus du myocarde.
- Devant un coma :
  - épilepsie essentielle ;
  - AVC. Le resucrage par voie intraveineuse est un excellent test diagnostique : le retour à une conscience normale est immédiat en cas de coma d'origine hypoglycémique. Attention : le coma hypoglycémique peut entraîner un AVC véritable.

5. Traitement

a. Chez un patient conscient et capable de déglutir

- Arrêt de l'activité physique.
- Apport immédiat avec apport de 15 g de glucides à fort index glycémique (3 ou 4 morceaux de sucre, ou 12,5 cL de jus de fruit ou soda non light, ou 2 cuillers à café de confiture).

Contrôle de la glycémie capillaire 15 minutes après. Si la glycémie reste inférieure à 0,6 g/L, cet apport glucidique doit être répété.

Si le patient est traité par sulfamides hypoglycémiants : arrêter ou diminuer la posologie de ce médicament.

b. Chez un patient non conscient et/ou incapable de déglutir

Quelle que soit la cause de l'hypoglycémie : une injection intraveineuse directe de 2 à 4 ampoules de glucosé hypertonique à 30 % (G30 %) doit entraîner le réveil rapide du patient.

Si et uniquement si l'excès d'insuline est la cause du coma, l'entourage du patient peut injecter une ampoule de glucagon qui entraînera une libération du glycogène hépatique. Au réveil, l'ingestion de glucides est impérative pour éviter la récidive de l'hypoglycémie. Si les sulfamides hypoglycémiants sont la cause du coma, le glucagon est contre-indiqué (car il stimule la sécrétion d'insuline !). Seule l'injection intraveineuse de glucose est permise. Elle sera suivie de la mise en place d'une perfusion de G10 %.

6. Hospitalisation

Dans tous les cas, une personne diabétique traitée par sulfamides avec coma doit être hospitalisée, car l'hypoglycémie risque de réapparaître quelques heures après le traitement initial en raison de la durée d'action prolongée des sulfamides hypoglycémiants. Il faut donc maintenir une perfusion de glucosé à 10 % pendant 24 à 48 heures en milieu hospitalier.

Par contre, la survenue d'un coma hypoglycémique chez une personne avec un DT1 n'entraîne pas automatiquement l'hospitalisation. Il peut rentrer chez lui à condition :

- d'avoir du sucre sur lui ;
- de ne présenter aucun déficit neurologique et cognitif ;
- de ne pas vivre seul, ne pas rentrer seul chez lui ;
- d'être bien éduqué sur la pratique de l'autosurveillance glycémique ;
- de connaître l'erreur commise à l'origine de ce coma hypoglycémique ;
- de revoir rapidement son diabétologue.

Points clés

- Au sein du diabète de type 2 coexiste certainement plusieurs formes de diabètes, selon le degré de sévérité de l'insulinopénie, mais pour affirmer le type 2 « classique » la présence d'un syndrome métabolique (ou syndrome d'insulinorésistance) est un élément important.
- L'équilibre glycémique est évalué par l'HbA1c dont la cible est variable en fonction de la fragilité (notamment cardiaque) des patients.
- Les hypoglycémies doivent être recherchées en cas de thérapeutiques à risque (insuline ou sulfamides). De ce fait, on privilégiera les antidiabétiques non hypoglycémiants (gliptines ou GLP1) en bithérapie associés à la metformine.
- En cas d'insulinopénie importante un schéma de type basal-bolus est le plus souvent nécessaire qu'il soit délivré par multi-injections ou par pompe sous-cutanée. C'est uniquement avec ce type de schéma que les capteurs en continu de la glycémie sont remboursés en France.
- Les complications athéromateuses sont de loin les plus fréquentes et responsables de la morbidité chez les diabétiques de type 2, mais également de plus en plus chez les diabétiques de type 1. Après 40 ans, la majorité des sujets diabétiques est ainsi considérée comme étant en prévention secondaire même en l'absence d'événement cardiovasculaire.

CHAPITRE

8

Item 220 – UE 8 – Dyslipidémies Item 326 – UE 10 – Hypolipémiants

Rang	Rubrique	Intitulé connaissance
A	Éléments physiopathologiques	Connaître le rôle des dyslipidémies dans le risque cardivasculaire
A	Dépistage	Quand dépister une dyslipidémie ?
A	Examens complémentaires	Quels examens prescrire pour dépister une dyslipidémie ?
A	Étiologies	Connaître les principales causes de dyslipidémies secondaires
A	Examens complémentaires	Quel bilan biologique faire à la recherche d'une dyslipidémie secondaire ?
B	Diagnostic positif	Hypercholesterolémie commune polygénique
B	Diagnostic positif	Hypercholesterolémie familiale monogénique
B	Diagnostic positif	Hypertriglycéridémie familiale
B	Diagnostic positif	Hypertriglycéridémie glucido-alcoolo-pléthoro-dépendante
B	Diagnostic positif	Hyperlipidémie mixtes
C	Diagnostic positif	Hypoalphalipoprotéinémies
B	Prise en charge thérapeutique	Modifications thérapeutiques du mode de vie
B	Prise en charge thérapeutique	Traitements médicamenteux des dyslipidémies : les différents médicaments
B	Prise en charge thérapeutique	Traitements médicamenteux des dyslipidémies : indications
B	Prise en charge thérapeutique	Traitements médicamenteux des dyslipidémies : surveillance
B	Prise en charge thérapeutique	Traitements médicamenteux des dyslipidémies : les contre-indications

Objectifs pédagogiques (Bulletin officiel, *2013*)

Item 220

- Diagnostiquer les principales dyslipidémies primitives et secondaires.
- Connaître les recommandations pour la prise en charge des dyslipidémies.

Item 326

- Prescription et surveillance des classes de médicaments du diabète chez l'adulte et chez l'enfant. Connaître pour chacune les mécanismes d'action de classe et des produits individuels, les principes du bon usage, les critères de choix d'un médicament en première intention, les causes d'échec, les principaux effets indésirables et interactions.

I. Épidémiologie

L'athérosclérose et ses complications cardiovasculaires représentent une cause majeure de mortalité dans les pays développés et sont en progression dans les pays en voie de développement.

Les facteurs de risque cardiovasculaire (FDRCV) sont nombreux mais les dyslipidémies jouent un rôle majeur dans les processus d'athérosclérose.

Les anomalies lipidiques athérogènes sont :

- l'augmentation du LDL (*low-density lipoprotein*)-cholestérol (LDL-C) qui constitue le FDRCV lipidique le plus puissant ;
- la baisse du HDL (*high-density lipoprotein*)-cholestérol (HDL-C) ;
- l'élévation des triglycérides (TG) ;
- l'élévation de la Lp(a).

En France, la prévalence d'une hypercholestérolémie pure a été évaluée à 30 % dans une population de sujets de 35 à 64 ans (en prévention primaire et non traitée) mais si l'on considère l'ensemble des dyslipidémies, cela touche 51 % des sujets.

II. Démarche diagnostique

A. Rechercher une dyslipidémie

Les principes du dépistage des dyslipidémies ont été fixés dans des recommandations de prise en charge des dyslipidémies des sociétés savantes (Société francophone du diabète [SFD], Société française d'endocrinologie [SFE] et Nouvelle Société francophone d'athérosclérose [NSFA]) publiées en 2016 :

- il est recommandé de dépister une dyslipidémie dans les cas suivants :
  - homme > 40 ans ou femme > 50 ans ou ménopausée dans le cadre d'une évaluation du risque cardiovasculaire global,
  - prescription d'une contraception hormonale œstroprogestative (pilule, patch, anneau). Une glycémie à jeun doit y être associée ;
- indépendamment de l'âge, les éléments suivants incitent à réaliser une évaluation du risque cardiovasculaire global comprenant une exploration d'une anomalie lipidique (EAL) :
  - maladie cardiovasculaire documentée (prévention secondaire),
  - hypertension artérielle (HTA),
  - diabète,
  - tabagisme actuel ou arrêté depuis moins de 3 ans,
  - obésité (IMC ≥ 30 kg/m^2) ou tour de taille > 94 cm chez l'homme (> 90 cm pour les Asiatiques) ou > 80 cm chez la femme,
  - insuffisance rénale chronique modérée à sévère,
  - antécédent familial de maladie cardiovasculaire précoce :
    - infarctus du myocarde (IDM) ou mort subite avant 55 ans chez le père ou chez un parent du 1er degré de sexe masculin,
    - IDM ou mort subite avant 65 ans chez la mère ou chez un parent du 1er degré de sexe féminin ;
  - antécédent familial de dyslipidémie,
  - maladie auto-immune ou inflammatoire chronique ;
- pas de dépistage chez le sujet > 80 ans en prévention primaire ;

- le bilan lipidique sera réalisé après 12 heures de jeûne ;
- le bilan lipidique repose sur l'EAL comprenant :
  - aspect du sérum,
  - dosage du cholestérol total (CT), des TG, du HDL-C,
  - calcul du LDL-C selon la formule de Friedewald :

$$LDL - C(g / L) = CT(g / L) - HDL - C(g / L) - TG(g / L) / 5$$

$$LDL - C(mmol / L) = CT(mmol / L) - HDL - C(mmol / L) - TG(mmol / L) / 2,2$$

Attention : cette formule n'est valable que si les TG sont ≤ à 3,4 g/L (3,9 mmol/L). Cependant, il est actuellement possible de doser directement le LDL-C.

Devant un bilan normal et en l'absence d'un événement cardiovasculaire, d'une augmentation de poids, de modifications du mode de vie ou d'instauration de traitement susceptible de modifier le bilan lipidique ou les facteurs de risque :

→ il n'est pas justifié de répéter le bilan lipidique avant 5 ans.

B. Caractériser la dyslipidémie

Il est important de définir le type de dyslipidémie et de déterminer s'il s'agit d'une dyslipidémie primaire ou secondaire.

1. Interrogatoire

- Antécédents personnels de maladie cardiovasculaire : coronaropathie, accident vasculaire cérébral (AVC), artériopathie des membres inférieurs.
- Antécédents personnels de pancréatite aiguë.
- Antécédents familiaux de dyslipidémie (type, âge et circonstance de découverte, traitement).
- Antécédents familiaux de maladie cardiovasculaire (âge, autres FDRCV) ou pancréatite aiguë (âge, étiologie).
- Traitements en cours.
- Symptômes d'une cause de dyslipidémie secondaire.

2. Examen clinique

Recherche de signes inconstants :

- d'hypercholestérolémie :
  - arc cornéen ou gérontoxon (non significatif après 45 ans) (fig. 8.1),
  - xanthélasma (dépôts jaune orangé sur les paupières),
  - xanthomes tendineux (tendons extenseurs de la main, tendons d'Achille),
  - xanthomes plans cutanés (fesses, mains),
  - xanthomes tubéreux (surtout coudes) ;
- d'hypertriglycéridémie :
  - hépatomégalie stéatosique,
  - splénomégalie,
  - xanthomes cutanés éruptifs : éruption punctiforme blanc jaunâtre, non douloureuse, non prurigineuse épargnant la face (fesses, abdomen, membres),
  - lipémie rétinienne (lactescence des vaisseaux rétiniens).

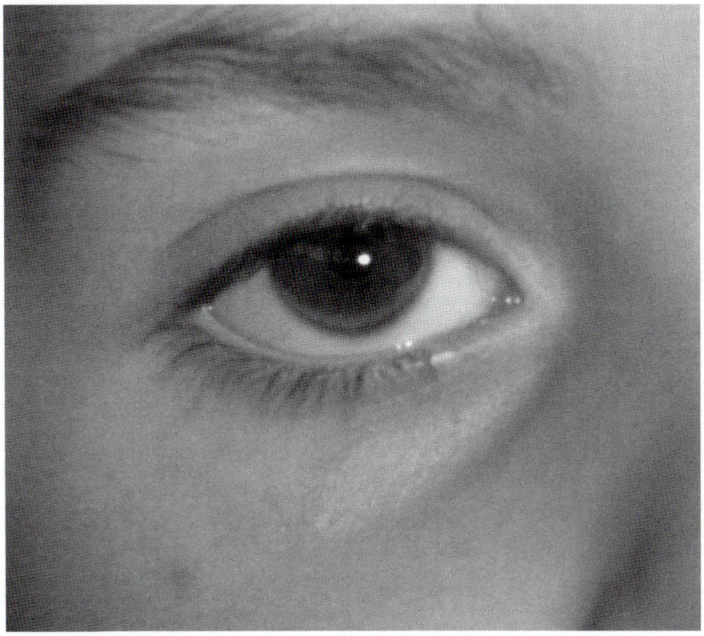

Fig. 8.1. **Arc cornéen ou gérontoxon.**

3. Bilan biologique

En dehors du bilan lipidique de base (EAL), il peut être utile de s'aider de certains paramètres pour mieux caractériser la dyslipidémie :

- profil lipidique, schématiquement :
  - hypercholestérolémie prédominante si rapport CT/TG > 2,5,
  - hypertriglycéridémie prédominante si rapport TG/ CT > 2,5,
  - hyperlipidémie mixte si rapport CT/TG ou TG/ CT < 2,5 ;
- lipoprotéines impliquées :
  - aspect du sérum (turbidimétrie) après décantation : clair ou limpide si hypercholestérolémie, opalescent ou lactescent si hypertriglycéridémie ou hyperlipidémie mixte,
  - test de crémage (si sérum opalescent ou lactescent) : aspect du sérum après 12 heures à 4 °C :
    - test positif : surnageant crémeux et sous-nageant clair (anomalies des chylomicrons),
    - test positif : surnageant crémeux et sous-nageant trouble (anomalies des chylomicrons et des VLDL [*very-low-density lipoproteins*]),
    - test négatif : absence de surnageant crémeux et sous-nageant trouble (anomalies des VLDL) ;
  - électrophorèse des lipoprotéines (ou lipidogramme) :
    - elle permet de déterminer la répartition des lipoprotéines dans le sang : VLDL, LDL, HDL,
    - les chylomicrons et IDL (*intermediate-density lipoproteins*) sont normalement absents à jeun,
    - cet examen n'est actuellement pas réalisé en routine ;
  - dosage des apoprotéines : apoprotéines A-I, B notamment, mais aussi, A-II, B-48, C-II, C-III et E n'est pas indiqué en première intention.

4. Dyslipidémies secondaires

Certaines pathologies, la grossesse et certains traitements (tableau 8.1), en fonction du terrain génétique et des facteurs environnementaux, peuvent :

- être à l'origine d'une véritable dyslipidémie secondaire;
- révéler ou aggraver une dyslipidémie primaire existante.

Le bilan biologique non systématique à demander, orienté par le tableau clinique et biologique, comprend de façon minimale :

  - thyréostimuline (*thyroid-stimulating hormone* [TSH]);
  - glycémie à jeun;
- créatininémie (estimation de la clairance);
- transaminases, γ-glutamyltranspeptidase (γ-GT), phosphatases alcalines;
- protéinurie.

Tableau 8.1. Principales dyslipidémies secondaires.

Hypercholestérolémie	Hyperlipidémie mixte	Hypertriglycéridémie
Hypothyroïdie Cholestase Syndrome néphrotique VIH Grossesse Anorexie mentale Déficit en hormone croissance	Diabète mal équilibré IRC Syndrome néphrotique VIH Grossesse Hypercorticisme	Diabète mal équilibré IRC Syndrome néphrotique VIH Grossesse Alcoolisme Obésité/syndrome métabolique Acromégalie Hypercorticisme
Diurétiques thiazidiques Antiprotéases Bexarotène Immunosuppresseurs : ciclosporine, sirolimus, évérolimus	Diurétiques thiazidiques Antiprotéases Bexarotène Corticoïdes Rétinoïdes Immunosuppresseurs : ciclosporine, sirolimus, évérolimus	Diurétiques thiazidiques Antiprotéases Bexarotène Corticoïdes Rétinoïdes Œstrogènes oraux B-bloquants Immunosuppresseurs : ciclosporine, sirolimus, évérolimus Interféron α B-bloquants Certains neuroleptiques Résines

IRC : insuffisance rénale chronique; VIH : virus de l'immunodéficience humaine.

5. Dyslipidémies primaires

Il existe quatre grands types de dyslipidémies retrouvées en pratique clinique (tableau 8.2). Il faut aussi savoir que le phénotype lipidique peut changer chez un même individu en fonction de facteurs variés : type d'anomalie génétique, changement d'alimentation, d'activité physique, âge du sujet, modifications hormonales (puberté, grossesse, insulinorésistance), apparition d'une cause de dyslipidémie secondaire associée. Il n'y a donc pas d'équivalence stricte génotype-phénotype dans le domaine des dyslipidémies.

Tableau 8.2. Caractéristiques des dyslipidémies.

Dyslipidémie	CT	TG	Lipoprotéine	Dépôts extravasculaires	Risque	Prévalence
Hypercholestérolémie						
Commune polygénique	+		LDL	Rares	CV	Très courante
Familiale monogénique						
Hétérozygote	+++		LDL	Inconstants	CV précoce	1/200 à1/250
Homozygote	+++		LDL	Fréquents	CV très précoce	1/160 000 à 1/320 000
Hypertriglycéridémie						
Forme glucido-alcoolo-pléthoro-dépendante	+	+++	VLDL	Rares	Pancréatite CV	1/300 à 1/1000
Forme familiale	+	+++	VLDL	Rares	Pancréatite CV	Fréquent
Hyperchylomicronémie	+	+++	Chylomicrons ± VLDL	Inconstants	Pancréatite CV	1/600 à 1/1000000
Hyperlipidémie mixte						
Hyperlipidémie combinée familiale	++	++	LDL et/ou VLDL	Rares	CV	1/100 à 1/200
Dysbêtalipoprotéinémie	+++	+++	IDL	Inconstants	CV	1/5 000
Hypoalphalipoprotéinémie						
Baisse du HDL-C			HDL		CV inconstant	Très rare

CT : cholestérol total ; CV : cardiovasculaire ; HDL : *high-density lipoproteins* ; HDL-C : HDL-cholestérol ; IDL : *intermediate-density lipoproteins* ; LDL : *low-density lipoproteins* ; TG : triglycérides ; VLDL : *very-low-density lipoproteins.*

Ⓑ a. Hypercholestérolémies

Il existe deux grandes formes :

- hypercholestérolémie commune polygénique :
  - étiologie : interaction entre des facteurs génétiques agissant sur le métabolisme du cholestérol et des facteurs environnementaux, notamment l'alimentation,
  - prévalence : très courante,
  - absence de caractère familial marqué,
  - dépôts extravasculaires rares,
  - aspect sérum clair,
  - hypercholestérolémie modérée,
  - élévation des LDL,
  - risque : cardiovasculaire plus tardif que dans les formes familiales monogéniques ;
- hypercholestérolémie familiale monogénique :
  - étiologie : mutation du gène du récepteur des LDL (la plus fréquente), mutation du gène de l'apoprotéine B. D'autres mutations plus rares (gain de fonction de PCSK9 : [*proprotein convertase subtilisin/kexin type* 9]) ont été mises en évidence,
  - forme hétérozygote :
    - prévalence : 1/200 à 1/250 (sous-diagnostiquée),
    - transmission autosomique dominante
    - dépôts extravasculaires inconstants mais très évocateurs,

  - aspect sérum clair,
  - hypercholestérolémie marquée : CT entre 3 et 6 g/L,
  - élévation des LDL (un LDL-C $\geq$ 1,9 g/L chez l'adulte et $\geq$ 1,6 g/L chez l'enfant doit faire suspecter le diagnostic),
  - risque : cardiovasculaire précoce (< 50 ans chez les hommes et < 60 ans chez les femmes) en l'absence de prise en charge,
- forme homozygote :
  - prévalence : 1/160 000 à 1/320 000,
  - dépôts extravasculaires fréquents,
  - aspect sérum clair,
  - hypercholestérolémie majeure : CT > 6 g/L,
  - élévation des LDL,
  - risque : cardiovasculaire précoce (décès fréquent avant 20 ans) en l'absence de prise en charge.

b. Hypertriglycéridémies

Il existe plusieurs formes :

- forme familiale :
  - étiologie : augmentation de la production et défaut de clairance des VLDL. Interaction entre des facteurs génétiques et des facteurs environnementaux (alimentation, activité physique, alcool). Favorisée par un terrain d'insulinorésistance : obésité, syndrome métabolique, diabète de type 2,
  - prévalence : fréquent,
  - transmission autosomique dominante ou récessive ou polygénique sur terrain favorisant,
  - dépôts extravasculaires rares,
  - aspect sérum : opalescent ou lactescent,
  - hypertriglycéridémie prédominante, LDL-C normal ou modérément augmenté, baisse du HDL-C,
  - élévation des VLDL,
  - risque : aigu (pancréatite si élévation des TG au-delà de 10 g/L), chronique (cardiovasculaire, surtout si terrain d'insulinorésistance);
- forme glucido-alcoolo-pléthoro-dépendante, qui peut être considérée comme une forme secondaire :
  - étiologie : elle survient chez un sujet porteur d'un syndrome d'insulinorésistance (sujet présentant un diabète de type 2 et/ou une obésité et/ou un syndrome métabolique). Cette dyslipidémie est en grande partie due à l'accumulation sanguine des LRT (lipoparticules riches en TG) hépatiques (VLDL) et intestinales (chylomicrons) par hyperproduction et défaut de clairance. Cette accumulation est responsable d'une dyslipidémie athérogène dont les principales caractéristiques sont : l'augmentation des TG, la baisse du HDL-C, l'augmentation du nombre de LDL petites et denses et une hyperlipidémie postprandiale (augmentation importante des TG après les repas),
  - prévalence : 1/300 à 1/1 000, de plus en plus fréquent,
  - terrain familial d'insulinorésistance : diabète, obésité, syndrome métabolique,
  - dépôts extravasculaires rares,
  - aspect sérum : opalescent ou lactescent,
  - hypertriglycéridémie prédominante, LDL-C normal ou modérément augmenté, baisse du HDL-C,
  - élévation des VLDL $\pm$ chylomicrons,
  - risque : aigu (pancréatite si élévation des TG au-delà de 10 g/L), chronique (cardiovasculaire);

6. Fibrates

Les fibrates sont des agonistes des récepteurs nucléaires PPAR-α (*peroxisome proliferator-activated receptor α*), qui régulent l'expression de nombreux gènes impliqués dans le métabolisme des lipoprotéines riches en triglycérides. Les fibrates ont un effet principalement hypotriglycéridémiant (moins 30 à 50 %) en augmentant la clairance des lipoprotéines riches en triglycérides (par stimulation de la LPL et diminution de l'ApoC-III notamment) et en diminuant la synthèse hépatique des VLDL, ce qui s'accompagne également d'une diminution plus modeste du LDL-C (10 à 25 %). Ils augmentent le HDL-C (10 à 15 %) en diminuant l'activité de la CETP (*cholesteryl ester transfer protein*).

Les fibrates sont le traitement de 1re intention des hypertriglycéridémies isolées sévères. Ils peuvent être associés aux statines (sauf le gemfibrozil ou pour une dose de 40 mg de rosuvastatine) dans les dyslipidémies mixtes chez les patients à risque cardiovasculaire élevé ou très élevé sous surveillance de la tolérance hépatique et musculaire.

7. Acides gras ω-3 : acide eicosapentaénoïque (EPA) et acide docosahexaénoïque (DHA)

Ces acides gras à longue chaîne de carbone dérivent des huiles de poissons. À fortes doses (2 à 3 g /j), ils réduisent les triglycérides en diminuant la synthèse hépatique des VLDL.

Ils sont utilisés en 2de intention pour le traitement des hypertriglycéridémies (baisse des TG de 30 %, mais très variable selon les patients) et peuvent être associés aux statines en cas de dyslipidémie mixte ou aux fibrates en cas d'hypertriglycéridémie sévère. Ils ne sont plus remboursés.

Les principales caractéristiques des hypolipémiants ainsi que les noms des molécules commercialisés (DCI, noms commerciaux) sont résumés dans le tableau 8.4.

Les principales contre-indications des hypolipémiants sont les suivantes :

- pour tous les hypolipémiants : grossesse et allaitement ;
- pour les fibrates : insuffisance hépatocellulaire et insuffisance rénale sévère ;

Tableau 8.4. Principales caractéristiques des hypolipémiants.

Classe	Mécanisme d'action	DCI	Effets biologiques
Statines	Inhibiteur HMG-CoA Réductase	Pravastatine 10, 20, 40 mg Simvastatine 10, 20, 40 mg Fluvastatine 20, 40, 80 mg Atorvastatine 10, 20, 40, 80 mg Rosuvastatine 5, 10, 20 mg	↓ 20–55 % LDL-C ↓ 5–15 % TG ↑ 5 % HDL-C
Ézétimibe	Inhibiteur absorption intestinale	Ézétimibe Existe en association avec une statine : – ézétimibe 10 mg + simvastatine 20 ou 40 mg – ézétimibe 10 mg + atorvastatine 10, 20, 40 ou 80 mg	↓ 20 % LDL-C
Fibrates	Activateurs PPAR-α	Fénofibrate Bézafibrate Ciprofibrate Gemfibrozil	↓ 30–50 % TG ↓ 10–25 % LDL-C ↑ 10–15 % HDL-C
Inhibiteurs de PCSK9	↑ recyclage du récepteur aux LDL	Alirocumab Évolocumab	↓ 50–70 % LDL-C
Résines	↓ réabsorption intestinale des AB	Colestyramine	↓ 10–30 % LDL-C ↑ 25 % TG
Acides gras ω-3	↓ production des VLDL	Acides gras ω-3	↓ 10 à 30 % TG

AB : acides biliaires ; DCI : dénomination commune internationale ; HDL-C : *high-density lipoproteins cholesterol* ; HMG-CoA : 3-hydroxy-3-methylglutaryl-CoA ; LDL-C : *low-density lipoproteins cholesterol* ; PPAR-α : *peroxisome proliferator-activated receptor α* ; PCSK9 : *proprotein convertase subtilisin/kexin type 9* ; TG : triglycérides ; VLDL : *very-low-density lipoproteins.*

- pour les statines et l'ézétimibe : affection hépatique évolutive ou élévation persistante et inexpliquée des transaminases sériques supérieure à trois fois la normale;
- pour la colestyramine : insuffisance hépatocellulaire et cholestase, constipation chronique (contre-indication relative).

C. Surveillance des traitements hypolipémiants

1. Clinique

- Observance des modifications du mode de vie et du traitement médicamenteux.
- Recherche d'effets secondaires (myalgies ++).

2. Biologique

- EAL après 12 heures de jeûne :
  - après l'instauration d'un traitement dans un délai de 12 à 24 semaines pour les niveaux de risque cardiovasculaire (RCV) faible et modéré et de 8 à 12 semaines pour les niveaux de RCV élevé et très élevé;
  - 8 à 12 semaines après chaque adaptation du traitement, jusqu'à obtention des valeurs cibles;
  - puis une fois par an une fois la valeur cible atteinte.
- Transaminases (alanine aminotransférase [ALAT]), systématiquement :
  - avant le traitement;
  - 8 semaines après le début du traitement médicamenteux ou après toute augmentation de la posologie;
  - puis tous les ans si les enzymes hépatiques sont <3 fois de la limite supérieure de la normale (LSN).
- créatine phosphokinase (CPK) :
  - **avant le début du traitement**, pas de dosage systématique sauf dans les situations à risque suivantes :
    - douleurs musculaires préexistantes avec ou sans traitement avec un fibrate ou une statine,
    - insuffisance rénale modérée à sévère,
    - hypothyroïdie,
    - antécédents personnels ou familiaux de maladie musculaire génétique,
    - abus d'alcool,
    - âge supérieur à 70 ans, d'autant plus qu'il existe d'autres facteurs de risque musculaire;
  - **sous traitement**, une surveillance régulière des CPK n'est pas nécessaire, sauf :
    - en cas de myalgies,
    - chez les patients âgés,
    - en cas d'association statine/fibrate,
    - traitement concomitant interférant ou polymédication,
    - insuffisance hépatique ou rénale.

D. Principaux effets indésirables des hypolipémiants

1. Généralités

Les hypolipémiants exposent à des effets indésirables dose-dépendants essentiellement hépatiques et musculaires. Il est recommandé d'informer les patients des effets indésirables des hypolipémiants dès l'instauration d'un traitement et de leur indiquer la conduite à tenir en cas de survenue de signes correspondants.

2. Effets indésirables hépatiques

La fréquence des perturbations du bilan hépatique (cytolyse) est d'environ 1 à 2 % sous statine, ézétimibe et fibrates, le plus souvent dans les premiers mois de traitement.

Si les enzymes hépatiques sont élevées mais < 3 × LSN, il est recommandé de :

- poursuivre le traitement;
- contrôler les enzymes hépatiques après 4 à 6 semaines.

Si les enzymes hépatiques sont ≥ 3 × LSN, il est recommandé :

- d'arrêter la statine ou réduire sa posologie;
- de contrôler les enzymes hépatiques après 4 à 6 semaines;
- de réintroduire prudemment le traitement lorsque les ALAT sont revenues à une valeur normale.

3. Effets indésirables musculaires

Le risque de rhabdomyolyse existe en monothérapie aussi bien avec les statines, qu'avec l'ézétimibe et les fibrates mais est exceptionnel. Le risque est majoré en cas d'association de ces molécules entre elles. En revanche, les intolérances musculaires (myalgies) avec ou sans augmentation des CPK sont fréquentes (5 à 10 % des patients).

En cas d'élévation des CPK > 5 × LSN, il est recommandé :

- d'envisager la possibilité d'une augmentation temporaire des CPK pour d'autres raisons, telles que l'effort musculaire dans les 48 heures précédentes;
- d'arrêter le traitement, contrôler la fonction rénale et surveiller les CPK toutes les deux semaines;
- d'envisager des causes secondaires de myopathie si le taux de CPK reste élevé.

En cas d'élévation des CPK ≤ 5 × LSN, il est recommandé de continuer le traitement et de doser les CPK régulièrement (en l'absence de myalgies sévères imposant l'arrêt du traitement).

En cas d'effets indésirables avec une statine, en particulier musculaires, il est recommandé de discuter avec le patient des différentes stratégies possibles :

- arrêter la statine et la réintroduire à la résolution des symptômes pour vérifier que ceux-ci sont liés à la statine;
- réduire la dose ou remplacer par une autre statine de même intensité;
- en l'absence d'amélioration de la tolérance, prescrire une statine d'intensité inférieure;
- de solliciter un avis spécialisé sur les options de traitement d'un patient à RCV élevé ou très élevé intolérant aux statines.

4. Diabète

Une faible augmentation de l'incidence du diabète de type 2 est rapportée sous statine, en particulier chez les sujets présentant un syndrome métabolique ou une hyperglycémie modérée à jeun, ne compromettant pas le bénéfice des statines en matière de prévention cardiovasculaire.

Il est recommandé aux sujets développant un diabète de suivre les mesures hygiénodiététiques et de continuer le traitement par statine pour réduire le RCV.

5. Effet secondaire digestif

Les troubles digestifs sont les principaux effets secondaires des résines échangeuses d'ions et des ω-3 (constipation avec les résines surtout, nausées, ballonnements, douleurs abdominales, etc.).

E. Principales interactions médicamenteuses des hypolipémiants

1. Antivitamines K

Les statines, l'ézétimibe et surtout les fibrates augmentent l'effet anticoagulant des antivitamines K (AVK). La colestyramine diminue l'effet des anticoagulants oraux par diminution de leur absorption intestinale. Une surveillance accrue de l'INR (*international normalized ratio*) est donc conseillée à l'instauration du traitement pour adapter les posologies des AVK si nécessaire.

2. Interactions avec la colestyramine

Outre les AVK, la colestyramine diminue l'absorption intestinale de nombreux médicaments comme les digitaliques ou les hormones thyroïdiennes. Il est donc conseillé de prendre les autres traitements à distance de la colestyramine (1 à 2 heures avant ou 4 heures après).

3. Association statine + fibrate

Cette association majore le risque de rhabdomyolyse et d'atteinte hépatique. L'association statine-gemfibrozil est contre-indiquée.

L'association statine-autre fibrate que gemfibrozil est possible (sauf avec la rosuvastatine 40 mg) sous surveillance clinique et biologique étroite.

4. Pamplemousse

La consommation de pamplemousse ou de son jus (inhibiteurs du CYP3A4) est déconseillée avec un traitement par simvastatine, augmentant la biodisponibilité du médicament et les risques d'effets secondaires.

F. Causes d'échec des traitements hypolipémiants

- Mauvaise observance des modifications du mode de vie et/ou du traitement médicamenteux au long cours.
- Effets secondaires invalidants (myalgies ++) limitant la prescription des hypolipémiants.
- Variabilité interindividuelle (en partie liée à des facteurs génétiques).
- Efficacité insuffisante des hypolipémiants pour la prise en charge de certaines dyslipidémies sévères : hypercholestérolémie familiale hétérozygote, hyperchylomicronémies, etc. Dans l'hypercholestérolémie familiale homo- ou hétérozygote sévère, on peut proposer des séances de LDL aphérèses qui consistent à épurer le sang du LDL-C ou les nouveaux traitements par anticorps monoclonaux anti-PCSK9.Ⓑ

IV. Grandes lignes des recommandations des sociétés savantes pour la prise en charge des dyslipidémies

A. Grandes règles de prescription

- Les grandes règles de prise en charge des dyslipidémies :
  1. Rechercher et traiter une cause secondaire (*cf.* plus haut).
  2. Si le LDL-C $\geq$ 1,9 g/L, rechercher une hypercholestérolémie familiale monogénique.
  3. Toujours mettre en place des modifications adaptées du mode de vie (nutrition et activité physique).

4. Introduire un traitement médicamenteux si nécessaire.
5. Prendre en charge les autres facteurs de risque cardiovasculaires (tabac, HTA, diabète, etc.).
6. Surveiller l'efficacité, l'observance et la tolérance du traitement.

- Les grandes règles des modifications du mode de vie :
  1. Donner des conseils nutritionnels et d'activité physique adaptés au patient.
  2. Préconiser des modifications du mode de vie chez tous les patients (sauf si LDL-C < 1 g/L et le risque SCORE < 1 %).
  3. C'est la prise en charge de première intention en prévention primaire.
  4. Si l'objectif n'est pas atteint après trois mois de modifications du mode de vie bien conduites : introduire un médicament.
  5. Poursuivre la prise en charge nutritionnelle même si l'objectif thérapeutique est atteint.
  6. En prévention secondaire : modifications du mode de vie + médicament d'emblée.

Ⓑ B. Évaluation du risque cardiovasculaire pour fixer les objectifs de LDL-C

Les objectifs thérapeutiques ciblent le LDL-C en priorité car le niveau de preuve de la réduction de la morbimortalité cardiovasculaire par la baisse du LDL-C est fort. Une baisse de 0,40 g/L du LDL-C permet une diminution de 20 % des événements cardiovasculaires.

L'objectif de LDL-C dépend du niveau de risque cardiovasculaire du patient. Les patients de plus de 40 ans sont classés en 4 niveaux de risque cardiovasculaire : faible, modéré, élevé ou très élevé (tableau 8.5).

Tableau 8.5. Les quatre niveaux de risque cardiovasculaire et les cibles de LDL-C et les seuils d'intervention thérapeutique en fonction du risque cardiovasculaire.

Risque cardiovasculaire		Cibles de LDL-C et seuil d'intervention thérapeutique
Faible	SCORE < 1 %	< 1,9 g/L (4,9 mmol/L)
Modéré	1 % ≤ SCORE < 5 %	< 1,3 g/L (3,4 mmol/L)
	Diabète de type 1 ou 2 sans FDRCV ni atteinte d'organe cible	
Élevé	5 % ≤ SCORE < 10 %	< 1 g/L (2,6 mmol/L)
	Diabète de type 1 ou 2 : < 40 ans avec au moins 1 FDRCV ou atteinte d'organe cible ≥ 40 ans sans FDRCV ni atteinte d'organe cible	
	IRC modérée	
	Hypercholestérolémie familiale	
	TA sévère ≥ 180/110 mmHg	
Très élevé	SCORE ≥ 10 %	< 0,7 g/L (1,8 mmol/L)
	Diabète de type 1 ou 2 ≥ 40 ans avec au moins FDRCV ou atteinte d'organe cible	
	IRC sévère	
	Prévention secondaire (maladie CV documentée)	

CV : cardiovasculaire ; FDRCV : facteur de risque cardiovasculaire ; IRC : insuffisance rénale chronique ; LDL-C : *low-density lipoproteins cholesterol.*

FDRCV à prendre en compte pour le diabète : âge ≥ 50 ans chez un homme et ≥ 60 ans chez une femme ; antécédent de maladie CV précoce ≤ 55 ans chez apparentés 1er degré de sexe masculin et ≤ 65 ans chez apparentés 1er degré de sexe féminin ; HTA ; tabagisme actif ou sevré < 3 ans ; HDL-C abaissé : < 0,4 g/L chez un homme ou < 0,5 g/L chez une femme.

En général, et sauf exceptions, les personnes de moins de 40 ans sont considérées à faible risque cardiovasculaire. Les objectifs thérapeutiques de LDL-C sont les mêmes que les seuils d'intervention : l'objectif est d'obtenir un taux de LDL-C sous le seuil d'intervention (exemple : si la cible de LDL-C est d'être inférieur à 1 g/L, on introduira une statine si le LDL-C est au-dessus de 1 g/L avec un objectif thérapeutique d'être inférieur à 1 g/L).

Le principe de l'évaluation cardiovasculaire est d'identifier les pathologies qui classent d'emblée les patients à risque cardiovasculaire élevé ou très élevé, chez qui l'objectif de LDL-C est < à 1 g/L, voire < 0,7 g/L (tableau 8.5) :

1. Prévention secondaire (maladie cardiovasculaire avérée : angor stable, instable, IDM, IDM silencieux documenté, revascularisation coronarienne, AVC ischémique, artériopathie périphérique).
2. Diabète de type 1 et de type 2 sous conditions.
3. Insuffisance rénale modérée ou sévère (clairance créatinine < 60 mL/min).
4. Hypercholestérolémie familiale.
5. Hypertension artérielle sévère.

Chez tous les autres patients, il faut utiliser des équations de calcul de risque : les tables SCORE (*systematic coronary risk estimation*).

Tables SCORE européennes

Ces équations de risque SCORE permettent de calculer un risque absolu de décès cardiovasculaire à 10 ans chez les patients de 40 à 65 ans. Elles sont disponibles sur Internet (www.heartscore.org). Les facteurs de risque pris en compte dans ces équations sont : l'âge, le sexe, le tabac, la pression artérielle systolique, le cholestérol total et le HDL-C (il existe quatre tables différentes selon le taux de HDL-C). Le risque doit être majoré dans certaines circonstances : antécédents coronariens précoces familiaux, précarité, bas niveau socioéconomique, stress, obésité (IMC > 30 kg/m^2).

Les objectifs de LDL-C varient en fonction du risque absolu de décès cardiovasculaire à 10 ans évalué par les équations SCORE.

C. Recommandations médicamenteuses en fonction des dyslipidémies

Les grandes règles du traitement médicamenteux hypolipémiant :

1. À introduire après trois mois de modifications du mode de vie bien conduites en prévention primaire, d'emblée en prévention secondaire ou si RCV élevé ou très élevé.
2. Dépend du niveau de risque cardiovasculaire du patient +++.
3. Presque toujours une statine, sauf cas particuliers :
   - intolérance majeure ou contre-indication aux statines ;
   - hypertriglycéridémie isolée ≥ 5 g/L malgré des modifications du mode de vie bien conduites. Dans ce dernier cas, la prescription d'un fibrates est indiquée pour prévenir le risque de pancréatites.
4. La statine doit être choisie en fonction de sa puissance et la baisse de LDL-C souhaitée (tableau 8.3) (à dose maximale, l'atorvastatine et la rosuvastatine sont plus puissantes que la simvastatine, la fluvastatine et la pravastatine).
5. Débuter à faible dose (prévention primaire), augmenter selon l'efficacité et la tolérance.
6. Forte dose (d'emblée en prévention secondaire) et associations : sont possibles mais au cas par cas (avis spécialisé).

Les recommandations médicamenteuses des dyslipidémies sont résumées sur l'arbre décisionnel (fig. 8.2).Ⓑ

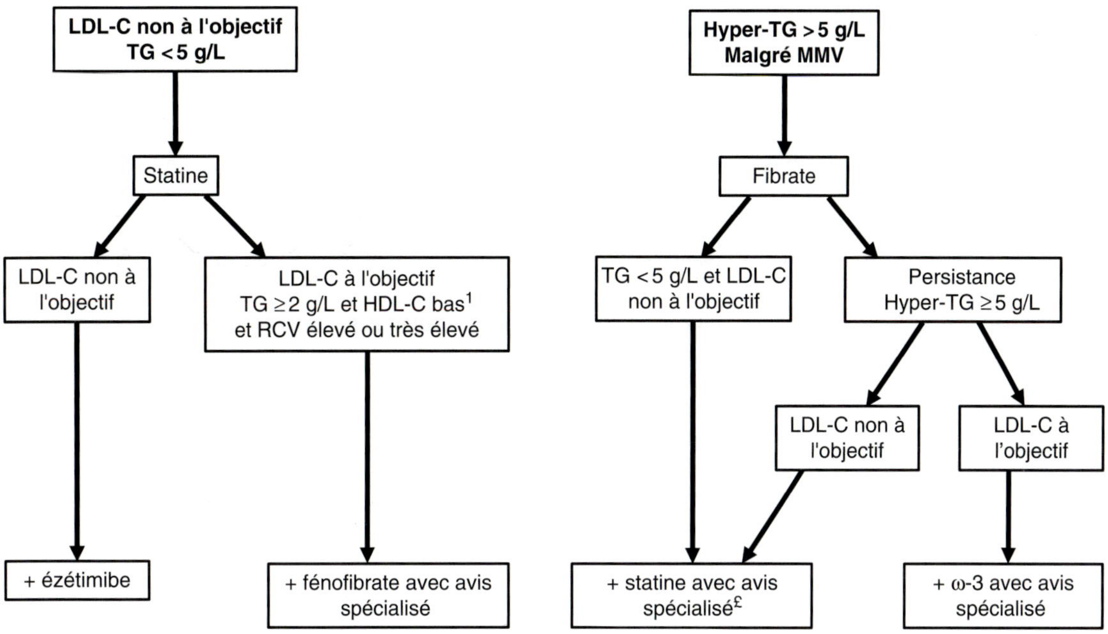

Fig. 8.2. Arbre décisionnel du traitement médicamenteux des dyslipidémies.

1. HDL-C bas : < 0,4 g/L chez un homme; < 0,5 g/L chez une femme. 2. Seul le fénofibrate a été employé en association avec une statine lors d'essais cliniques à grande échelle.

LDL-C : *low-density lipoproteins cholesterol*; MMV : modifications du mode de vie; RCV : risque cardiovasculaire; TG : triglycérides.

Ⓒ Cas particulier du traitement médicamenteux dans l'hypercholestérolémie familiale

En cas de résistance au traitement, chez les enfants (prescription d'une statine possible à partir de l'âge de 8 ans) ou dans les formes sévères, il est recommandé de consulter un spécialiste.

La LDL aphérèse est un traitement d'exception qui permet une épuration mécanique des LDL par une méthode d'épuration extracorporelle. Elle est réservée aux hypercholestérolémies familiales homozygotes ou hétérozygotes sévères.

Les anticorps anti-PCSK9 sont indiqués (et remboursés) en France uniquement chez les patients atteints d'hypercholestérolémie familiale présentant une des trois conditions suivantes :

1. Patients adultes hétérozygotes avec LDL-C > 2 g/L en prévention secondaire (alirocumab, Praluent®).
2. Patients adultes hétérozygotes avec LDL-C > 3 g/L en prévention secondaire (alirocumab, Praluent®).
3. Patients > 12 ans homozygotes (évolocumab, Répatha®).

Leur première prescription doit être faite par un spécialiste (médicament d'exception).

D. Organisation de la prévention des soins

Le dépistage en cascade de l'hypercholestérolémie familiale est recommandé chez tous les membres apparentés au 1er degré d'un patient diagnostiqué avec une hypercholestérolémie familiale monogénique.©

Points clés

- Devant toute dyslipidémie, il faut rechercher une cause secondaire (diabète, médicaments, hypothyroïdie etc.).
- Les mesures hygiénodiététiques sont le pilier du traitement de toutes les dyslipidémies.
- Il faut évaluer le risque cardiovasculaire pour décider du traitement et fixer la cible de LDL-cholestérol.
- Le traitement médicamenteux est presque toujours une statine.
- Ne pas oublier la surveillance de l'efficacité, l'observance, et la tolérance : **traitement à vie !**

IV
Dénutrition et troubles du comportement

CHAPITRE

9

Item 249 – Amaigrissement à tous les âges

Rang	Rubrique	Intitulé connaissance
A	Éléments physiopathologiques	Connaître les quatres principaux mécanismes responsables d'un amaigrissement
A	Diagnostic positif	Savoir porter le diagnostic positif et différentiel d'un amaigrissement
A	Étiologie	Savoir reconnaître une diminution des ingesta
B	Étiologie	Connaître les signes cliniques évocateurs d'une malabsorption et/ou maldigestion
B	Examens complémentaires	Savoir prescrire les examens de dépistage d'une malabsorption et/ou maldigestion
B	Étiologie	Connaître les signes cliniques évocateurs d'un hypermébolisme
B	Examens complémentaires	Savoir prescrire les examens de dépistage d'un hypermétabolisme
B	Étiologie	Connaître les signes cliniques évocateurs d'une perte calorique et/ou protéique
B	Examens complémentaires	Savoir prescrire les examens de dépistage d'une perte calorique et/ou protéique
B	Examens complémentaires	Savoir évaluer la composition corporelle

Objectifs pédagogiques **(Bulletin officiel, *2013*)**

- Argumenter les principales hypothèses diagnostiques.
- Justifier les examens complémentaires pertinents.

L'amaigrissement est un point d'appel fréquent. Son absence de spécificité nécessite une anamnèse et une démarche diagnostique rigoureuses. Il est le témoin d'un déséquilibre avec des apports alimentaires inférieurs aux dépenses énergétiques, l'amaigrissement pouvant notamment être la conséquence d'une affection évolutive ou de troubles du comportement alimentaire. Outre l'interrogatoire, il est impératif d'avoir une pesée fiable du patient.

I. Définitions

On parle d'amaigrissement lorsqu'il y a **perte de poids**, en excluant les compartiments hydriques extracellulaires : une perte d'œdèmes ne constitue donc pas un amaigrissement. L'amaigrissement est une **notion dynamique**, la perte de poids est évolutive. Habituellement, l'amaigrissement (en perte du poids usuel) est récent ou semi-récent : par exemple, 2 % en 1 semaine, 5 % en 1 mois ou 10 % en 6 mois. On retiendra qu'une perte de poids, involontaire ou provoquée, de 5 kg est toujours significative.

Le principal diagnostic différentiel est la **maigreur constitutionnelle**. Le poids est, et a toujours été, bas, mais l'indice de masse corporelle (IMC) est supérieur à 16. Il n'y a pas d'évolutivité et donc le poids reste stable. La masse grasse est abaissée (< 10 % chez l'homme et < 15 % chez la femme) et un caractère familial est fréquent.

Une prise en charge nutritionnelle spécifique peut être indispensable mais cette dernière devra toujours accompagner le traitement de la cause, ce qui peut, dans les cas les moins sévères, être suffisant si le diagnostic étiologique est assez précoce. Les signes suivants témoignent de la gravité de la situation et nécessitent la mise en place urgente d'une assistance nutritionnelle (prudente de façon à éviter le syndrome de renutrition) :

- IMC < 15 ;
- perte de poids > 20 % en trois mois ;
- hypotension artérielle ;
- bradycardie < 50/min ;
- hypothermie ;
- ralentissement psychomoteur ;
- hypoglycémie symptomatique ;
- troubles ioniques (Na^+, K^+) ; hypophosphorémie ;
- hypoalbuminémie profonde (< 20 g/L).

II. Situations cliniques

A. Amaigrissement symptôme

La perte de poids conduit le malade à consulter ou est constatée par le médecin en pesant le malade. La **pesée** doit donc faire partie systématiquement de tout examen clinique et est indispensable pour objectiver l'amaigrissement et son caractère évolutif. Elle est particulièrement recommandée aux âges extrêmes de la vie (enfants, personnes âgées) et au cours des maladies chroniques et du cancer. Elle doit se faire sur une balance électronique précise, en sous-vêtements, la vessie vide. Le poids doit être notifié dans le dossier médical du patient. Il est également nécessaire, si possible, de mesurer le patient à l'aide d'une toise. L'enquête étiologique, qui fait suite à une anamnèse soigneuse, doit s'efforcer à trouver la cause, en particulier une cause organique. En effet, même un contexte psychologique semblant au premier examen pouvoir expliquer l'amaigrissement ne doit pas dispenser de la recherche d'une étiologie organique sous-jacente. Une **évaluation de l'état nutritionnel** doit être également effectuée.

B. Amaigrissement accompagnant une maladie connue et diagnostiquée

Il s'agit alors d'évaluer l'état nutritionnel, la dénutrition ou le risque de dénutrition associés à la perte de poids, afin de la prendre en charge rapidement pour éviter les effets délétères de celle-ci sur l'évolution de la pathologie sous-jacente. De très nombreuses maladies peuvent être en cause, le plus souvent associées à une inflammation, en particulier digestives, infectieuses, inflammatoires, cancéreuses ou lors d'une insuffisance d'organe. Le patient amaigri a toujours perdu de la masse maigre et notamment de la masse musculaire. La dénutrition lors d'une maladie chronique avec composante inflammatoire est appelée cachexie.

III. Anamnèse : examen clinique et paraclinique

A. Affirmer l'amaigrissement

La **perte de poids** doit être chiffrée le plus précisément possible. Elle est calculée en comparant le poids mesuré aux autres données pondérales présentes dans le dossier du malade ou, si le malade consulte pour la première fois, au poids habituel ou avant la maladie. La détermination de la cinétique de perte de poids (pourcentage de perte de poids en 1 mois ou en 6 mois) est nécessaire. Le changement de taille des vêtements, le tour de ceinture et/ou des photographies antérieures peuvent aider le praticien en l'absence de poids antérieur disponible. Le calcul de l'**indice de masse corporelle** et la comparaison aux valeurs normales affirment notamment la dénutrition si l'IMC est inférieur à 18,5 (ou 21 si le sujet a de plus de 70 ans).

$$\text{IMC} = \frac{\text{poids}(\text{kg})}{\text{taille}(\text{m})^2}$$

B. Anamnèse

L'interrogatoire doit préciser, outre le contexte socioéconomique :

- les **antécédents** médicaux et chirurgicaux : tuberculose, affection cardiaque et/ou respiratoire, cancer, antécédents familiaux de problèmes pondéraux, antécédents de chirurgie, notamment gastrectomie, chirurgie bariatrique ;
- l'**histoire pondérale** (évolution) : mode d'installation de l'amaigrissement (sur quelques semaines ou quelques mois), recherche de signes d'accompagnement (fièvre intermittente, troubles digestifs (transit intestinal, dysphagie, nausées et vomissements, etc.), asthénie ou hyperactivité, anomalies du cycle menstruel, etc. ;
- l'**état de l'appétit** (une diminution des apports alimentaires ou **ingesta** est parfois difficile à discerner et devra être dissociée de troubles éventuels du goût ou de l'odorat). Les ingesta doivent être quantifiés ; idéalement, ils seront calculés par un diététicien grâce à un recueil prospectif des ingesta sur trois jours, voire grâce à une analyse rétrospective des ingesta de la veille. La quantification des ingesta par une **échelle visuelle ou verbale analogique** (EVA) évaluant les ingesta de la veille (de zéro : « je n'ai rien mangé du tout » à 10 : j'ai mangé normalement) est également possible et bien corrélée aux ingesta réels (fig. 9.1). Il est également nécessaire de rechercher des troubles de la conduite alimentaire, notamment les régimes et toutes attitudes de restriction des aliments quelles qu'en soient les causes, et de rechercher d'éventuels **troubles de la déglutition** ;
- recherche d'**addictions** : alcool, tabac, drogues, médicaments (y compris par automédication) ; par exemple, extraits thyroïdiens, amphétamines. Des conduites purgatives (lavements, prise de laxatifs ou de diurétiques), notamment dans l'hypothèse d'un trouble du comportement alimentaire, peuvent également orienter.
- la polymédicamentation peut être en partie en cause, notamment chez le sujet âgé ;
- les modifications du contexte familial et/ou socioprofessionnel, un **syndrome dépressif**, etc.

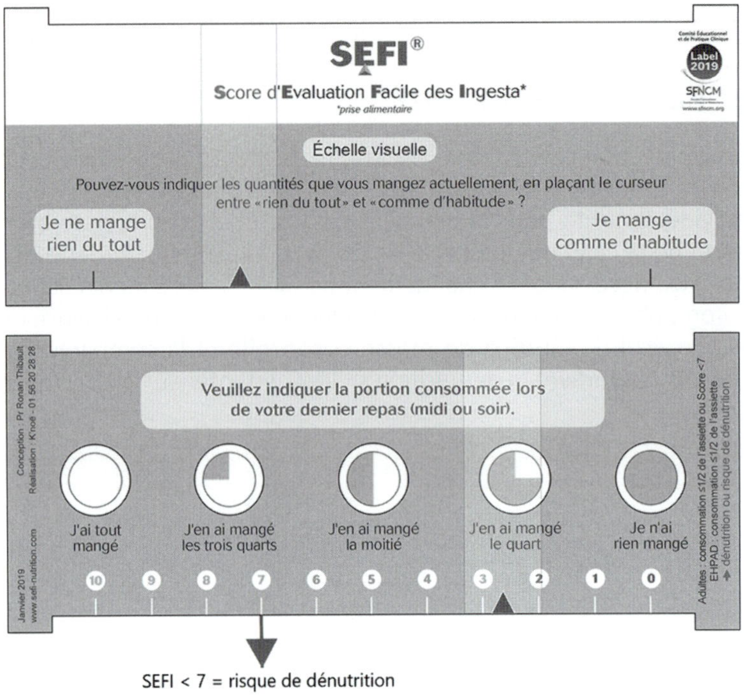

Fig. 9.1. Outil d'évaluation de la prise alimentaire.
Source : © Société francophone de nutrition clinique et métabolisme (SFNCM), www.sefi-nutrition.com.

C. Examen clinique

On examinera notamment :

- le caractère harmonieux ou non de la perte de poids ;
- les **anomalies cutanées** (mélanodermie, dépigmentation, ictère conjonctival, pâleur) ;
- les aires ganglionnaires, recherche de splénomégalie et d'hépatomégalie ;
- l'abdomen à la recherche de tumeur (y compris par les touchers pelviens) ;
- la présence d'**œdèmes des membres inférieurs**. Ils peuvent signifier une hypoalbuminémie et une dénutrition protéique sévère ;
- le cœur (bradycardie ou tachycardie) et les poumons ;
- la température (fièvre au long cours, hypothermie) ;
- la **cavité buccale** (mauvais état dentaire, candidose oropharyngée, etc.) ;
- l'**état psychologique** ou psychiatrique (anorexie, dépression, etc.).

Une évaluation des masses et fonctions musculaires peut être facilement réalisée en consultation par :

- des mesures anthropométriques : épaisseur cutanée tricipitale (ECT, mesurée sur le bras non dominant demi-fléchi à mi-distance acromion-olécrâne avec un compas de Harpenden ; N 10 à 15 mm chez l'homme, 20 à 30 mm chez la femme) et circonférence musculaire brachiale (CMB, mesure dans les mêmes conditions par mètre ruban de la circonférence brachiale [CB], puis calcul par CMB = CB [cm] – ($\pi \times$ ECT [cm]) ; N > 19 cm chez la femme, > 24 cm chez l'homme avant 65 ans et > 22 cm après 65 ans). L'ECT évalue la masse grasse et la CMB la masse musculaire ;
- une évaluation de la force musculaire : force de préhension (*hand-grip*, par un dynamomètre).

Ⓑ D. Examens paracliniques

Le bilan biologique initial doit être orienté par l'examen clinique.

Les examens suivants sont indispensables en première approche : NFS-plaquettes (**anémie**), CRP (*C-reactive protein*; **syndrome inflammatoire biologique**, parfois modéré mais chronique), bilan hépatique, ionogramme sanguin et créatinine, TSH (*thyroid-stimulating hormone*; hyperthyroïdie), LDH (*lactate dehydrogenase*). Le bilan protéique comporte les dosages de l'**albuminémie** et de la **transthyrétinémie**.

La réalisation d'autres examens sera fonction des signes d'appels éventuels et/ou des résultats des examens biologiques :

- bilan endocrinien approfondi (notamment recherche d'une insuffisance surrénale);
- radiographie pulmonaire;
- bilan scannographique (thoraco-abdomino-pelvien) ou échographique, voire, dans un second temps, imagerie par tomographie par émission de positons (TEP) à la recherche d'une néoplasie profonde ou de lésions inflammatoires localisées ou diffuses;
- œsogastroduodénoscopie avec biopsies duodénales à la recherche d'un obstacle sur le tube digestif, d'une atrophie villositaire (maladie céliaque) ou d'une parasitose digestive (giardiase par exemple).

Un examen parasitologique des selles peut révéler une parasitose digestive (tænia par exemple) même devant des signes peu évocateurs (y compris en l'absence de trouble du transit et/ou de douleurs abdominales).

En cas *d'amaigrissement isolé* certains examens peuvent être demandés systématiquement (tableau 9.1).

La recherche de carences spécifiques (vitamines, oligoéléments) peut être faite dans les cas les plus sévères car leurs corrections optimisent l'efficacité de la prise en charge. Les carences en **vitamine D** (25-OH D3), vitamine B9, vitamine B12 et martiale (ferritinémie) sont de loin les plus fréquentes.Ⓑ

Tableau 9.1. Examens paracliniques à pratiquer devant un amaigrissement involontaire isolé sans orientation.

Examens biologiques[1]	Albumine-transthyrétine-CRP Hémogramme, plaquettes Ionogramme, créatinémie, calcémie, phosphorémie Ferritinémie Glycémie Bilan hépatique (transaminases, phosphatases alcalines, γ-GT) TSH us Sérologie VIH Examen de la bandelette urinaire
Imagerie	Radiographie thoracique (ou scanner thoracique) Scanner (ou échographie) abdominopelvien Fibroscopie œsogastroduodénale (surtout si patient > 50 ans et si signes digestifs) avec biopsies duodénales

1. Il n'est pas indiqué de demander à ce stade un dosage des marqueurs tumoraux plasmatiques.

CRP : *C-reactive protein*; γ-GT : gamma-glutamyltranspeptidase; TSH : *thyroid-stimulating hormone*; VIH : virus de l'immunodéficience humaine.

IV. Orientation diagnostique

Les causes d'amaigrissement étant nombreuses et variées, trois grands cadres cliniques peuvent être distingués. Une démarche diagnostique est proposée sur la fig. 9.2 et quelques éléments d'orientation sont indiqués tableau 9.2.

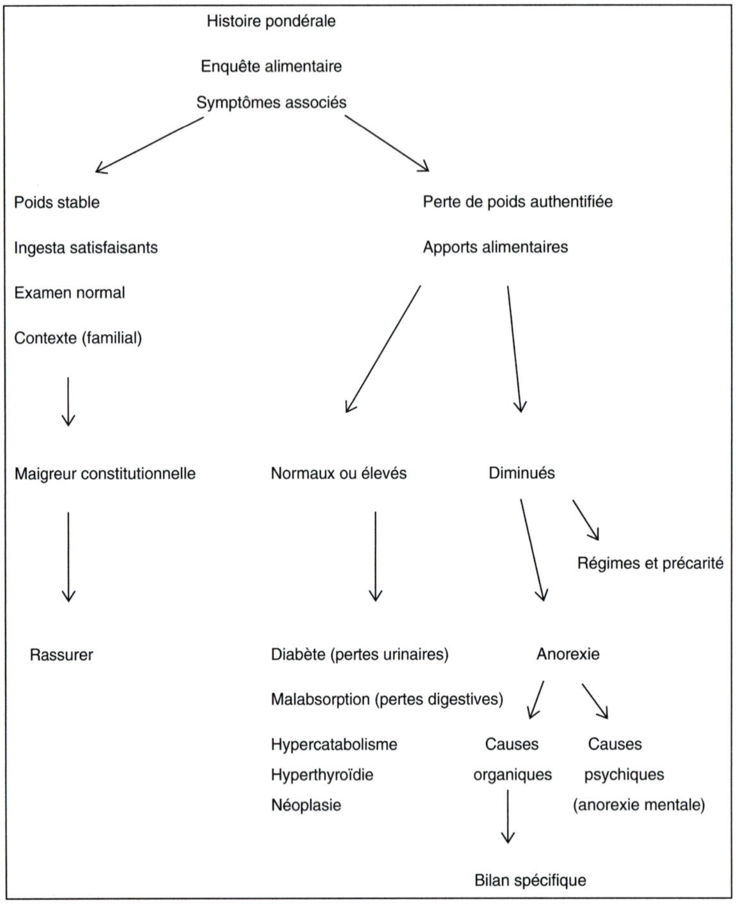

Fig. 9.2. Démarche diagnostique devant un amaigrissement.

Tableau 9.2. Principales causes d'amaigrissement et éléments d'orientation diagnostique.

Causes organiques	
Cause	Diagnostic
Endocrinopathies et maladies métaboliques	
Hyperthyroïdie (hypercatabolisme par fonte musculaire)	Clinique : thermophobie, palpitations, tremblements, diarrhée Biologie : TSH effondrée, T_4L élevée
Diabète décompensé (déshydratation par polyurie osmotique)	Clinique : syndrome polyuropolydipsique Biologie : glycémie élevée, glycosurie
Hyperparathyroïdie (polyuropolydipsie par hypercalcémie)	Clinique : asthénie, somnolence, anorexie Biologie : hypercalcémie

Phéochromocytome (élévation des catécholamines)	Clinique : céphalées, palpitations, sueurs, HTA
Insuffisance antéhypophysaire	Clinique et biologie selon l'atteinte des différents axes
Insuffisance surrénalienne	Clinique : amyotrophie, mélanodermie (IS périphérique), asthénie, hypotension
Affections néoplasiques (mécanismes multiples : anorexie, production de cytokines, douleurs, état dépressif, difficulté à s'alimenter, etc.)	Cancers digestifs et ORL à rechercher
Malabsorption digestive non cancéreuse Étiologies nombreuses : insuffisance pancréatique ou hépatobiliaire, maladie cœliaque, maladie de Crohn, entéropathie exsudative, résection ou court-circuit digestif, parasitose, etc.	Clinique : selles abondantes, pâteuses ou diarrhéiques. Signes parfois absents
Maladies neurologiques sévères Étiologies : maladie de Parkinson, AVC, démence, etc.	Clinique : dépression, fausses routes, dysphagie, troubles de la motricité gastrique et intestinale
Syndrome infectieux	
Tuberculose	Clinique : progressif, adénopathies, syndrome inflammatoire. Intradermoréaction positive
Infection par le VIH	Clinique : amaigrissement possible en dehors de toute infection opportuniste
Maladies systémiques (sarcoïdose, lupus, maladie de Horton, etc.)	Maladie de Horton : biopsie artère temporale
Défaillance d'organes vitaux	
Insuffisance cardiaque	Clinique : perte de poids parfois masquée par les œdèmes, de mauvais pronostic
Insuffisance respiratoire ou rénale	
Alcoolisme	Clinique : amaigrissement expliqué par l'anorexie et les carences nutritionnelles. Penser à rechercher une néoplasie induite par l'alcool
Anomalies de la cavité buccale (édentation, prothèse inadaptée, candidose buccale, etc.)	Examen systématique
Médicaments : fréquents chez le sujet âgé polymédiqué	Ex. : biguanides (diarrhée), AINS (épigastralgies)
Causes psychologiques	
Cause	Diagnostic
Anorexie mentale (sujet (femme) jeune ++)	Triade clinique : anorexie, amaigrissement, aménorrhée (critère non obligatoire : à interpréter selon un éventuel traitement hormonal) Perturbation de l'image corporelle, absence de fatigue et maintien de l'activité physique, souvent déni de la maigreur
Dépression	Clinique : anorexie, amaigrissement Repli sur soi, tristesse

AINS : anti-inflammatoires non stéroïdiens ; AVC : accident vasculaire cérébral ; HTA : hypertension artérielle ; IS : insuffisance surrénalienne ; ORL : oto-rhino-laryngologie ; T_4L : fraction libre de la thyroxine ; TSH : *thyroid-stimulating hormone* ; VIH : virus de l'immunodéficience humaine.

A. Amaigrissement avec restriction alimentaire non volontaire

1. En l'absence de signe dépressif

C'est cette situation, la plus fréquente, qui ouvre le plus de possibilités diagnostiques et dont la détermination de l'étiologie est parfois difficile. Il faut donc être systématique dans la recherche de la ou des causes.

L'existence d'une **fièvre**, qui peut prendre tous les aspects sémiologiques possibles, oriente vers une pathologie infectieuse, inflammatoire ou un cancer. Si la fièvre, quels qu'en soient les caractères sémiologiques, dure au-delà de trois semaines, le bilan devra être approfondi. On recherchera une **tuberculose**, une infection par le VIH, une endocardite infectieuse subaiguë (avec le piège des endocardites à hémocultures négatives). Un traitement anti-infectieux d'épreuve antituberculeux est parfois nécessaire. La fièvre peut également accompagner une maladie inflammatoire, comme une vascularite (notamment la **maladie de Horton chez le sujet âgé**), un lupus érythémateux aigu disséminé, une sarcoïdose, une maladie de Bechet ou une maladie de Still de l'adulte. Par ailleurs, **certains cancers peuvent se traduire par un amaigrissement fébrile**. C'est le cas notamment des lymphomes, des hémopathies d'une manière générale et de certaines tumeurs solides (rein, foie).

L'absence de fièvre vérifiée et contrôlée doit faire évoquer une cause métabolique (hypercalcémie, insuffisance surrénalienne haute ou basse, hypersécrétion de catécholamines) mais, surtout, une néoplasie profonde, souvent digestive (pancréas, estomac, etc.) pour lesquels la symptomatologie peut être pauvre. Dans ce dernier contexte, l'importance de l'amaigrissement a une valeur pronostique défavorable indépendante du stade tumoral.

En cas de signe digestif et/ou carentiel, une **malabsorption intestinale** doit également être recherchée (maladie cœliaque – anticorps antitransglutaminase de classe IgA, biopsies duodénales –, séquelles d'intervention chirurgicale digestive). On peut compléter le bilan par un dépistage d'une malabsorption : vitamine B_{12}, folates, ferritine, taux de prothrombine, recherche d'une stéatorrhée, dosage de l'élastase pour rechercher une maldigestion pancréatique. La présence de douleurs abdominales postprandiales et d'un amaigrissement sévère doit faire évoquer, dans un contexte de pathologie vasculaire, une ischémie mésentérique chronique dont la confirmation est parfois difficile. Dans ce contexte, la restriction est également volontaire du fait du meilleur confort apporté par l'absence d'alimentation.

Toute défaillance viscérale que l'examen clinique initial aura suspectée peut s'accompagner d'amaigrissement. Une atteinte neurologique (maladie de Parkinson, sclérose latérale amyotrophique, démence sénile ou vasculaire, etc.) dont l'évolution est parfois lente peut laisser l'amaigrissement au premier plan. Ces maladies neurologiques comportent souvent des troubles de la déglutition mais ces derniers peuvent être tardifs.

La **chirurgie digestive bariatrique de l'obésité** (anneau gastrique, gastrectomie en manchon ou *sleeve gastrectomy* et, surtout, court-circuit – ou *by-pass* – intestinal) peut occasionner des amaigrissements considérables (parfois perte de 50 % ou plus du poids du corps), qui sont recherchés par ces procédures mais qui peuvent, dans certains cas, provoquer des carences plus ou moins importantes, voire une dénutrition sévère. L'amaigrissement est ici lié notamment à la restriction de la capacité gastrique (syndrome du petit estomac) parfois associée à une malabsorption. Un syndrome dépressif réactionnel concomitant est possible.

2. Amaigrissement avec signes dépressifs

Un syndrome dépressif doit être évoqué comme cause de la perte de poids, tout en sachant que toute dénutrition, quelle qu'en soit la cause, s'accompagne d'un état dépressif plus ou moins important. Il s'agit donc d'un diagnostic d'exclusion qui nécessite au préalable la recherche d'une cause organique par la réalisation d'un bilan morphologique (scanner abdominopelvien) à la recherche notamment d'un cancer œsogastrique ou pancréatique, qui peuvent dans certains cas s'accompagner de signes anxiodépressifs.

B. Amaigrissement avec restriction alimentaire volontaire

En premier lieu, il convient de rapidement éliminer les amaigrissements volontaires dans le cadre de régimes restrictifs, visant à traiter une surcharge pondérale, plus ou moins draconiens, et les amaigrissements liés à des difficultés socioéconomiques.

1. Amaigrissement avec symptômes ORL, dysphagie ou autre symptôme digestif

On doit rechercher une dysgueusie, une odynophagie, une dysphagie aux solides, des troubles dyspeptiques hauts qui conduisent le malade à restreindre volontairement son alimentation. Un **examen ORL** approfondi et/ou une **endoscopie digestive haute** est alors indispensable à la recherche d'une lésion, notamment néoplasique si le patient a une intoxication alcoolotabagique.

Les douleurs abdominales et les diarrhées sont les premières causes d'amaigrissement par restriction de l'alimentation chez les patients ayant une pancréatite chronique (le plus souvent sur terrain alcoolotabagique) ou une maladie de Crohn (dans ce cas, la CRP est élevée).

2. Anorexie mentale et troubles du comportement alimentaire

L'anorexie mentale restrictive et les troubles du comportement alimentaire (TCA) s'accompagnent d'une restriction alimentaire mais celle-ci est le plus souvent minimisée, voire totalement niée par la ou le malade. **Dans le contexte d'une femme jeune à bilan biologique longtemps normal, il s'agit de la première cause d'amaigrissement.**

Les TCA peuvent être dépistés par le **questionnaire SCOFF**. Deux réponses positives à ce questionnaire sont fortement prédictives d'un TCA :

Score SCOFF

1. Vous faites-vous vomir parce que vous vous sentez mal d'avoir trop mangé ?
2. Vous inquiétez-vous d'avoir perdu le contrôle de ce que vous mangez ?
3. Avez-vous récemment perdu plus de 6 kg en 3 mois ?
4. Pensez-vous que vous êtes gros(se) alors que d'autres vous trouvent trop mince ?
5. Diriez-vous que la nourriture domine votre vie ?

L'hyperactivité fréquente contraste avec la maigreur caricaturale et le maintien d'un tonus musculaire normal, sauf dans les formes très sévères (IMC < 13). Dans les formes mixtes, restriction avec conduites boulimiques ou purgatives, des vomissements sont associés à la dénutrition, parfois soupçonnés devant un tableau biologique d'alcalose hypokaliémique et hypochlorémique avec chlorurie effondrée. L'aménorrhée associée est évocatrice mais ne fait plus des critères obligatoires, beaucoup de patientes ayant une prescription de traitement hormonal. Le déni des troubles (avec dysmorphophobie par anomalie de perception du schéma corporel) et le refus de considérer un objectif pondéral dans les limites habituelles de la normale confirment le diagnostic, ce qui ne doit pas priver de la recherche d'une pathologie organique sous-jacente en cas de point d'appel.

C. Amaigrissement sans anorexie, voire avec hyperphagie

Ce contexte est le moins fréquent. Les ingesta sont normaux ou élevés, l'hyperphagie étant un mécanisme adaptatif de compensation à l'amaigrissement.

Quelques causes sont à évoquer :

- **diabète sucré insulinopénique** (recherche d'une polyurie et d'une polydipsie complétée par un examen des urines à la bandelette réactive). Chez le diabétique connu et traité, l'amaigrissement signe habituellement une mauvaise adaptation du traitement. Un cancer ou une maladie du pancréas exocrine (pancréatite chronique le plus souvent) peut plus rarement être en cause mais doit être recherché en cas de découverte tardive (au-delà de 50 ans) d'un diabète insulinoprive;
- **hyperthyroïdie** (TSH effondrée). Le diagnostic peut être évoqué à l'examen clinique devant un tableau de maladie de Basedow (exophtalmie, tachycardie, diarrhée, etc.) mais peut s'avérer plus délicat chez une personne âgée porteuse, par exemple, d'un petit nodule thyroïdien toxique débutant;
- plus rarement : maladie d'Addison (insuffisance corticosurrénale) ou insuffisance antéhypophysaire. Le bilan sera orienté par les signes cliniques, biologiques et/ou fonctionnels;
- certaines parasitoses intestinales (examen parasitologique des selles systématiques, si besoin répétés). Les troubles digestifs peuvent, dans certains cas, être minimes ou inapparents. L'hyperéosinophilie n'est pas constante dans une infestation digestive par un nématode. La présence d'anneaux dans les selles est inconstante en cas de téniasis;
- des antécédents de résections intestinales (comptes rendus opératoires exhaustifs) notamment de l'intestin grêle (syndrome de grêle court).

V. Conclusion

Le bilan diagnostique orienté permet habituellement un diagnostic étiologique en présence d'un amaigrissement. Il importe par ailleurs d'apprécier les conséquences de ce dernier (carences et dénutrition).

Dans 20 % des cas environ, aucune cause à l'amaigrissement n'est retrouvée après un premier bilan. Il faut alors refaire certains examens douteux ou incomplets, par exemple un scanner thoraco-abdomino-pelvien à la recherche d'un cancer débutant, et toujours assurer un suivi régulier qui permette :

- soit de voir la perte pondérale se corriger progressivement si l'étiologie était bénigne ou psychologique pure;
- de réexaminer régulièrement le malade à la recherche de signes nouveaux qui permettent parfois de recommencer un bilan avec une nouvelle orientation et une plus grande rentabilité.

Points clés

- L'amaigrissement est une notion dynamique, ce qui permet d'exclure la maigreur constitutionnelle.
- L'amaigrissement s'affirme par l'interrogatoire, la pesée et l'examen clinique. L'évaluation des ingesta par une échelle visuelle ou verbale analogique (EVA) doit également être réalisée en routine.
- Le bilan biologique est indispensable pour juger du retentissement (albuminémie, transthyrétine, électrolytes sanguins, etc.). Il participe de plus à l'enquête étiologique (bilan inflammatoire, TSH, sérologie VIH, etc.).
- Les examens complémentaires morphologiques sont orientés par les signes cliniques et/ou biologiques.
- Le diagnostic de sévérité (recherche d'une dénutrition protéique ou protéinoénergétique et de carences) doit faire partie de l'évaluation.

- Il existe trois grands cadres pour l'orientation diagnostique :
  - l'**amaigrissement avec restriction alimentaire non volontaire**, faisant notamment rechercher une pathologie infectieuse, inflammatoire ou néoplasique ou accompagnant certains syndromes dépressifs ;
  - l'**amaigrissement avec restriction alimentaire volontaire** évoquant notamment une pathologie ORL ou digestive, mais aussi l'anorexie mentale ;
  - l'**amaigrissement sans restriction alimentaire**, voire avec hyperphagie, que l'on peut observer dans le diabète décompensé, l'hyperthyroïdie ou certaines pathologies digestives non tumorales.
- Un amaigrissement isolé (anamnèse, clinique, explorations normales) sans syndrome inflammatoire doit simplement être surveillé.

CHAPITRE

10

Item 248 – UE 8 – Dénutrition chez l'adulte et l'enfant

Rang	Rubrique	Intitulé connaissance
A	Épidémiologie	Connaître l'épidémiologie de la dénutrition
A	Éléments physiopathologiques	Connaître les facteurs de risque de la dénutrition
A	Pronostic	Connaître les conséquences de la dénutrition
A	Diagnostic positif	Connaître les critères diagnostics de la dénutrition chez l'enfant
A	Diagnostic positif	Connaître les critères diagnostics de la dénutrition chez l'adulte (< 70 ans)
A	Diagnostic positif	Connaître les critères diagnostics de la dénutrition chez la personne âgée (> 70 ans)
B	Examens complémentaires	Connaître les examens complémentaires permettant de qualifier une dénutrition
B	Prise en charge	Savoir calculer les cibles hydrique, calorique et protéiques d'un patient dénutri
B	Prise en charge	Connaître les principes de la complémentation orale, de la nutrition entérale et parentérale
A	Prise en charge	Connaître les indications respectives de la complémentation orale, de la nutrition entérale et de la nutrition parentérale
B	Prévention	Savoir diagnostiquer et prévenir un syndrome de renutrition
C	Prise en charge	Connaître les complications de la nutrition entérale et parentérale

Objectifs pédagogiques (Bulletin officiel, *2013*)

- Diagnostiquer une dénutrition dans les différentes populations de patients.
- Identifier les sujets à risque de dénutrition.
- Prescrire un soutien nutritionnel de premier recours.

La dénutrition est définie par un état de déficit en énergie et/ou en protéines et/ou en tout micro- ou macronutriment, produisant un changement mesurable des fonctions corporelles et/ou de la composition corporelle, associé à une aggravation du pronostic des maladies. Ce n'est pas l'apanage des pays en voie de développement. Dans les pays industrialisés, elle est extrêmement fréquente, liée essentiellement à la maladie et concerne ainsi 20 à 50 % des patients hospitalisés. La dénutrition est associée à une augmentation de la morbimortalité, une altération des capacités fonctionnelles et de la qualité de vie. La recherche de facteurs de risque et le dépistage de la dénutrition doivent être systématiques en ville comme à l'hôpital, y

Nutrition

compris chez les patients en surpoids ou obèses. Une prise en charge précoce et adaptée doit être mise en place chez les patients à risque et chez les patients dénutris. Elle repose en premier lieu sur la prise en charge diététique, qui peut cependant s'avérer insuffisante ou impossible dans certaines circonstances conduisant à la mise en place d'une nutrition artificielle, de préférence entérale chez un patient ayant un tube digestif fonctionnel.

I. Épidémiologie

La dénutrition n'est pas l'apanage des pays en voie de développement où la principale cause est un manque d'accès à la nourriture. Dans les pays industrialisés, la dénutrition est extrêmement fréquente avec pour principale cause la maladie. La prévalence de la dénutrition varie selon la localisation : 5 à 10 % à domicile, 20 à 50 % à l'hôpital (2 millions de personnes) et 15 à 40 % en établissements d'hébergement pour personnes âgées dépendantes (EHPAD).

La prévalence de la dénutrition est plus élevée dans deux situations principales :

- aux âges extrêmes de la vie (enfant et personne âgée) ; 10 % des enfants hospitalisés en France présentent une dénutrition sévère et les nourrissons sont plus exposés à ce risque ;
- chez les patients porteurs de maladies chroniques (cancer, insuffisances d'organes, maladies inflammatoires).

II. Mécanismes et facteurs de risque

La dénutrition est due à un déséquilibre prolongé et/ou intense de la balance entre les apports (c'est-à-dire les ingesta consommés) et les dépenses (c'est-à-dire les besoins de fonctionnement de l'organisme), ces dernières devenant supérieures aux apports. Les mécanismes responsables d'une dénutrition peuvent être regroupés en trois grandes catégories que sont la carence d'apport, l'augmentation des pertes et l'augmentation des besoins, la cause de la dénutrition pouvant relever de plusieurs mécanismes (tableau 10.1).

La question principale est la présence ou non d'une inflammation (fig. 10.1).

La carence d'apports est la cause la plus fréquente de dénutrition, isolément ou le plus souvent en association à d'autres mécanismes. L'anorexie peut être primitive, d'origine psychiatrique, en rapport notamment avec un syndrome dépressif, mais elle est en fait très souvent secondaire à une infection, une inflammation ou à la douleur qui sont associées à la production de cytokines pro-inflammatoires ayant une action sur les centres nerveux de la régulation de l'appétit. L'augmentation des pertes est associée à un contexte pathologique particulier, essentiellement digestif, et leur diagnostic est par conséquent généralement aisé.

L'augmentation des besoins concerne principalement la dépense énergétique de repos (**hypermétabolisme**), sous l'influence des cytokines pro-inflammatoires (TNFα, interleukines-1 et 6 en particulier), qui sont sécrétées au cours des situations d'agression aiguë ou chronique.

La connaissance de ces mécanismes permet de déterminer les facteurs de risque de dénutrition, c'est-à-dire le risque pour un patient soit de se dénutrir soit d'aggraver sa dénutrition, et donc d'identifier les populations à risque qui doivent faire l'objet d'un dépistage systématique de la dénutrition (tableau 10.2)

Afin de faciliter le dépistage de ce risque nutritionnel, qui concerne également les patients ne présentant aucune dénutrition lors de leur entrée à l'hôpital, des scores ont été établis. Ainsi chez l'enfant le score de risque nutritionnel pédiatrique (SRNP) prend en compte trois critères : la pathologie causale, la ration alimentaire et l'existence d'une douleur. Chacun de ces trois critères est associé à un chiffre dont la somme permet non seulement de coter l'intensité du risque de développer une dénutrition, mais aussi de choisir la stratégie interventionnelle pour prévenir ce risque.

Tableau 10.1. Mécanismes impliqués dans la dénutrition.

Catégorie	Mécanisme	Exemples
Carence d'apports	Limitation des apports	– Jeûne (volontaire ou en milieu hospitalier pour examens) – Régimes restrictifs (sans sel, sans résidu, hypocholestérolémiant, etc.) – Précarité sociale – Troubles digestifs : nausées, vomissements, diarrhée ou constipation, douleurs abdominales – Aspiration gastrique – Troubles de conscience, sédation – Pathologie buccodentaire : mucite, gingivite, glossite, édentation, appareil dentaire inadapté, candidose
	Anorexie (diminution de l'appétit)	– Psychologique : anorexie mentale, dépression, confusion, démence, trouble de la relation mère-nourrisson – Secondaire à un syndrome inflammatoire – Secondaire à la douleur Iatrogène (médicamenteuse – notamment chimiothérapies –, certains neuroleptiques, etc.)
	Troubles de la déglutition	– Neurogènes : séquelles d'une ischémie néonatale, – AVC, maladie de Parkinson et autres syndromes pseudoparkinsoniens, sclérose latérale amyotrophique, SEP – Myogènes : myopathie, myasthénie – Thérapeutiques (séquelles de chirurgie et/ou radiothérapie dans les cancers ORL) Iatrogènes (neuroleptiques…)
	Obstacles du tractus digestif haut	– Tumeur ou infection des voies aérodigestives supérieures – Tumeur œsophagienne – Œsophagite peptique, caustique, infectieuse ou radique – Diverticule de Zenker
Augmentation des pertes	Digestives	Malabsorption (maladie cœliaque, résection du grêle, mucite, etc.) – Maldigestion (insuffisance pancréatique exocrine, cholestase sévère) – Vomissements – Entéropathie exsudative
	Urinaires	– Diabète – Syndrome néphrotique
	Cutanées (pertes protéiques)	– Brûlures étendues – Escarres – Plaies
Augmentation des besoins	Hypermétabolisme	– Syndrome inflammatoire en lien avec une situation d'agression chronique ou aiguë : cancer, tuberculose, sida, insuffisance chronique d'organe (cardiaque, rénale, pulmonaire, hépatique), chirurgie lourde, polytraumatisme, brûlures, escarres, infection sévère, etc. – Hyperthyroïdie – Phéochromocytome
	Thermogénèse	Catécholamines (en situation d'agression)
	Activité physique	Activités d'endurance volontaire ou non (anorexie mentale, maladie d'Alzheimer, etc.)

AVC : accident vasculaire cérébral ; ORL : oto-rhino-laryngologie ; SEP : sclérose en plaques.

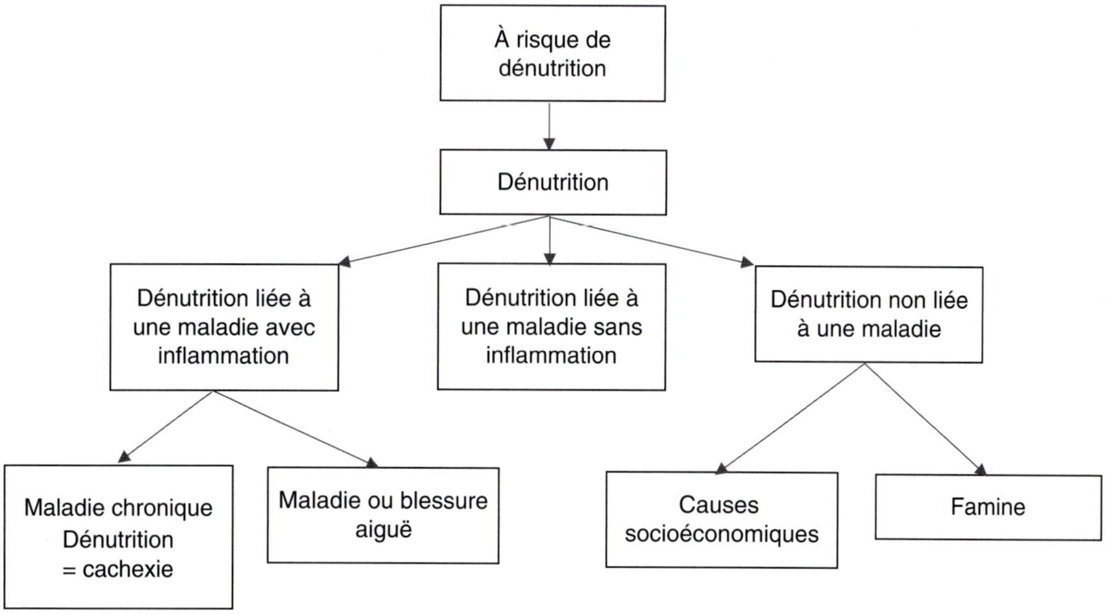

Fig. 10.1. Arbre conceptuel de la dénutrition.

Reproduit d'après Cederholm T, Barazzoni R, Austin P *et al.* ESPEN guidelines on definitions and terminology of clinical nutrition. *Clin Nutr* 2017 ; 36 : 49–64. Avec l'autorisation d'Elsevier.

Tableau 10.2. Facteurs de risque de dénutrition.

Facteurs de risque liés au patient (comorbidités)	Facteurs de risque liés au traitement

– Âges extrêmes : enfant, sujet âgé de plus de 70 ans
– Situation de précarité sociale
– Pathologies malignes y compris hémopathie
– Pathologies chroniques :
  – digestives
  – insuffisance d'organe (respiratoire, rénale, cardiaque, intestinale, pancréatique, hépatique)
  – pathologie neuromusculaire et polyhandicap
  – diabète
  – syndrome inflammatoire
– Sepsis
– Symptômes persistants : dysphagie, nausées, vomissements, satiété précoce, diarrhée ou constipation sévère, douleur, dyspnée
– Antécédents de chirurgie digestive majeure (résection intestinale, gastrectomie, pancréatectomie, chirurgie bariatrique)
– Syndrome dépressif, troubles cognitifs, démence, syndrome confusionnel
– VIH/sida
	– Traitement à visée carcinologique (radiothérapie, chimiothérapie)
	– Corticothérapie supérieure à 1 mois
	– Polymédication > 5
	– Régimes restrictifs

VIH/sida : virus de l'immunodéficience humaine/syndrome d'immunodéficience acquise.

III. Conséquences

La masse maigre, représentée essentiellement par le muscle squelettique, réserve principale des protéines, est généralement le compartiment corporel le plus touché par la dénutrition. Son atteinte est à l'origine de la plupart des conséquences de la dénutrition (tableau 10.3).

Tableau 10.3. Principales conséquences de la dénutrition.

Organe/tissu	Modifications physiopathologiques	Conséquences cliniques
Global	Réduction du métabolisme énergétique et de synthèse	Cassure de la courbe de croissance pondérale puis staturale chez l'enfant
Muscles squelettiques	Diminution de la masse et de la force musculaires	– Diminution de l'activité physique, de la productivité – Alitement, risque de chute (donc de fracture)
Muscles respiratoires	Diminution de la masse et de la force musculaires	– Prédisposition à l'infection pulmonaire et retard de guérison – Apparition ou aggravation d'une insuffisance respiratoire – Prédisposition à la ventilation artificielle en cas de maladie respiratoire – Difficulté de sevrage de ventilation
Muscle cardiaque	Diminution de la masse et de la force musculaires	Apparition ou aggravation d'une insuffisance cardiaque
Muscles digestifs	Diminution de la fonction motrice	– Retard de vidange gastrique – Constipation
Système immunitaire	– Diminution des lymphocytes T et B – Diminution de la sécrétion des anticorps, des interleukines – Diminution de l'immunité digestive	Augmentation du risque d'infections en particulier nosocomiales
Peau Muqueuses	– Diminution des synthèses protéiques – Atrophie des muqueuses – Augmentation de la perméabilité de la muqueuse intestinale	– Escarres (favorisées aussi par l'alitement) – Retard de cicatrisation – Lâchage de suture – Glossite, stomatite, œsophagite – Diarrhée
Tissu osseux	Altération du métabolisme	– Ostéopénie/ostéoporose – Fracture – Chez l'enfant : retard de croissance staturale
Cerveau	Altérations des différentes fonctions cérébrales	– Troubles de l'humeur, apathie, dépression, perte de l'élan vital, syndrome de glissement – Troubles de la mémoire – Troubles cognitifs – Difficultés de concentration – Chez l'enfant : retard des acquisitions
Tissu adipeux sous-cutané	– Diminution de la masse – Perte de l'effet « matelas »	Prédisposition aux fractures en cas de chute
Thermorégulation		Prédisposition à l'hypothermie
Fonctions sexuelles	Diminution des synthèses hormonales	– Retard pubertaire – Hypogonadisme – Aménorrhée – Diminution de la libido – Diminution de la fertilité
Programmation fœtale		Prédisposition à l'obésité, au diabète et à leurs complications et comorbidités à l'âge adulte

La dénutrition entraîne une augmentation de la morbidité et de la mortalité, dans de nombreuses pathologies chroniques mais aussi aiguës auxquelles elle est associée. De ce fait, elle est associée à une augmentation de la durée de séjour, du nombre de prescriptions (notamment d'antibiotiques) et par là même du coût de l'hospitalisation. Dans certaines pathologies, en particulier le cancer, la dénutrition empêche la poursuite du traitement prévu (diminution des doses ou arrêt de la chimiothérapie), limitant ainsi significativement les chances de survie.

La mort survient lorsque la masse protéique corporelle est réduite de moitié, ceci indépendamment de la ou des causes de la dénutrition.

IV. Dépistage et diagnostic

Le dépistage de la dénutrition doit être réalisé chez tout patient hospitalisé (dans les 48 premières heures) car l'hospitalisation est une situation favorisant la dénutrition. À domicile, il doit être fait une fois par an dans les populations à risque (enfants, personnes âgées et/ou atteintes de pathologies chroniques).

A. Dépistage de la dénutrition

Il comporte :

- la **recherche de facteurs de risque** (tableau 10.2) ;
- une **évaluation des ingesta** : elle peut être faite au mieux à partir d'un relevé alimentaire sur 1 à 3 jours, analysé par le diététicien qui va calculer les apports énergétiques et protéiques ; ces apports seront comparés aux besoins estimés pour déterminer un éventuel déficit d'apports. L'utilisation d'une échelle visuelle analogique de prise alimentaire (par rapport à la prise alimentaire habituelle : échelle de 0 – « Prise alimentaire nulle » à 10 – « Mange normalement » [fig. 9.01]) est une méthode de dépistage rapide et relativement fiable qui peut être utilisée par tout soignant ; un score inférieur ou égal à 7 est un facteur de risque de dénutrition ;
- une **évaluation de l'état nutritionnel** : elle nécessite la mesure du poids et de la taille permettant de calculer l'**indice de masse corporelle** (IMC), ainsi que le recueil des poids antérieurs permettant de calculer une éventuelle **perte de poids** ; chez l'enfant, s'y ajoute l'analyse des **courbes staturopondérales** ;
- pour les établissements de santé, dans le cadre de la certification, la Haute Autorité de santé (HAS) demande que tout patient hospitalisé bénéficie, dans les 48 heures après son admission, de la mesure de son poids et du recueil de sa taille et de ses poids antérieurs, afin de calculer son IMC et l'évolution de son poids.

B. Diagnostic de la dénutrition

Il n'existe **pas un critère clinique ou biologique unique** pour faire le diagnostic de la dénutrition. Plusieurs critères anthropométriques et biologiques, pris isolément ou associés, permettent de porter un diagnostic de dénutrition chez l'adulte (tableau 10.4). Ces critères ne sont cependant pas spécifiques et peuvent être pris en défaut (tableau 10.5).

Chez l'enfant, le principal critère est une **cassure de la courbe de croissance pondérale et/ou staturale**. En effet, du fait de la croissance caractérisant cette période de la vie, une réduction des apports énergétiques retentira rapidement sur ce pôle de dépense énergétique qui n'est pas indispensable à la survie de l'enfant. De plus, l'enfant grandissant en taille, la dénutrition peut survenir non seulement en cas de perte de poids mais aussi, simplement, en cas de prise pondérale insuffisante si la période de ralentissement se prolonge.

Tableau 10.4. Critères diagnostiques anthropométriques et biologiques de la dénutrition chez l'adulte de moins de 70 ans.

	Dénutrition	Dénutrition sévère
Perte de poids : – en 1 mois – en 6 mois	 ≥ 5 % ≥ 10 %	 ≥ 10 % ≥ 15 %
IMC (kg/m^2)	Probable si ≤ 18,5 Certaine si < 16	
Albuminémie (g/L) en l'absence de syndrome inflammatoire CRP < 15 mg/L	< 30	< 20
Transthyrétinémie (g/L) en l'absence de syndrome inflammatoire CRP < 15 mg/L	< 0,11	< 0,05

CRP : *C-reactive protein* : IMC : indice de masse corporelle.

Tableau 10.5. Pièges liés aux critères de dépistage et/ou de diagnostic de la dénutrition.

Critères	Pièges	Conséquences
Poids	Surcharge hydrosodée (insuffisance cardiaque, insuffisance rénale, cirrhose décompensée, etc.)	Surestimation du poids avec : – sous-estimation de la perte de poids – surestimation de l'IMC
Taille	– Troubles de la statique : scoliose, cyphose – Rétractions tendineuses (polyhandicap)	Sous-estimation de la taille et surestimation de l'IMC
Albumine Transthyrétine	– Syndrome inflammatoire avec extravasation – Surcharge hydrosodée avec dilution – Insuffisance hépatique avec diminution de la synthèse – Entéropathie exsudative avec pertes digestives – Syndrome néphrotique avec pertes rénales – Brûlures cutanées sévères, dermites bulleuses avec pertes cutanées	Baisse de l'albuminémie non liée à l'état nutritionnel

IMC : indice de masse corporelle.

Ainsi, l'établissement des courbes de croissance en poids et taille est une étape fondamentale dans l'évaluation de l'état nutritionnel d'un enfant. L'interprétation de ces courbes est résumée dans le tableau 10.6. L'IMC est utilisable aussi chez l'enfant pour dépister la dénutrition comme cela est recommandé par le comité de nutrition de la Société Française de Pédiatrie (SFP); cependant, contrairement à l'adulte, la valeur absolue définissant la dénutrition varie en fonction de l'âge : par exemple, à 7 ans la limite inférieure normale de l'IMC est de 13, ce qui correspond à une dénutrition sévère chez l'adulte. On utilisera donc les déviations standards (DS) : une valeur anormale étant arbitrairement choisie inférieure à –2 DS, ce qui signifie que 3 % de la population à cet âge est en dessous de cette valeur.

Le **rapport du périmètre brachial sur le périmètre crânien** (PB/PC) est facilement utilisable sans courbe puisqu'une valeur inférieure à 0,30 doit faire suspecter une dénutrition à condition qu'il n'existe aucune anomalie crânienne chez l'enfant (plagiocéphalie, macrocrânie etc.).

Enfin, il existe des indices de dénutrition permettant de distinguer si la dénutrition est récente ou ancienne : il s'agit du rapport poids sur taille (RPT) **et** rapport taille sur âge (RTA) que nous ne détaillerons pas dans ce chapitre.

Ⓑ Les **signes cliniques** sont tardifs et peu spécifiques en dehors de la perte de poids et de la maigreur et vont concerner l'altération de l'état général. Les différents signes peuvent être en rapport avec la dénutrition elle-même ou avec des carences nutritionnelles spécifiques (par déficit d'apport en micronutriments) associées à la dénutrition.

Tableau 10.6. Interprétation des courbes de croissance chez l'enfant.

Questions à se poser	Réponses
La valeur absolue est-elle normale ?	entre – 2 DS et + 2 DS ou entre le 3e et le 97e percentile
La cinétique est-elle conservée ? – Critère le plus important +++ Existe-t-il une cassure de croissance ? – Par simple ralentissement (P et T) ? – Par perte pondérale ?	Vitesse de croissance staturale : – première année : + 25 cm/an – de 3 ans à la puberté : + 5 cm/an – puberté : + 10 cm/an Vitesse de croissance pondérale : – premier mois : 30 g /j – à un an : triple son poids
La taille cible génétique est-elle atteinte ?	– Formule : T cible génétique en cm = [(T père + T mère + 13 si garçon ou – 13 si fille)/2] ± 8,5 cm. – Limites d'interprétation : – si âge en dehors de la tranche 2–10 ans – si important écart de taille entre les parents – si croissance de l'enfant en dehors des couloirs normaux (entre – 2 DS et + 2 DS)

DS : déviation standard ; P : poids ; T : taille.

1. À l'interrogatoire

- Altération des capacités de mémorisation et de concentration.
- Installation d'une asthénie en milieu de journée.
- Diminution des capacités physiques.
- Désintérêt pour les activités courantes.
- Perte des fonctions sexuelles, aménorrhée chez une femme habituellement régulièrement réglée.
- Signes digestifs : anorexie, dysphagie et odynophagie, lenteur de digestion, pesanteur gastrique postprandiale, diarrhée et/ou constipation.

2. À l'examen clinique

- Anomalies de la peau et des phanères : peau sèche, fine, ayant perdu son élasticité ; plaques de pigmentation brune, voire véritable mélanodermie ; cheveux secs et cassants, bifides, ternes, fins et clairsemés, en particulier au niveau des golfes temporaux ; disparition de la queue du sourcil ; ongles striés, déformés (koïlonychie), cassants. Dans les dénutritions sévères par carence d'apport, on peut observer une hypertrichose lanugineuse acquise, caractérisée par la réapparition du lanugo fœtal au niveau du dos.
- Globes oculaires saillants et visage terne amaigri par comparaison aux photographies antérieures.
- Pétéchies, télangiectasies, hématomes, acrosyndrome, troubles vasomoteurs des extrémités avec allongement du temps de recoloration cutanée, dermatite séborrhéique nasolabiale.
- Stomatite excoriante, langue rouge, dépapillée, douloureuse au contact.
- Œdèmes, au niveau des lombes chez le patient alité, signe de dénutrition avec forte carence protéique ou de décompensation d'une dénutrition.
- Hypotension artérielle, bradycardie ou tachycardie, signe de décompensation et de gravité dans les situations de dénutritions majeures.
- Hépatomégalie.

3. Sur les examens biologiques

- Diminution de la fonction hépatique : hypoalbuminémie, baisse de la transthyrétine et de la *retinol binding protein* (RBP).
- Cytolyse hépatique par stéatose de dénutrition.
- Trouble de coagulation par carence en vitamine K, baisse de synthèse des facteurs de coagulation hépatique, thrombopénie.
- Insuffisance médullaire : anémie, lymphopénie précoce, neutropénie, thrombopénie.
- Insuffisance rénale fonctionnelle par déshydratation associée.Ⓑ

C. Diagnostic différentiel : la maigreur constitutionnelle

Ce diagnostic est porté devant un IMC inférieur aux normes mais stable depuis plusieurs années, avec une force musculaire conservée et souvent avec des parents d'IMC comparables, chez une personne en bonne santé. Cette situation n'est pas considérée comme pathologique tant que l'IMC reste supérieur à 16, même si la faiblesse des réserves énergétiques rend certainement les maigres constitutionnels plus fragiles en situation de carence d'apports prolongée et qu'on sait maintenant qu'elle favorise l'ostéopénie.

V. Prise en charge – Support nutritionnel

Le support nutritionnel représente l'ensemble des mesures diététiques et thérapeutiques qui permettent chez un malade de suppléer une alimentation orale spontanée insuffisante pour couvrir les besoins nutritionnels.

Les différents supports nutritionnels sont les conseils diététiques, les compléments nutritionnels oraux (CNO), la nutrition artificielle par voie digestive ou nutrition entérale (NE) et la nutrition artificielle par voie veineuse ou nutrition parentérale (NP).

A. Stratégie globale

La stratégie nutritionnelle doit être structurée comme toute prise en charge nutritionnelle. Le tableau 10.7 résume les cinq étapes principales chronologiques permettant d'assurer une prise en charge efficace.

Quel que soit le type de support nutritionnel, il ne peut être efficace que si certaines conditions sont réunies :

- le support nutritionnel doit s'intégrer dans la prise en charge thérapeutique globale du malade et dans le respect des règles de l'éthique médicale. L'accord du malade et/ou de l'entourage et/ou des soignants est nécessaire;
- un support nutritionnel est indiqué chez tout malade dont l'alimentation orale spontanée ne permet pas de couvrir les besoins en protéines, énergie, vitamines, minéraux et oligoéléments;
- la décision de mise en place d'un support nutritionnel doit être précoce car toute perte de temps nuit au malade; elle implique auparavant la réalisation d'une évaluation de l'état nutritionnel du patient, de ses besoins protéino-énergétiques et de ses apports alimentaires oraux spontanés. Ces évaluations permettent de déterminer le type de support nutritionnel le mieux adapté (fig. 10.2);

Tableau 10.7. Stratégie d'une prise en charge nutritionnelle.

Actions	Buts
Comprendre l'étiologie	Rechercher la ou les causes de la dénutrition et traiter si possible
Mesurer les apports protéino-énergétiques initiaux	Mesurer les apports d'où l'on part afin de choisir la stratégie de renutrition
Fixer l'objectif protéino-énergétique à atteindre	Déterminer les apports théoriques nécessaires à rajouter aux apports initiaux
Décider de la stratégie de renutrition	– Choix de la voie d'administration (orale, nutrition entérale, nutrition parentérale) – Choix du produit de nutrition – Détermination des quantités nécessaires – Choix du rythme d'administration, etc.
Évaluer son action par la mise en place d'un suivi	Planifier le suivi nutritionnel clinique et biologique Détecter les complications

- tout élément pouvant favoriser la diminution de la prise alimentaire et/ou l'augmentation des besoins doit être recherché, pris en compte et traité dans la mesure du possible. Ainsi, il faut traiter les douleurs, la fièvre, un syndrome dépressif, des troubles digestifs, des troubles buccodentaires, etc. ;
- dans la mesure du possible, tout doit être mis en œuvre pour favoriser la prise en charge nutritionnelle orale en utilisant les conseils diététiques et la prescription de CNO. Mais, lorsque les apports oraux spontanés sont très diminués (c'est-à-dire inférieurs à deux tiers des besoins estimés), il ne faut pas retarder le recours à la nutrition artificielle si le patient est déjà dans un état de dénutrition modérée et *a fortiori* sévère ;
- la nutrition artificielle se justifie chaque fois qu'on peut légitimement en attendre un bénéfice supérieur aux risques potentiels, que ce bénéfice soit clinique (accélération de la guérison, récupération ou maintien de la capacité fonctionnelle, etc.) ou sur la qualité de vie. La nutrition artificielle ne doit pas être commencée au stade terminal ;
- le choix du type de nutrition artificielle est déterminé par l'état du tube digestif. La règle d'or est que, lorsque le tube digestif est fonctionnel, il doit être utilisé. Ainsi la NE, en raison de ses nombreux avantages, doit être préférée à la NP, celle-ci devant être réservée aux contre-indications et échecs de la NE ;
- un suivi régulier est indispensable afin de vérifier l'efficacité des mesures entreprises et adapter rapidement ces mesures si nécessaire.

Avantages de la nutrition entérale (NE) sur la nutrition parentérale (NP)

- Plus physiologique.
- Mise en œuvre plus facile et moins invasive.
- Surveillance plus simple.
- Morbidité moindre : en particulier infectieuse mais aussi métabolique et hépatobiliaire.
- Trophicité et fonctionnalité de la muqueuse et du microbiote intestinaux mieux préservés, avec diminution des phénomènes de translocation bactérienne.
- Efficacité nutritionnelle identique, voire supérieure car moins de limitations à l'augmentation des apports.
- Coût moindre.

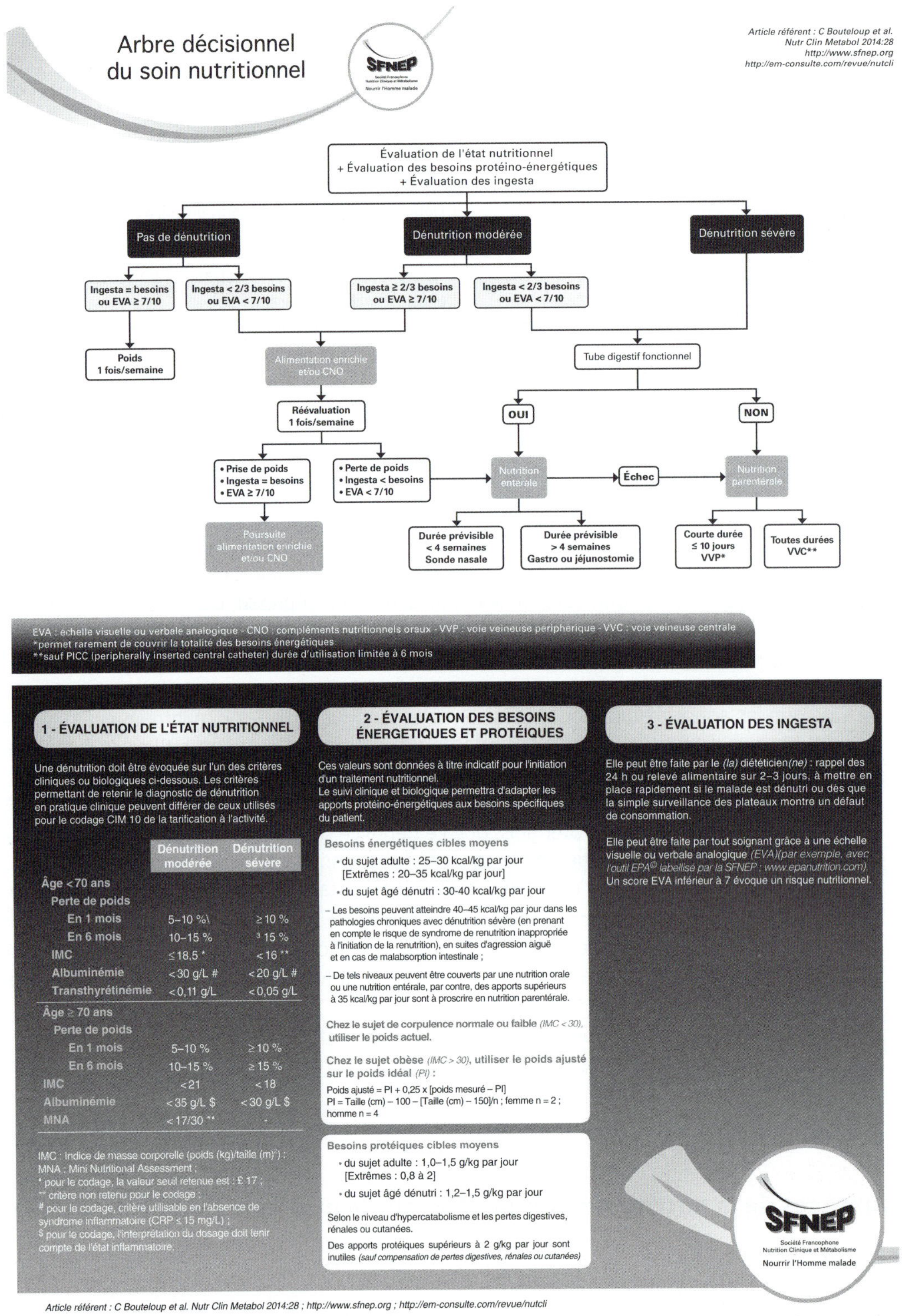

Fig. 10.2. Arbre décisionnel du soin nutritionnel.

* Permet rarement de couvrir la totalité des besoins énergétiques. ** Sauf PICC (*peripherally inserted central catheter*) : durée d'utilisation limitée à 6 mois.

EVA : échelle visuelle ou verbale analogique (de la prise alimentaire) ; CNO : compléments nutritionnels oraux ; VVP : voie veineuse périphérique ; VVC : voie veineuse centrale. Source : Bouteloup C, Thibault R. Arbre décisionnel du soin nutritionnel. *Nutr Clin Métabol* 2014 ; 28 : 52–6. © Elsevier Masson SAS. Tous droits réservés.

Ⓑ B. Objectifs

L'objectif de la prise en charge nutritionnelle est au minimum l'arrêt de la détérioration de l'état nutritionnel, puis le retour à un poids de forme (ou artificiellement à un IMC de 18,5 chez l'adulte ou >– 2 DS chez l'enfant) et le maintien de ce poids. Le but ultime est d'améliorer le pronostic des patients avec, dans de nombreuses études, une réduction de la morbidité (surtout infectieuse), de la mortalité, de la durée et des coûts de séjours hospitaliers et une amélioration de la qualité de vie.

Les besoins quotidiens de maintenance chez le sujet adulte non agressé sédentaire sont les suivants :

- eau : 30 mL/kg ;
- énergie : 25 à 30 kcal/kg par jour ;
- protéines : 1 à 1,2 g/kg par jour ;
- lipides : 1 g/kg par jour ;
- glucides : 4 g/kg par jour ;
- apports adaptés en minéraux et micronutriments.

Les apports énergétiques seront diminués en phase initiale d'une agression aiguë (15–20 kcal/kg par jour) et majorés en phase de récupération (jusqu'à 35–40 kcal/kg par jour, sauf en nutrition parentérale exclusive en raison des risques de complications métaboliques et hépatobiliaires). Les besoins énergétiques peuvent être approchés plus finement par la mesure de la dépense énergétique de repos par calorimétrie indirecte.

Chez l'enfant, les besoins sont proportionnellement beaucoup plus élevés que chez l'adulte (les plus élevés chez le prématuré) et ils diminuent progressivement avec l'âge pour rejoindre le seuil adulte après la puberté : 100 kcal/kg par jour à 1 an, 70 kcal/kg par jour à 7 ans, 25–30 kcal/kg par jour à 18 ans. Il en est de même pour les besoins hydriques, ainsi que les macronutriments que nous ne détaillerons pas dans ce chapitre.

Les apports protéiques seront augmentés en cas d'agression aiguë ou chronique, le plus souvent entre 1,2 et 1,5 g/kg par jour, chez l'adulte.

Les coûts de la prise en charge de la dénutrition sont modiques dans l'absolu et surtout par rapport à l'augmentation des coûts liés à la dénutrition.

Si la prise en charge nutritionnelle est instaurée en hospitalisation, elle ne doit pas justifier une prolongation du séjour. Elle doit, dès que possible, être poursuivie au domicile y compris pour les techniques de nutritions artificielles dont la prise en charge par les caisses d'assurance maladie relève d'arrêtés ministériels spécifiques.

C. Conseils diététiques

Les conseils diététiques comportent les adaptations et modifications alimentaires et l'enrichissement de l'alimentation.

Mesures recommandées pour augmenter les apports alimentaires oraux spontanés

- Fractionner les repas : augmenter la fréquence des prises alimentaires dans la journée avec trois repas quotidiens et des collations entre les repas.
- Limiter le jeûne nocturne (< 12 heures) : retarder l'horaire du dîner et/ou avancer l'horaire du petit déjeuner et/ou proposer une collation en soirée.
- Privilégier des produits alimentaires riches en énergie et/ou en protéines.
- Adapter les menus aux goûts de la personne.
- Adapter la texture des aliments aux capacités de mastication et de déglutition.
- Organiser une aide technique et/ou humaine au repas en fonction du handicap de la personne.
- Favoriser un environnement agréable et instaurer, dans la mesure du possible, une convivialité (repas partagés).

L'alimentation enrichie a pour objectif d'augmenter l'apport énergétique et protéique d'une ration sans en augmenter le volume. Elle consiste à enrichir l'alimentation traditionnelle avec différents produits (poudre de lait, lait concentré entier, fromage râpé, œufs, crème fraîche, beurre fondu, huile ou poudres de protéines industrielles) ou encore avec des aliments ayant le statut d'aliments diététiques destinés à des fins médicales spéciales (ADDFMS) et donc pris en charge par les caisses d'assurance maladie, tels que des pâtes ou de la semoule enrichies en protéines. Ces mêmes mesures sont applicables chez l'enfant. Pour le nourrisson, on peut également augmenter la concentration des biberons lors de la reconstitution des biberons, ou bien y ajouter des lipides (huile végétale) ou des glucides (dextrine-maltose).

D. Compléments nutritionnels oraux

1. Définition

Les CNO sont des ADDFMS. Ce sont des produits industriels le plus souvent prêts à l'emploi, ils sont complets et permettent d'apporter sous un faible volume et sous une forme facile à consommer des protéines, glucides, lipides, vitamines, oligoéléments et minéraux. Ils sont hyperénergétiques (300 à 400 kcal par portion de 200 mL pour les plus fréquemment utilisés), normo- ou hyperprotidiques (7 à 20 g pour 200 mL), avec ou sans lactose, avec ou sans fibres et pour la plupart sans gluten. Il existe des formulations plus spécifiquement adaptées aux malades qui ont des troubles de la glycorégulation. Certains CNO sont enrichis en immunonutriments (acides gras ω-3, arginine, glutamine, acides ribonucléiques [ARN], etc.) et ont des indications spécifiques. Il existe une grande variété de produits sucrés, salés ou neutres et ils se présentent sous différentes textures : liquides (potages, jus de fruits, boissons lactées), semi-liquides (yaourts à boire), souples (crèmes, flans, compotes, gâteaux moelleux, etc.), plats déshydratés avec, pour chaque catégorie, différents arômes et saveurs. Il n'existe pas de CNO spécifiquement pédiatrique qui soit remboursé. Lors de l'utilisation de CNO chez l'enfant, l'attention doit porter notamment sur le risque d'apport protéique excessif.

2. Modalités pratiques

Les CNO sont délivrés sur prescription médicale. En ville, ils sont inscrits sur la liste des produits et prestations remboursables (LPPR).

Pour une utilisation efficace et optimale de ces produits, il est recommandé :

- d'associer la prescription de CNO à des conseils diététiques adaptés ;
- de présenter au malade les CNO comme un traitement « médicamenteux » de la dénutrition afin de l'inciter à les consommer ;
- de tenir compte des préférences ou aversions des malades (tolérance ou non au lait, au lactose, aux fibres, au goût sucré, etc.) ;
- de varier les CNO par la texture (crèmes, liquides sucrés ou salés, jus, potages, etc.), les arômes et saveurs, afin d'éviter la lassitude à court ou moyen terme ;
- de les adapter aux éventuels handicaps des malades (ex. : prescription de crèmes plutôt que de liquides en cas de fausses routes) ;
- de les faire consommer en collation, à distance des repas (au moins 2 heures) pour ne pas couper l'appétit ;
- de vérifier la consommation de ces produits lors de chaque consultation et de réadapter la prescription si nécessaire.

En pratique, compte tenu de la répartition horaire, des problèmes de goût et de lassitude du patient, il est souvent difficile de lui faire prendre plus de deux CNO par jour. Ⓑ

E. Nutrition entérale

Ⓑ 1. Définition

La NE consiste à administrer **directement dans le tube digestif** (estomac ou intestin grêle), à l'aide d'une sonde, une solution nutritive.

La NE doit toujours être expliquée au patient et initiée après obtention de son accord. Les explications portent sur l'intérêt de ce support nutritionnel dans la prise en charge du patient en l'intégrant dans le schéma thérapeutique, sur les modalités pratiques de la NE.

2. Voies d'abord digestives

La NE se fait le plus souvent en site gastrique, plus facile d'accès et plus physiologique, le site jéjunal étant généralement réservé aux contre-indications ou impossibilité ou à l'échec de l'abord du site gastrique (reflux gastro-œsophagien important avec risque d'inhalation, gastrectomie partielle étendue ou totale, cancer de l'estomac, sténose duodénale, etc.).

La NE peut se faire :

- par une **sonde nasale** (nasogastrique ou nasojéjunale), en silicone ou en polyuréthane, de petit calibre (8 à 12 French), pour une meilleure tolérance ORL et œsophagienne. Ces sondes sont radio-opaques ce qui permet d'en vérifier le bon positionnement par radiographie (région antrale prépylorique pour les sondes nasogastriques) ;
- par une **stomie**, c'est-à-dire un accès direct au tube digestif à travers la paroi abdominale. La stomie doit être préférée pour une NE de durée prévisible supérieure à un mois, en particulier pour la NE à domicile (confort, esthétisme, vie sociale). La gastrostomie peut être posée par voie endoscopique ou radiologique ou, plus rarement, chirurgicale. La jéjunostomie est le plus souvent posée par voie chirurgicale, notamment au cours de chirurgies digestives.

3. Solutions nutritives

Ce sont des mélanges industriels complets (macro- et micronutriments) conditionnés en poche ou flacon plastique, en volume de 500, 1 000 ou 1 500 mL. Il existe une grande variété de solutions nutritives permettant d'adapter au mieux les apports aux besoins protéinoénergétiques du patient. Elles peuvent être normoénergétiques (1 000 kcal/L) ou hyperénergétiques (1 500 kcal/L), normoprotidiques (15 % de l'apport énergétique total) ou hyperprotidiques (20 % de l'apport énergétique total). En plus de protéines, de glucides et de lipides, elles contiennent toujours des minéraux, des vitamines et des oligoéléments.

Il existe aussi des solutions nutritives spécifiquement formulées pour certaines pathologies.

4. Modalités pratiques

La mise en place d'une NE nécessite une hospitalisation de quelques jours pour mettre en place la sonde, évaluer la tolérance, éduquer le patient et/ou la famille en cas de retour à domicile).

a. Initiation

L'initiation de la **NE doit être prudente** en commençant chez l'adulte avec un débit et un volume peu importants (250 à 500 mL d'une solution normoénergétique, à un débit de 25 à 100 mL/h), notamment en cas de dénutrition importante ou de jeûne prolongé ou encore s'il existe des troubles de la conscience et des risques d'inhalation. Puis, le débit et le volume sont augmentés progressivement selon la tolérance pour atteindre les apports protéinoénergétiques souhaités en 3–4 jours, voire 7–10 jours en cas de dénutrition sévère (prévention du syndrome de renutrition inappropriée (voir *infra* V.H), cf §H). **En théorie, le débit d'administration ne doit pas dépasser le débit pylorique physiologique**, soit 3 kcal/min (soit 180 mL/h pour une solution normoénergétique). Chez l'enfant, les débits seront adaptés à l'âge et au poids ; à titre indicatif, chez le nourrisson < 50mL/h, chez l'enfant < 150 mL/h, mais la tolérance peut être extrêmement variable d'un enfant à l'autre.

La NE doit être administrée chez un patient en position assise, ou au minimum demi-assise, avec une inclinaison de 30°.

b. Mode d'administration

- Par gravité : le débit est réglé manuellement avec la molette de la tubulure.
- **par pompe** (ou régulateur de débit) : elle est utile **chaque fois qu'un débit lent et régulier est nécessaire** en raison du risque de reflux ou de troubles digestifs (stade initial de la renutrition, pathologie digestive, NE nocturne, NE en site jéjunal, sujets à haut risque d'inhalation, réanimation). Chez l'enfant, la NE doit obligatoirement être distribuée par pompe compte tenu du risque d'inhalation en cas de passage trop rapide accidentel par gravité.

c. Rythme d'administration

L'administration de la NE peut se faire :

- en continu : la NE continue consiste à administrer la solution nutritive 22–24 heures sur 24. Elle est peu utilisée sauf en réanimation ou en cas de troubles digestifs importants ou encore dans certains troubles métaboliques (glycogénoses) ;
- en cyclique : il est **préférable de choisir une NE cyclique** avec des intervalles libres sans instillation. Elle laisse plus d'autonomie au patient. Elle est plus physiologique avec des temps de repos digestif et une réduction de la contamination bactérienne du tube digestif. La NE cyclique peut être nocturne, la solution nutritive étant administrée la nuit sur 8 à 14 heures (selon le volume), avec une pompe. Si le malade n'est pas à grand risque d'inhalation, et s'il est d'accord, c'est la modalité d'administration à préférer quand la NE vient en complément d'une alimentation orale insuffisante, car elle n'entraîne pas de sensation de satiété gênant la prise des repas et laisse au patient son autonomie diurne.

5. Surveillance

Lors d'une NE, il convient d'évaluer :

- la tolérance de la sonde : bonne fixation de la sonde, état du nez (rougeur, douleur, ulcération) présence de signes ORL (otalgie, douleur sinusienne ou pharyngée), état cutané au niveau des stomies (infection, fuite, etc.) ;
- la tolérance de la NE : tolérance haute (toux au passage de la NE évoquant un reflux, vomissement), tolérance basse (diarrhée, constipation, douleurs abdominales, ballonnements), état d'hydratation, paramètres biologiques (ionogramme sanguin, créatinine, glycémie, phosphorémie) ;
- l'efficacité nutritionnelle : observance de la NE, évolution du poids et de l'état nutritionnel en général, albuminémie (1 fois par mois), transthyrétinémie (1 fois par semaine), détection et correction des éventuelles carences en vitamines et oligoéléments ;
- l'évolution de la pathologie et des apports alimentaires oraux pour réadapter si besoin la NE.Ⓑ

Ⓒ *6. Principales complications*

Les principales complications de la NE sont représentées par :

- la **pneumopathie d'inhalation** : complication la plus grave, elle est liée au reflux du liquide nutritif dans les voies respiratoires ; les patients les plus à risque sont les nourrissons, les patients âgés, neurologiques et de réanimation ;

- la **diarrhée** : complication la plus fréquente, notamment en milieu hospitalier, elle touche en moyenne 40 % des patients adultes. Elle se définit par l'émission de plus de deux selles molles ou liquides par jour, pendant plus de 2 jours. Elle conduit souvent à diminuer, voire arrêter, la NE et retarde en conséquence la prise en charge ;
- la constipation, qui se définit par l'émission de moins d'une selle tous les trois jours ou l'émission difficile de selles dures. Elle touche plus particulièrement le sujet âgé, grabataire ou atteint d'une pathologie neurologique ;
- les complications des sondes : il peut s'agir de complications mécaniques telles que la fausse route lors de la pose d'une sonde nasale, le retrait ou la chute de la sonde, l'obstruction d'autant plus que la sonde est de petit calibre (sonde nasale ou de jéjunostomie) ou de complications inflammatoires ou infectieuses telles qu'otite, sinusite, pharyngite, parotidite et œsophagite avec les sondes nasales, infection péristomiale avec les sondes de gastrostomie.

Une bonne connaissance des facteurs de risques et des causes et l'application des mesures préventives permettent de limiter la morbidité de la technique (tableau 10.8).

Tableau 10.8. Principales complications de la nutrition entérale.

Complication	Facteurs de risque/causes	Prévention/conduite à tenir
Pneumopathie d'inhalation	– Reflux gastro-œsophagien – Troubles de la vidange gastrique – Troubles de la déglutition – Troubles de la conscience – Déplacement des sondes nasogastriques avec remontée dans l'œsophage	– Position assise ou demi-assise (30°) pendant le passage de la NE et jusqu'à 1 heure après – Chez l'enfant : condition inapplicable en pratique et NE le plus souvent durant le sommeil – Position antropylorique de la sonde : à vérifier à la pose par radiographie ; bonne position à vérifier à chaque branchement de NE (fixation en place, repère sur la sonde) – Chez l'enfant : test d'injection d'air avec écoute au stéthoscope + aspiration de liquide gastrique généralement préféré au contrôle radiographique (risque d'irradiation et arrachages répétés de sonde avec reposes fréquentes) – Début prudent de la NE : débit et volume faibles, avec augmentation progressive selon la tolérance – Chez un patient à risque : pompe obligatoire, pas de NE nocturne, prokinétiques et administration en site jéjunal à discuter
Diarrhée	– Liée à la NE elle-même : défaut d'hygiène (sonde, tubulures), débit de passage trop rapide non régulé, altération du produit (problème de stockage, ajout inapproprié), dysbiose intestinale, etc. – Liée aux traitements : antibiotiques, antisécrétoires gastriques, laxatifs, chimiothérapie, excipients non absorbables, etc. – Liée à des pathologies qu'il faut savoir rechercher : colite pseudomembraneuse, colite ischémique, fécalome, etc. La recherche des toxines de *Clostridium difficile* dans les selles doit être systématique	– Traiter la cause si elle est identifiée – Ralentir le débit – Changer la solution nutritive, notamment pour une solution contenant certaines fibres solubles – Prescrire des ralentisseurs du transit et/ou des adsorbants et/ou certains probiotiques
Constipation	– Hydratation insuffisante – Inactivité physique – Certains médicaments (morphiniques, codéine, etc.)	– Assurer une hydratation suffisante – Solutions nutritives avec fibres (solubles et insolubles) – Prescription de laxatifs, en privilégiant les laxatifs non irritants (lactulose ou polyéthylène glycol)

NE : nutrition entérale. ©

F. Nutrition parentérale

Ⓑ La NP est un traitement nutritionnel qui consiste en l'administration **par voie veineuse** de solutions nutritives

1. Indications

La NP est indiquée dans certains cas précis (tableau 10.9). Lorsque la progression en matière d'apports en NE est trop lente du fait d'une mauvaise tolérance, il y a indication à une nutrition combinée (NE + NP).

Tableau 10.9. Indications de la nutrition parentérale.

Non-indication de la NE = insuffisance intestinale	– Grêle court organique (résection) :
	  – infarctus/infarcissement mésentériques
	  – entérite radique
	  – maladie de Crohn
	  – postentérocolite ulcéronécrosante du prématuré
	  – postchirurgie pour malformation congénitale (atrésie du grêle)
	  – fistule grêlique à haut débit
	  – jéjunostomie à moins d'un mètre de l'angle de Treitz
	– Grêle court fonctionnel :
	  – POIC
	  – atrophie villositaire, mucite sévère

Contre-indication de la NE	– Occlusion intestinale extrinsèque ou intrinsèque non-candidate à une endoprothèse – Abcès à point de départ digestif
Impossibilité de mise en œuvre de la NE	– Refus d'un malade préalablement informé par un personnel expert et convaincu – Ablations répétées de la sonde
Mauvaise tolérance de la NE	– Pneumopathie d'inhalation – Diarrhée sévère

NE : nutrition entérale ; POIC : pseudo-obstruction intestinale chronique.

2. Abords vasculaires

La NP peut être administrée :

- par voie périphérique sur une veine du bras : nutrition de courte durée (< 10 jours) et besoins protéinoénergétiques réduits ;
- par **voie centrale** : la voie veineuse est posée **dans le système cave supérieur** (ou rarement inférieur) ; il peut s'agir :
  - d'un cathéter veineux central posé par voie sous-clavière ou jugulaire ; si la NP est poursuivie au-delà d'un mois, il est recommandé de tunnelliser l'extrémité proximale du cathéter sous la peau afin de diminuer le risque infectieux,
  - d'un cathéter central implanté par voie périphérique (*peripherally inserted central catheter* [PICC]),
  - d'un dispositif veineux implantable (chambre implantable [Port-a-Cath®]).

3. Modalités d'administration

La NP peut être administrée de manière continue ou cyclique, impérativement à l'aide d'un **régulateur de débit avec alarme**. La progression des apports est la même qu'en NE. En cas de NP cyclique, il est recommandé de réaliser des paliers progressifs de débit à chaque branchement et débranchement (baisse ou remontée par deux paliers de 30 minutes, voire de 1 à 2 heures en cas de mauvaise tolérance glucidique et cardiovasculaire, en diminuant [ou augmentant] le débit par deux).

4. Solutions nutritives

Elles ont le **statut de médicament** et une autorisation de mise sur le marché (AMM). Le plus souvent, ce sont les solutions fabriquées par l'industrie qui sont prescrites; elles peuvent, pour la plupart, être délivrées en ville pour la nutrition parentérale à domicile.

Certaines pharmacies hospitalières peuvent fabriquer des solutions nutritives à la carte sur prescription médicale; ces préparations magistrales sont prescrites essentiellement en pédiatrie, ou chez l'adulte avec grêle court dépendant d'une nutrition parentérale.

La source des glucides est du glucosé; celle d'azote est une solution d'acides aminés libres (qui intègre l'ensemble des acides aminés essentiels) et celle des lipides est une émulsion de triglycérides et phospholipides.

Les solutions industrielles sont conditionnées en poches plastiques compartimentées, reconstituables de façon stérile avant administration. Il existe des formules binaires (acides aminés et glucose) et surtout des formules ternaires (acides aminés, glucose et lipides), les plus utilisées.

Il est nécessaire d'**ajouter des micronutriments** (vitamines et oligoéléments) qui sont, à l'inverse des poches de NE, toujours absents des poches industrielles de NP. En effet, certaines carences en vitamines et oligoéléments peuvent entraîner une morbimortalité importante (syndrome de renutrition inappropriée, béribéri, encéphalopathie de Gayet-Wernicke, syndrome de Korsakoff, etc.).Ⓑ

Ⓒ 5. Complications

a. Complications mécaniques

- Liées à la pose du cathéter : pneumothorax, hémothorax, perforation veineuse ou artérielle, malposition.
- Thrombose veineuse.
- Obstruction du cathéter.

b. Complications infectieuses

L'infection de la ligne vasculaire a une incidence comprise entre 0,1 et 1,5 cas par patient et par année de NP. On estime que 10 % des cathéters (court et long termes) s'infectent.

La voie de contamination est principalement cutanée ou passe par des manipulations de la ligne, avec une prédominance des staphylocoques coagulase négative. L'extrémité endovasculaire du cathéter peut également être contaminée à partir de n'importe quel foyer septique.

Les facteurs de risque sont les cathéters en polyéthylène ou en chlorure de polyvinyle, les âges extrêmes, l'immunosuppression, le site fémoral et, surtout, le nombre de manipulations du cathéter.

Tout signe septique chez un malade en NP doit conduire à suspecter le diagnostic d'infection de la ligne vasculaire. Le diagnostic est confirmé par un différentiel de temps de pousse entre hémocultures centrales et périphériques de plus de 2 heures.

Un cathéter de courte durée infecté doit être retiré. Un cathéter de longue durée doit être si possible maintenu en ayant recours à des verrous antibiotiques, en l'absence de sepsis sévère et en l'absence d'infection à staphylocoques dorés.

La prévention fait appel à la tunnellisation du cathéter au-delà d'un mois, à l'utilisation exclusive du cathéter pour la NP, à la limitation des manipulations, au rinçage avant et après NP en cas de NP cyclique et surtout au respect d'une **asepsie stricte lors des manipulations**.

c. Complications métaboliques

Les principales complications métaboliques de la NP sont résumées dans le tableau 10.10.

Tableau 10.10. Complications métaboliques de la nutrition parentérale.

Complication	Causes	Conséquences	Prévention
Hyperglycémie	– Diabète déséquilibré – Débit trop élevé – Apport de glucose trop important – Insulinorésistance liée à l'agression	– Déshydratation par diurèse osmotique – Coma hyperosmolaire – Décompensation respiratoire chez l'insuffisant respiratoire par hyperproduction de CO_2 – Stéatose hépatique – Hypertriglycéridémie – Immunodépression	– Association systématique de lipides – Surveillance glycémie capillaire (« dextro ») (toutes les 4–6 h initialement) – Adaptation du débit à la glycémie capillaire (6,1–10 mmol/L) – Apport maximal de glucose 400 g/j chez l'adulte
Hypertriglycéridémie	– Terrain insulinorésistant (surpoids, stress agression…) – Apports lipidiques trop importants	– Stéatose hépatique – Cholestase	– Surveillance du bilan lipidique (1 fois par semaine initialement) – Apport lipidique maximal 60 g/j chez l'adulte
Ostéopénie Ostéoporose	– Calciurie augmentée surtout après cyclisation – Apports phosphocalciques insuffisants – Carence en vitamine D	– Hyperparathyroïdie – Fractures et tassements vertébraux – Néphrocalcinose	– Surveillance du rapport urinaire Ca/créatinine (< 2) – Apports de Ca et P en quantité et ratio adaptés – Surveillance de la 25–OH vitamine D

25–OH vitamine D : 25-hydroxyvitamine D ; Ca : calcium ; P : potassium.

d. Autres complications

Il s'agit d'une décompensation d'une insuffisance cardiaque ou respiratoire, ou de l'aggravation d'une insuffisance rénale.Ⓒ

Ⓑ G. Nutrition périopératoire

Parmi les indications du support nutritionnel, la phase périopératoire fait l'objet d'un consensus pour l'évaluation et la prise en charge nutritionnelles, en fonction de l'existence d'une dénutrition latente ou patente mais aussi du risque de morbidité de la chirurgie (élevé en cas de chirurgie ouverte et/ou sur le tube digestif haut).

Le tableau 10.11 présente les indications de prise en charge périopératoire selon le **grade nutritionnel** des patients en cas de chirurgie programmée ; dans les situations d'urgence, la prise en charge débutera en postopératoire.

Dans tous les cas, en l'absence d'occlusion, il est recommandé de permettre la poursuite d'une alimentation orale solide jusqu'à 6 heures et liquide jusqu'à 2 heures avant l'intervention. L'ingestion de liquide sucré 2 heures avant l'intervention diminue les complications.

En cas de chirurgie digestive carcinologique, il est indiqué de prescrire une immunonutrition contenant de l'arginine et des ω-3 (CNO Oral Impact® ou NE Impact Enteral®) pendant 5 à 7 jours en préopératoire que le patient soit ou non dénutri ; cette immunonutrition diminue la morbidité postopératoire, notamment infectieuse.

Tableau 10.11. Prise en charge nutritionnelle périopératoire chez l'adulte, en fonction du grade nutritionnel.

GN	GN1	GN2		GN3	GN4
État nutritionnel	Pas de dénutrition ni risque	Pas de dénutrition ni risque	Pas de dénutrition mais à risque	Dénutrition patente	Dénutrition patente
Risque de morbidité de la chirurgie	Faible	Élevé	Faible ou élevé	Faible	Élevé
Prise en charge préopératoire	Non	Conseils diététiques et CNO Pas de nutrition artificielle		CNO NA si apports oraux insuffisants	NA pendant au moins 7 à 10 jours (décaler la chirurgie si pas d'urgence)
Prise en charge postopératoire	NA pour une durée d'au moins 7 jours si : – à J7, apports oraux insuffisants (EVA < 7) – prévision d'apports oraux insuffisants sur les 7 premiers jours postopératoires			NA systématique dès les 24 premières heures postopératoires	

CNO : complément nutritionnel oral ; EVA : échelle visuelle ou verbale analogique (de la prise alimentaire) ; GN : grade nutritionnel ; NA : nutrition artificielle ; NE : nutrition entérale.

H. Syndrome de renutrition inappropriée (SRI)

C'est une complication métabolique qui peut survenir **lors de la réintroduction de la nutrition quelle que soit sa forme** (orale, entérale ou parentérale) chez des patients sévèrement dénutris et qui peut être fatale.

Il est caractérisé par une déplétion en électrolytes, une rétention hydrosodée et des troubles de la glycorégulation. Il s'agit essentiellement d'un **déficit aigu en phosphore**, auquel peut s'associer un **déficit en potassium, magnésium et en thiamine**.

Les complications sont essentiellement cardiaques (arythmie, syncope, insuffisance cardiaque aiguë), mettant en jeu le pronostic vital, mais aussi neurologiques (paresthésies, fasciculations, tétanie, paralysies, confusion, encéphalopathie), pulmonaires (insuffisance respiratoire aiguë), neuromusculaires (fatigue et douleurs musculaires, rhabdomyolyse) et hématologiques (anémie hémolytique).

Des règles simples de prévention permettent d'éviter cette complication (fig. 10.3).Ⓑ

Dénutrition de l'enfant

- La prévalence de la dénutrition en pédiatrie est d'environ 30 %, dont 10 % de dénutrition sévère.
- Le jeune enfant est particulièrement à risque de dénutrition : croissance rapide, faibles réserves, accès autonome à la nourriture limité, etc.
- Le dépistage s'appuie sur un IMC inférieur au 3e percentile (– 2 DS) mais la dénutrition doit être confirmée cliniquement.
- La limite inférieure normale de l'IMC de l'enfant varie en fonction de l'âge : valeur minimale de 13 à 5–6 ans, il augmente à 18 à 18 ans.
- Tracer la courbe de croissance pondérale et staturale est indispensable pour dépister la dénutrition, déterminer son ancienneté et évaluer son intensité. Une cassure de la courbe est le signe d'alerte à rechercher.

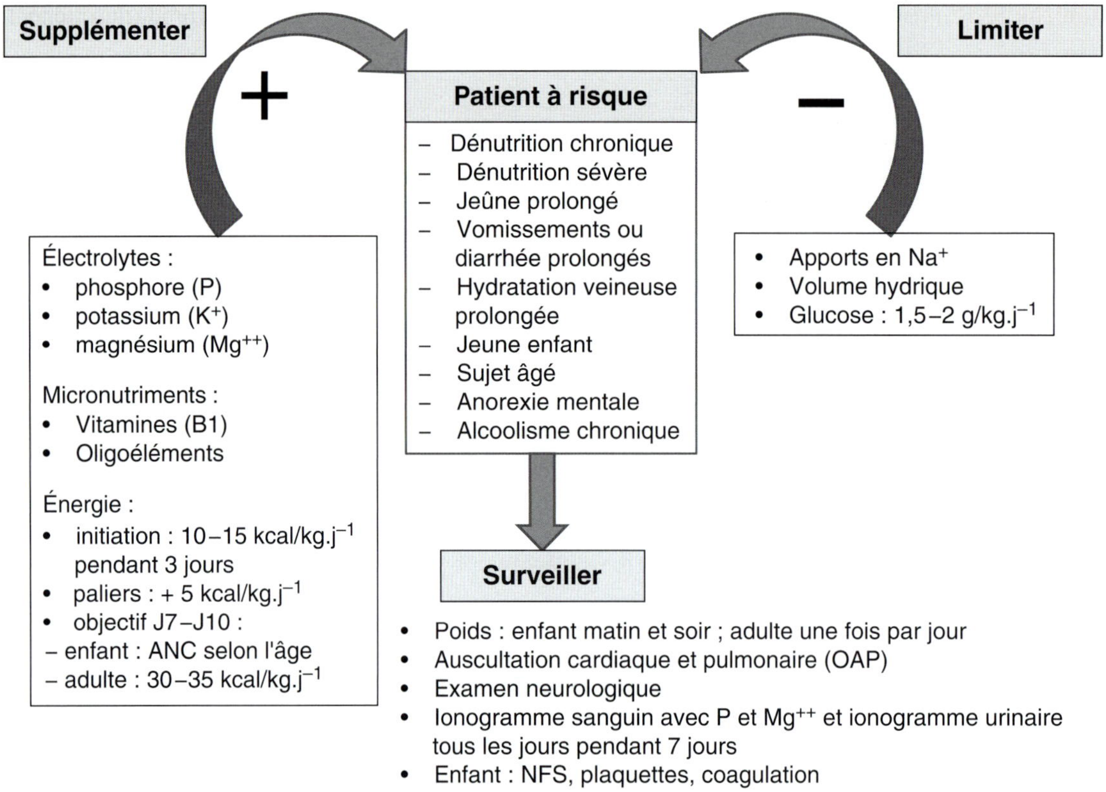

Fig. 10.3. Prévention du syndrome de renutrition inappropriée.
RNP : référence nutritionnelle pour la population.

Points clés

- La dénutrition est définie par un état de déficit en énergie et/ou en protéines et/ou en tout micro- ou macronutriment, produisant un changement mesurable des fonctions corporelles et/ou de la composition corporelle, associé à une aggravation du pronostic des maladies.
- La principale cause de dénutrition dans les pays industrialisés est la maladie. Son incidence en milieu hospitalier est de 30 à 40 % selon les spécialités concernées.
- La dénutrition résulte d'un déséquilibre prolongé et/ou intense de la balance entre les apports (ingesta) et les dépenses (besoins de l'organisme), ces dernières devenant supérieures aux apports.
- La dénutrition entraîne une augmentation de la morbidité, de la mortalité, de la durée de séjour, du nombre de prescriptions (notamment d'antibiotiques) et du coût de l'hospitalisation.
- Le dépistage de la dénutrition doit être précoce dans les 48 premières heures d'hospitalisation.
- Le dépistage de la dénutrition repose sur la recherche de facteurs de risque, l'évaluation des ingesta et l'évaluation de l'état nutritionnel basée sur la mesure du poids et de la taille, le calcul de l'IMC et la recherche d'une perte de poids.
- Le diagnostic de la dénutrition est déterminé par des valeurs seuil pour la perte de poids, l'MC, l'albuminémie et la transthyrétinémie.
- Un support nutritionnel est indiqué lorsque l'alimentation orale spontanée est insuffisante pour couvrir les besoins nutritionnels.
- Le support nutritionnel comporte les conseils diététiques (fractionnement, enrichissement, modification de textures), les CNO, la NE (par voie digestive) et la NP (par voie veineuse).

- La NE doit être préférée à la NP si le tube digestif est fonctionnel en raison de ses avantages en matière de morbidité et de maintien de la trophicité de la muqueuse intestinale notamment.
- La NP doit être réservée aux cas de non-indication (insuffisance intestinale), de contre-indications (occlusion) ou d'échecs de la NE (pneumopathie d'inhalation, diarrhée sévère, refus du patient).
- Les solutions de NP industrielles ne contiennent jamais de vitamines ni d'oligoéléments et doivent donc être supplémentées.
- Les patients à risque de syndrome de renutrition inappropriée doivent être identifiés et les mesures de prévention doivent être connues et mises en œuvre.

Pour en savoir plus

Barras-Moret AC, Guex E, Coti Bertrand P. Pratiques en nutrition. Le syndrome de renutrition inappropriée : la clé du traitement est la prévention. Nutr Clin Metabol 2011 ; 25 : 86–90 [disponible sur], www.sfncm.org

Chambrier C, Sztark F. Recommandations de bonnes pratiques cliniques sur la nutrition périopératoire. Actualisation 2010 de la conférence de consensus de 1994 sur la « Nutrition artificielle périopératoire en chirurgie programmée de l'adulte ». Nutr Clin Metabol 2011 ; 25 : 48–56.

	Abords digestifs pour la nutrition entérale de l'adulte www.sfncm.org ; 2010.
	Pose de sonde naso-gastrique chez l'adulte www.sfncm.org ; 2010.
	Conduite à tenir lors d'une diarrhée sous nutrition entérale www.sfncm.org ; 2010.

CHAPITRE

11

Item 250 – UE 8 – Troubles nutritionnels chez le sujet âgé

Rang	Rubrique	Intitulé connaissance
A	Définition	Connaître les phénotypes nutritionnels de la personne âgée
A	Diagnostic positif	Connaître les spécificités du dépistage et du diagnostic de la dénutrition de la personne âgée
A	Prise en charge	Connaître la stratégie et les objectifs de prise en charge de la dénutrition
B	Prise en charge	Connaître les spécificités de prise en charge de l'obésité de la personne âgée
C	Prise en charge	Savoir prescrire les conseils diététiques adaptés à l'âge

Objectifs pédagogiques **(Bulletin officiel, *2013*)**

- Connaître les particularités nutritionnelles liées à l'âge.
- Connaître les définitions de la sarcopénie, de la fragilité et de la dénutrition du sujet âgé.
- Connaître les intérêts et inconvénients d'une réduction pondérale chez le sujet âgé obèse.
- Savoir dépister et diagnostiquer une dénutrition chez le sujet âgé.
- Savoir proposer une stratégie de prise en charge nutritionnelle à un sujet âgé dénutri.
- Connaître l'intérêt et les modalités de la supplémentation en vitamine D chez le sujet âgé.

I. Particularités nutritionnelles du sujet âgé

Une personne est dite « âgée » après l'âge de 70 ou 75 ans.

Le vieillissement est très hétérogène et on distingue, au sein de la population âgée, des personnes :

- robustes : en bonne santé, parfaitement autonomes ;
- fragiles : avec divers degrés de polypathologie, sans retentissement sur leur autonomie, mais susceptibles d'entrer dans la dépendance à l'occasion d'un événement intercurrent. Ces sujets présentent aussi un risque élevé de chute et de décès. Le dépistage et la prévention de la **fragilité** (tableau 11.1) sont recommandés par la Haute Autorité de santé (HAS) ;
- dépendants : présence de pathologies évoluées avec retentissement sur l'autonomie.

Tableau 11.1. Définitions.

	Définition	Critères diagnostiques
Fragilité	↓ capacités physiologiques de réserve ↓ mécanismes d'adaptation au stress ↑ risque de mortalité, incapacités, chutes, hospitalisation, entrée en institution	≥ 3 critères de Fried : ↓ poids Fatigue inhabituelle : ↓ activité physique ↓ force musculaire ↓ vitesse de marche
Sarcopénie	Sarcopénie probable : ↓ force musculaire Sarcopénie : ↓ force + masse (ou qualité) musculaire Sarcopénie sévère : ↓ force + masse (ou qualité) + performance musculaire	Force musculaire : force de préhension (dynamomètre) ou levers de chaise Masse musculaire : impédancemétrie, absorptiométrie biphotonique, scanner ou IRM Qualité musculaire : biopsie musculaire, TDM, IRM, spectrométrie par résonnance magnétique Fonction musculaire : vitesse de marche, SPPB, TUG
Obésité sarcopénique	IMC ≥ 30 et sarcopénie	
Obèse dénutri	IMC ≥ 30 et un critère de dénutrition	
Dénutrition		– Perte de poids : ≥ 5 % en 1 mois ou ≥ 10 % en 6 mois – IMC < 21 – Albuminémie < 35 g/L – MNA global < 17
Dénutrition sévère		– Perte de poids : ≥ 10 % en 1 mois ou ≥ 15 % en 6 mois – IMC < 18 – Albuminémie < 30 g/L

IMC : indice de masse corporelle ; IRM : imagerie par résonance magnétique ; SPPB : *short physical performance battery* ; TDM : tomodensitométrie ; TUG : Get-up-and-Go test ; MNA® : Mini Nutritional Assessement®.

La prise en charge nutritionnelle, comme l'ensemble des traitements, tiendra compte de l'évaluation globale de la personne âgée et des objectifs que l'on cherche à atteindre.

Effet du vieillissement sur le statut nutritionnel :

- l'IMC augmente avec l'âge, pour atteindre environ 26–27 en moyenne entre 70 et 80 ans ;
- on parle de dénutrition si l'IMC ≤ 21 et d'obésité si l'IMC > 30 ;
- modifications de la composition corporelle au cours du vieillissement : la masse grasse augmente, la masse musculaire diminue. La masse musculaire diminue de 40 % environ entre les âges de 20 et 80 ans ;
- la diminution de la force musculaire, associée à une diminution de la masse (ou qualité) musculaire est appelée **sarcopénie** ; si la diminution de la force et de la masse (ou qualité) musculaire est associée à une diminution de la performance musculaire, la sarcopénie est sévère (tableau 11.1). Elle est responsable des conséquences cliniques fonctionnelles (diminution de la vitesse de marche, difficultés à monter et descendre les escaliers, etc.) ;
- il existe des sujets âgés à la fois obèses et sarcopéniques : c'est l'**obésité sarcopénique** (tableau 11.1), avec un risque de diminution de la mobilité particulièrement important ;
- apports alimentaires : en moyenne, ils diminuent progressivement au cours du vieillissement, en rapport avec la diminution de la dépense énergétique de repos liée à la diminution de la masse musculaire et à la diminution de l'activité physique ;
- appétit : la consommation énergétique diminue au cours du vieillissement : les personnes âgées mangent, en moyenne, moins que les adultes jeunes. En effet, les besoins énergétiques diminuent car l'activité physique et la masse musculaire diminuent avec l'âge. Mais les personnes âgées présentent un défaut de la régulation de l'appétit et de la satiété qui menace

leur stabilité pondérale en cas d'événement intercurrent. Ils présentent ainsi un risque de prise de poids et d'obésité, mais surtout un risque de perte de poids et de **dénutrition** ;

- contrairement aux besoins énergétiques, les besoins protéiques sont plus élevés chez les personnes âgées en bonne santé. Il leur est recommandé de consommer 1 à 1,2 g de protéines/kg de poids corporel pour limiter le risque de sarcopénie et de fragilité ;
- autres : d'autres processus liés au vieillissement sont susceptibles d'avoir un impact sur l'équilibre nutritionnel, tels que la diminution de la perception du goût et de l'odorat, la réduction de production de salive ou les troubles buccodentaires. La constipation atteint les deux tiers de la population âgée, mais seules les formes sévères peuvent avoir un retentissement sur la prise alimentaire.

Ⓑ II. Obésité du sujet âgé

A. Définition

L'obésité se définit par un IMC ≥ 30 chez la personne âgée, comme chez l'adulte.

L'IMC moyen des personnes âgées de 26,5 environ. La notion de « surcharge pondérale », lorsque l'IMC est compris entre 25 et 29,9, est discutée à cet âge.

B. Épidémiologie

La prévalence de l'obésité augmente avec l'âge avec un pic 20–23 % à 55–65 ans, puis diminue progressivement. Après 80 ans, la prévalence est de l'ordre de 16 %.

C. Conséquences

Chez la personne âgée, l'obésité représente à la fois un facteur de risque et un facteur protecteur en fonction des situations et des pathologies.

- Obésité = facteur de risque de :
  - diabète, HTA, dyslipidémie, pathologies cardiovasculaires, insuffisance respiratoire, insuffisance veineuse, arthrose... comme chez le sujet plus jeune. Après 80 ans, le diabète atteint une personne sur 5 et l'HTA une personne sur 4 ;
  - cependant, l'association entre obésité et mortalité (toutes causes ou cardiovasculaire) apparaît comme beaucoup moins forte que chez les adultes jeunes. La morbimortalité semble surtout liée à l'obésité morbide (IMC ≥ 40) ;
  - troubles de la mobilité et dépendance, surtout si une sarcopénie lui est associée (déséquilibre mécanique entre l'excès de poids et une masse musculaire devenue insuffisante).
- Obésité = facteur protecteur ?
  - Diminution du risque de fracture (rôle mécanique protecteur du tissu adipeux en cas de traumatisme, pression stimulante du poids sur la structure osseuse et effet hormonal lié à la transformation des androgènes surrénaliens en œstrogènes par le tissu adipeux).
  - Augmentation de la survie dans des pathologies chroniques avec risque de dénutrition comme l'insuffisance rénale sévère, la bronchopneumopathie chronique obstructive, l'insuffisance cardiaque ou les rhumatismes inflammatoires.
  - En cas d'hospitalisation, la mortalité des patients âgés décrit une courbe en U dont le nadir correspond à un IMC à 30-32.

NB : certains obèses perdent du poids en vieillissant, en rapport avec diverses pathologies (dont certaines liées aux complications de l'obésité). Ils présentent alors au grand âge un poids « normal », des glycémies, une tension artérielle et un bilan lipidique normalisés. La diminution ou l'interruption des traitements hypoglycémiants et/ou antihypertenseurs peut s'avérer nécessaire et certains patients peuvent devenir dénutris (**obèse dénutri**).

D. Prise en charge

- La question est celle du rapport bénéfice/risque d'une perte de poids chez les personnes âgées obèses. Il faudra tenir compte :
  - de l'ancienneté de l'excès pondéral ;
  - du poids actuel par rapport au poids maximum atteint au cours de la vie ;
  - du retentissement de cette obésité ;
  - des comorbidités, de l'autonomie, de la qualité de vie et de l'espérance de vie ;
  - des capacités de la personne âgée à modifier ses habitudes alimentaires.
- Ainsi, il est possible qu'en cas d'obésité récemment constituée, avec un important retentissement métabolique et/ou sur la mobilité, chez une personne de moins de 80 ans, sans comorbidité sévère, dont l'espérance de vie n'est pas particulièrement limitée, une perte de poids modeste (de l'ordre de 3–5 % ?) puisse améliorer le contrôle du diabète, par exemple, ou la symptomatologie douloureuse d'une gonarthrose (l'effet à long terme d'une perte de poids sur la mortalité globale reste indéterminé).
- S'il est prescrit, le programme diététique doit impérativement s'accompagner d'un programme d'activité physique pour limiter la perte de masse musculaire. La forme d'exercice physique la plus efficace pour augmenter la force musculaire est l'exercice contre résistance. Il faut aussi prévenir et traiter une éventuelle ostéoporose.
- Le plus souvent, l'objectif le plus raisonnable est celui d'une stabilité pondérale associée à une activité physique modérée. Il a été montré qu'une activité physique, même modérée, même commencée après l'âge de 75 ans, continue à avoir un effet favorable sur la survie et le maintien de l'autonomie.
- Dans la situation particulière d'une chirurgie orthopédique programmée chez une personne âgée (remplacement articulaire du genou ou de la hanche), la réduction pondérale « préopératoire » n'est plus recommandée ; il n'y a pas de bénéfice en matière de risque opératoire et la rééducation postopératoire risque d'être compromise par une perte musculaire préalable. Ⓑ

III. Dénutrition du sujet âgé

A. Définition

Chez le sujet âgé, la dénutrition est définie par la présence d'au moins un des critères du tableau 11.2 :

Tableau 11.2. Critères diagnostiques de la dénutrition chez le sujet âgé.

	Perte de poids	IMC	Albuminémie	MNA®
Dénutrition	≥ 5 % en 1 mois ou ≥ 10 % en 6 mois	< 21	< 35 g/L	< 17
Dénutrition sévère	≥ 10 % en 1 mois ou ≥ 15 % en 6 mois	< 18	< 30 g/L	

IMC : indice de masse corporelle ; MNA® : Mini Nutritional Assessement®.

- Les limites d'interprétation du poids et de l'albuminémie sont les mêmes que chez l'adulte (variations de l'hydratation pour le poids et l'albuminémie, inflammation pour l'albuminémie, etc.).
- Un IMC > 21 n'exclut pas le diagnostic de dénutrition (par exemple : en cas d'obésité avec perte de poids).
- Le Mini Nutritional Assessment® (MNA®, fig. 11.1) est un outil destiné spécifiquement au dépistage et parfois au diagnostic de la dénutrition chez les sujets âgés. Le MNA global comporte 18 items et le score est calculé sur 30 points. Le MNA®-Short Form comporte 6 items et le score est calculé sur 14 points. Les deux formes du MNA® permettent de classer le sujet comme « non dénutri », « à risque de dénutrition » ou « dénutri ».

Mini Nutritional Assessment
MNA®

Nestlé
NutritionInstitute

Nom :			Prénom :	
Sexe :	Age :	Poids, kg :	Taille, cm :	Date :

Répondez au questionnaire en indiquant le score approprié pour chaque question. Additionnez les points pour obtenir le score de dépistage.

Dépistage

A Le patient a-t-il moins mangé ces 3 derniers mois par manque d'appétit, problèmes digestifs, difficultés de mastication ou de déglutition ?
0 = baisse sévère des prises alimentaires
1 = légère baisse des prises alimentaires
2 = pas de baisse des prises alimentaires ☐

B Perte récente de poids (<3 mois)
0 = perte de poids >3 kg
1 = ne sait pas
2 = perte de poids entre 1 et 3 kg
3 = pas de perte de poids ☐

C Motricité
0 = au lit ou au fauteuil
1 = autonome à l'intérieur
2 = sort du domicile ☐

D Maladie aiguë ou stress psychologique au cours des 3 derniers mois ?
0 = oui 2 = non ☐

E Problèmes neuropsychologiques
0 = démence ou dépression sévère
1 = démence légère
2 = pas de problème psychologique ☐

F1 Indice de masse corporelle (IMC) = poids en kg / (taille en m)^2
0 = IMC <19
1 = $19 \leq$ IMC <21
2 = $21 \leq$ IMC <23
3 = IMC ≥ 23 ☐

SI L'IMC N'EST PAS DISPONIBLE, REMPLACER LA QUESTION F1 PAR LA QUESTION F2.
MERCI DE NE PAS RÉPONDRE À LA QUESTION F2 SI LA QUESTION F1 A ÉTÉ COMPLÉTÉE.

F2 Circonférence du mollet (CM) en cm
0 = CM<31
3 = CM≥31 ☐

Score de dépistage
(max. 14 points) ☐☐

12–14 points :	état nutritionnel normal
8–11 points :	à risque de dénutrition
0–7 points :	dénutrition avérée

Fig. 11.1. Mini Nutritional Assessment®.

Source : Vellas B, Villars H, Abellan G, et al. Overview of the MNA® - Its History and Challenges. *J Nutr Health Aging* 2006;10 : 456–465.
Rubenstein LZ, Harker JO, Salva A, Guigoz Y, Vellas B. Screening for Undernutrition in Geriatric Practice : Developing the Short-Form Mini Nutritional Assessment (MNA-SF). *J Geront* 2001 ; 56A : M366–377.
Guigoz Y. The Mini-Nutritional Assessment (MNA®) Review of the Literature - What does it tell us? *J Nutr Health Aging* 2006 ; 10 : 466–487.
Kaiser MJ, Bauer JM, Ramsch C, et al. Validation of the Mini Nutritional Assessment Short-Form (MNA®-SF) : A practical tool for identification of nutritional status. *J Nutr Health Aging* 2009 ; 13 : 782–788.
® Société des Produits Nestlé S.A., Vevey, Switzerland, Trademark Owners.
© Nestlé, 1994, Revision 2009. N67200 12/99 10M. www.mna-elderly.com.

B. Épidémiologie

- La prévalence de la dénutrition est estimée à :
  - 4–10 % chez les sujets âgés vivant à domicile;
  - 15–40 % en institution;
  - 30–70 % à l'hôpital.
- Au domicile :
  - s'y observe le plus grand nombre de personnes âgées dénutries (400 000 personnes en France);
  - la dénutrition y est plus fréquente chez les patients qui requièrent des aides à domicile (25 à 30 %).

C. Conséquences (fig. 11.2)

- Mortalité. À domicile par exemple, une perte de poids de 5 kg entraîne un risque de décès multiplié par 2 dans les 5 ans qui suivent.
- Risque d'infections, troubles de la marche, chutes, fractures et escarres.
- Apparition ou aggravation d'une sarcopénie ou d'une fragilité, risque de dépendance, détérioration de la qualité de vie. Augmentation des coûts médicaux.

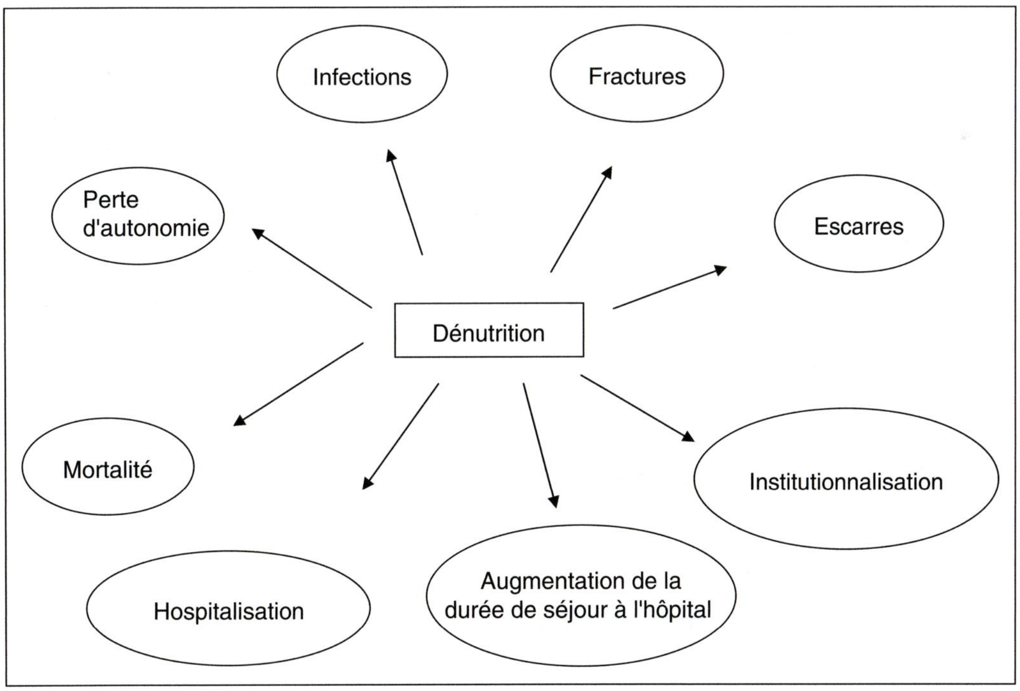

Fig. 11.2. Conséquences de la dénutrition.

D. Dépistage de la dénutrition

Il repose sur :

- la recherche des facteurs de risque de dénutrition :
  - comme chez l'adulte jeune : cancers, insuffisances d'organe sévères (cardiaque, respiratoire, rénale et hépatique), les pathologies digestives responsables de malabsorption ou de maldigestion et les pathologies inflammatoires ou infectieuses chroniques (pathologie rhumatismale, tuberculose, etc.) qui peuvent entraîner une dénutrition à tout âge,
  - plus spécifiquement chez les personnes âgées : ils sont résumés dans le tableau 11.3 ;
- l'évaluation de l'appétit et des apports alimentaires ;
- la mesure du poids, le calcul de la perte de poids ;
- le calcul de l'IMC ;
- la forme courte du MNA®.

Tableau 11.3. Facteurs de risque de dénutrition chez la personne âgée.

Psycho-socio-environnementaux	Toute affection aiguë ou décompensation d'une pathologie chronique	Traitements médicamenteux au long cours
– Isolement social – Deuil – Difficultés financières – Maltraitance – Hospitalisation – ChangemTent des habitudes de vie : entrée en institution	– Douleur – Pathologie infectieuse – Fracture entraînant une impotence fonctionnelle – Intervention chirurgicale – Constipation sévère – Escarres	– Polymédication – Médicaments entraînant une sécheresse de la bouche, une dysgueusie, des troubles digestifs, une anorexie, une somnolence, etc. – Corticoïdes au long cours
Troubles buccodentaires	**Régimes restrictifs**	**Syndromes démentiels et autres troubles neurologiques**
– Troubles de la mastication – Mauvais état dentaire – Appareillage mal adapté – Sécheresse de la bouche – Candidose oropharyngée – Dysgueusie	– Sans sel – Amaigrissant – Diabétique – Hypocholestérolémiant – Sans résidu au long cours	– Maladie d'Alzheimer – Autres démences – Syndrome confusionnel – Troubles de la vigilance – Syndrome parkinsonien
Troubles de la déglutition	**Dépendance pour les actes de la vie quotidienne**	**Troubles psychiatriques**
– Pathologie ORL – Pathologie neurologique dégénérative ou vasculaire	– Dépendance pour l'alimentation – Dépendance pour la mobilité	– Syndrome dépressif – Troubles du comportement

E. Prise en charge nutritionnelle

- Évaluation clinique globale pour :
  - identifier et prendre en charge les facteurs étiologiques de la dénutrition ;
  - ou, le cas échéant, avoir une réflexion éthique et poser les limites de la prise en charge nutritionnelle : si un ou plusieurs de ces facteurs sont inaccessibles au traitement (pathologie chronique au stade terminal), les objectifs de la prise en charge nutritionnelle peuvent être recentrés sur le plaisir, le confort et/ou l'aspect relationnel des repas.

- Des objectifs protéinoénergétiques :
  - apports énergétiques de 30 à 40 kcal/kg/j ;
  - apports protidiques de 1,2 à 1,5 g de protéines/kg/j.
- Si quantifier précisément les apports protéinoénergétiques s'avère difficile à réaliser, les repères alimentaires du PNNS permettent de structurer la prise en charge nutritionnelle (tableau 11.4).
- La prise de poids est le meilleur signe de renutrition. L'arrêt de l'amaigrissement peut parfois représenter un premier objectif.

Ⓑ**Tableau 11.4. Repères alimentaires pour la personne âgée fragile.**

Fruits et légumes	→	au moins 5 par jour
Pains et autres aliments céréaliers, pommes de terre et légumes secs	→	à chaque repas selon l'appétit
Lait et produits laitiers	→	3 ou 4 par jour
Viandes Poissons et produits de la pêche Œufs	→	2 fois par jour
Matières grasses ajoutées	→	sans en abuser
Produits sucrés	→	sans en abuser
Boissons	→	1 litre à 1,5 litre par jour
Sel	→	pas de conseil spécifique
Activité physique	→	bouger chaque jour, le plus possible

1. Différents modes de prise en charge nutritionnelle

- La prise en charge nutritionnelle orale doit être privilégiée. Elle est le plus souvent utile et suffisante. Elle comporte :
  - des conseils nutritionnels ;
  - une aide à la prise alimentaire ;
  - une alimentation enrichie ;
  - des compléments nutritionnels oraux pris en charge dans le cadre de la liste des produits et prestations remboursables (LPPR).
- La nutrition entérale sera envisagée dans les situations ou l'alimentation orale s'avère impossible ou insuffisante.
- La nutrition parentérale est réservée aux situations d'occlusion, de malabsorption ou l'échec d'une nutrition entérale bien conduite.

2. Choix des modalités de prise en charge nutritionnelle

- Le choix des modalités de prise en charge nutritionnelle est résumé dans le tableau 11.5.
- En dehors des situations qui contre-indiquent l'alimentation par voie orale, il est recommandé de commencer prioritairement la prise en charge nutritionnelle par des conseils nutritionnels et une alimentation enrichie. La complémentation nutritionnelle orale (CNO) est envisagée en cas d'échec de ces mesures ou d'emblée chez les malades présentant d'une dénutrition sévère.
- La nutrition entérale peut être envisagée en première intention, en cas de dénutrition sévère associée à des apports alimentaires effondrés, ou en deuxième intention, en cas d'échec de la prise en charge nutritionnelle orale.

Tableau 11.5. Stratégie de prise en charge nutritionnelle.

	Statut nutritionnel		
Apports alimentaires spontanés	Normal	Dénutrition	Dénutrition sévère
Normaux	Surveillance	Conseils diététiques Alimentation enrichie Réévaluation à 1 mois	Conseils diététiques Alimentation enrichie Réévaluation à 15 j En cas d'échec : CNO
Diminués mais supérieurs à la moitié de l'apport habituel	Conseils diététiques Alimentation enrichie Réévaluation à 1 mois	Conseils diététiques Alimentation enrichie Réévaluation à 15 j en cas d'échec CNO	Conseils diététiques Alimentation enrichie et CNO Réévaluation à 1 semaine en cas d'échec de la NE
Très diminués, inférieurs à la moitié de l'apport habituel	Conseils diététiques Alimentation enrichie Réévaluation à 15 j En cas d'échec : CNO	Conseils diététiques Alimentation enrichie et CNO Réévaluation à 1 semaine en cas d'échec de la NE	Conseils diététiques Alimentation enrichie et NE d'emblée Réévaluation[1] à 1 semaine

CNO : compléments nutritionnels oraux ; NE : nutrition entérale. Ⓑ

Ⓒ 3. Prise en charge nutritionnelle orale

- Il est recommandé de :
  - suivre les conseils nutritionnels pour les personnes âgées (tableau 11.4) ;
  - augmenter la fréquence des prises alimentaires dans la journée (repas + collations) ;
  - enrichir l'alimentation (tableau 11.6) ;
  - éviter une période de jeûne nocturne trop longue (> 12 heures) ;
  - privilégier des produits riches en énergie et/ou en protéines ;
  - adapter les menus aux goûts de la personne et adapter la texture des aliments à ses capacités de mastication et de déglutition ;
  - organiser une aide technique et/ou humaine au repas en fonction du handicap de la personne ;
  - proposer les repas dans un environnement agréable.

Tableau 11.6. Modalités d'enrichissement des repas.

Poudre de lait Lait concentré entier	3 cuillères à soupe (environ 20 g) apportent environ 8 g de protéines
Poudre de protéines (1 à 3 cuillères à soupe/j)	1 cuillère à soupe (environ 5 g) apporte environ 5 g de protéines
Fromage râpé/fromage fondu type crème de gruyère	20 g de gruyère = environ 5 g de protéines 1 crème de gruyère de 30 g = environ 4 g de protéines
Œufs	1 jaune d'œuf = environ 3 g de protéines
Crème fraîche épaisse	1 cuillère à soupe (environ 25 g) = environ 80 kcal
Beurre fondu/huile	1 cuillère à soupe (environ 10 g) = environ 75 à 90 kcal

- Il n'existe pas de CNO spécifiquement élaboré pour les personnes âgées. Prescrire les produits :
  - hyperénergétiques (≥ 1,5 kcal/mL ou g) ;
  - hyperprotidiques (protéines ≥ 7,0 g/100 mL ou 100 g, ou protéines ≥ 20 % de l'apport énergétique du produit).

- Les CNO prescrits doivent atteindre au moins 400 kcal/j et/ou de 30 g/j de protéines.
- La prescription des CNO est efficace pour améliorer le statut nutritionnel des personnes âgées, et, à l'hôpital, de réduire les complications et la mortalité. Lorsqu'ils sont prescrits à la sortie de l'hospitalisation, pour une période de 2 à 4 mois, ils participent à stabiliser ou améliorer le poids.

4. Médicaments adjuvants

L'α-cétoglutarate d'ornithine est une molécule dont les propriétés sont de limiter le catabolisme protéique musculaire, la diminution de glutamine musculaire et le déficit de la balance azotée. Ce produit possède une autorisation de mise sur le marché (AMM) comme adjuvant chez le sujet âgé dénutri. La durée du traitement ne doit pas dépasser 8 semaines, et être accompagnée d'apports protéinoénergétiques suffisants.

5. Micronutriments

Les personnes âgées, en particulier les personnes âgées institutionnalisées et/ou dénutries, représentent une population à risque de carences en micronutriments.

En dehors de la vitamine D, ou de carence profonde, aucune étude de supplémentation n'a pour l'instant montré de bénéfice clinique à une supplémentation en micronutriment. Il reste néanmoins raisonnable, sans entraîner de risque particulier, de proposer une complémentation en micronutriments au début de la prise en charge d'une dénutrition, aux doses des apports nutritionnels conseillés.Ⓒ

Ⓑ 6. Activité physique

Les prescriptions nutritionnelles doivent s'accompagner d'un encouragement à pratiquer de l'activité physique, éventuellement encadrée par un kinésithérapeute et/ou un éducateur d'activité physique adaptée. Cette activité physique permettra à la fois de potentialiser l'efficacité du programme de renutrition et d'améliorer l'autonomie.

7. Surveillance nutritionnelle

- Poids.
- Apports alimentaires (ingesta).
- Albumine : le dosage de l'albuminémie est recommandé pour évaluer l'efficacité de la renutrition, sauf si l'albuminémie initiale est normale. Cependant, il n'est pas nécessaire de le répéter plus d'une fois par mois, en dehors de situations particulières.

8. Aides à domicile

- Aide-ménagère et/ou l'auxiliaire de vie sociale peuvent faire les courses, préparer les repas, aider à la prise des repas.
- Le portage des repas est organisé par certaines mairies, associations ou entreprises commerciales.
- Pour la prise en charge financière de ces aides, interviennent l'allocation personnalisée d'autonomie (APA), l'aide sociale départementale et, éventuellement, les caisses de retraite et certaines mutuelles.
- À l'hôpital, le comité de liaison alimentation et nutrition (CLAN) et les unités transversales de nutrition (UTN) ont pour mission de participer à l'amélioration de la prise en charge nutritionnelle des malades et à la qualité de l'ensemble de la prestation alimentation-nutrition.

IV. Activité physique chez la personne âgée

Certaines personnes restent physiquement actives jusqu'à un âge avancé. Cependant, en moyenne, l'activité physique diminue et la sédentarité augmente avec l'âge.

- Que les personnes âgées soient en bonne santé, fragiles, sarcopéniques, obèses ou dénutries, elles doivent être encouragées à pratiquer une activité physique régulière, adaptée à leurs capacités.
- Chez les personnes âgées sarcopéniques l'exercice physique en résistance, d'intensité croissante, au rythme de deux à trois séances par semaine, améliore la force et la performance musculaire.
- L'activité physique adaptée est conseillée pour les personnes vieillissantes vivant à domicile, dans un objectif de prévention de la dépendance. Elle peut aussi être proposée aux personnes âgées dénutries ou à risque de dénutrition pendant une hospitalisation et/ou après une hospitalisation, pour limiter la perte d'autonomie et améliorer la convalescence. Elle peut être prescrite par un médecin chez les patients atteints d'une affection de longue durée (décret n° 2016-1990 du 30 décembre 2016).

V. Vitamine D

- La carence en vitamine D est très fréquente chez les personnes âgées, quelle que soit leur situation clinique (robuste, fragile, dépendante, dénutrie ou obèse).
- La supplémentation en vitamine D est efficace pour prévenir le risque de fracture et le risque de chute chez les personnes âgées (la carence en vitamine D entraîne une faiblesse musculaire qui favorise les chutes).
- Une supplémentation à la dose de 800 à 1 000 UI/jour (ou 50 000 UI tous les mois, ou 100 000 UI tous les 2 à 3 mois) est conseillée pour toutes les personnes âgées de plus de 65 ans, sans dosage préalable. Des posologies plus élevées pourraient être néfastes. Ⓑ

Points clés

- Le vieillissement fragilise l'équilibre nutritionnel : il y a un risque important de sarcopénie, de fragilité, de dénutrition et d'obésité.
- Les besoins protéiques sont plus élevés chez le sujet âgé en bonne santé que chez l'adulte jeune : 1 à 1,2 g de protéines/kg/jour.
- L'obésité se définit par un IMC ≥ 30 chez la personne âgée, comme chez l'adulte. Sa prévalence est d'environ 16 %.
- En cas d'obésité, le maintien d'un poids stable et l'augmentation de l'activité physique sont souvent les objectifs les plus raisonnables. En effet, la perte de poids réduit la masse et la force musculaire, entraînant un risque de sarcopénie et de troubles de la mobilité.
- Le dépistage et la prise en charge de la dénutrition concernent les personnes âgées vivant à domicile (5 à 10 %), en EHPAD (15–40 %) ou en cas d'hospitalisation (30–70 %). Les conséquences de la dénutrition sont particulièrement sévères chez les personnes âgées.
- En cas de dénutrition, les apports recommandés sont de 1,2–1,5 g de protéines/kg/jour et de 30–40 kcal/kg/j.
- Toutes les personnes âgées doivent être encouragées à pratiquer une activité physique régulière, selon leurs capacités.
- Il est conseillé de supplémenter toutes les personnes âgées en vitamine D.

Pour en savoir plus

	Comment prendre en charge les personnes âgées fragiles en ambulatoire ? Saint-Denis-La Plaine : HAS ; 2014.
	Comment repérer la fragilité en soins ambulatoires ? Saint-Denis-La Plaine : HAS ; 2013.

CHAPITRE

12

Item 69 – UE 3 – Troubles des conduites alimentaires chez l'adolescent et l'adulte

Rang	Rubrique	Intitulé connaissance
A	Épidémiologie	Connaître l'épidémiologie des différentes pathologies syndromiques des conduites alimentaires
B	Éléments physiopathologiques	Connaître les principales composantes et comorbdités des pathologies syndromiques des conduites alimentaires
A	Diagnostic positif	Savoir dépister les pathologies syndromiques des conduites alimentaires
A	Diagnostic positif	Savoir diagnostiquer les troubles des conduites alimentaires (TCA)
A	Diagnostic positif	Connaître et savoir identifier les principales complications des TCA
B	Prise en charge	Connaître les principes de prise en charge des TCA
A	Identifier une urgence	Connaître les critères d'hospitalisation dans l'anorexie mentale
C	Prise en charge	Savoir accompagner et gérer les complications des personnes atteintes de TCA

Objectifs pédagogiques (Bulletin officiel, *2013*)

- Diagnostiquer les troubles des conduites alimentaires chez l'adolescent et l'adulte.
- Argumenter l'attitude thérapeutique et planifier le suivi des troubles des conduites alimentaires.
- Connaître les principales anomalies métaboliques associées à ces désordres et leur prise en charge en aigu.

Les troubles alimentaires se définissent par l'association durable :

- de perturbations du comportement alimentaire ;
- de troubles de la perception de l'image corporelle ;
- d'obsessions quant au poids et/ou à l'alimentation.

Ils sont à l'origine d'une souffrance physique, psychique et sociale.

On distingue classiquement l'anorexie mentale et la boulimie. L'hyperphagie boulimique (*binge eating disorder*), fréquente chez les sujets en excès pondéral, fait également maintenant partie des pathologies syndromiques du comportement alimentaire (selon le DSM-5).

La prévalence, chez les femmes, de l'anorexie mentale est de l'ordre d'1 %, alors qu'elle est de 3 % pour la boulimie et d'1,6 % pour l'hyperphagie boulimique. Ces troubles apparaissent le plus souvent chez l'adolescente ou la jeune femme, à une période où les enjeux d'autonomisation et d'individuation sont au premier plan. L'étiopathogénie est multifactorielle mais un trait se distingue dans ces conduites : elles font écran à des émotions générées par des problématiques psychoaffectives.

L'approche des TCA est multidisciplinaire, intégrant les dimensions nutritionnelles, somatiques, psychologiques, familiales et sociales. L'alliance thérapeutique est essentielle dans ces pathologies qui échappent aux soins continus. Dans l'anorexie mentale, par exemple, moins de 50 % des malades sont réellement pris en charge aujourd'hui.

Le pronostic peut être sévère avec, notamment un taux de mortalité de l'ordre de 10 % dans l'anorexie mentale. Il importe donc un repérage et une prise en charge précoce de ses troubles. Ceci implique une sensibilisation continue des professionnels de santé aux signes évocateurs d'un TCA.

I. Troubles des conduites alimentaires : généralités

A. Classification des troubles des conduites alimentaires

Précisons que si les critères diagnostiques de ces maladies sont bien codifiés, il existe des formes frontières (TCA non spécifiés). De plus, un même individu peut passer d'une catégorie diagnostique à une autre au cours de l'histoire de sa maladie. Enfin, plus de la moitié des sujets consultant pour TCA ont des formes subsyndromiques (fig. 12.1).

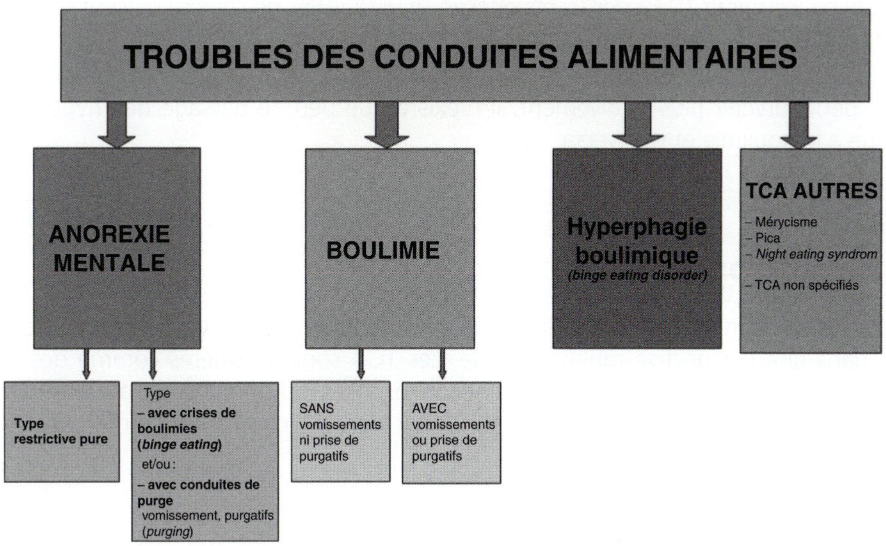

Fig. 12.1. Classification des TCA.

B. Épidémiologie

1. L'anorexie

- Prévalence estimée entre 0,5 et 2,2 % chez la femme.
- Âge moyen d'apparition à 17 ans et pics de survenue à 14 et à 18 ans.
- *Sex-ratio* homme/femme de l'ordre de 1/10.
- Taux de mortalité à 10 ans après détection : de 5 à 10 % !

L'anorexie mentale débute principalement à l'adolescence et au début de l'âge adulte. Toutefois, il existe des anorexies précoces, dites « prépubères » (10 % des anorexies débutent avant

10 ans) et des anorexies tardives débutant après 25–30 ans. Il est probable que l'incidence de l'anorexie mentale ait augmenté sensiblement sur les cinquante dernières années. Classiquement présentée comme une maladie des milieux aisés, elle n'épargne, en réalité, aucun milieu social.

2. Boulimie

- Prévalence de 2 à 5 % chez les jeunes filles de plus de 16 ans.
- Pic de survenue à l'adolescence et au début de l'âge adulte.
- *Sex-ratio* homme/femme de l'ordre de 1/10.
- Taux de mortalité : 2 % par décennie d'évolution.

L'âge de début est légèrement plus tardif que celui de l'anorexie mentale. Un début prépubertaire ou tardif (>40 ans) est rare. L'augmentation de l'incidence de la boulimie est nette sur ces dernières décennies. La boulimie concerne 3 à 5 fois plus de jeunes filles que l'anorexie mentale. Cependant, les oscillations chez une même patiente entre anorexie mentale et boulimie tracent un continuum entre ces deux pathologies.

3. Hyperphagie boulimique

- Prévalence de l'ordre d'1,6 % chez les femmes et 0,8 % chez les hommes.
- *Sex-ratio* homme/femme de l'ordre de1/2 voire 2/3 selon les études.
- Elle concernerait 10 % des sujets obèses, et 20 à 40 % de ceux se présentant à une consultation spécialisée de nutrition pour leur excès pondéral.

L'hyperphagie boulimique commence typiquement à l'adolescence et chez le jeune adulte mais peut survenir plus tardivement. Il n'existe que peu de passage de l'hyperphagie boulimique à la boulimie et *vice versa*.

Ⓑ C. Étiopathogénie

Elle reste mal connue et il n'existe pas de cause unique explicative. Le trouble doit être compris dans une perspective multifactorielle. Les TCA sont considérés comme des pathologies psychiatriques, intervenant chez des sujets prédisposés (ou vulnérables), à d'éventuels facteurs déclenchant et se pérennisant à la faveur de facteurs de maintien (ou renforçant).

1. Facteurs de vulnérabilité

- **Biologiques :** perturbation du système sérotoninergique et hormonal (hormones impliquées dans la régulation de la balance énergétique en particulier).
- **Socioculturels :** idéal de minceur, banalisation des régimes amincissants, corps maigre synonyme de maîtrise de soi dans une société d'abondance, messages de santé publique de prévention de l'obésité « normatifs ».
- **Familiaux :**
  - il existe une agrégation familiale des TCA. La prévalence des TCA est beaucoup plus importante chez les apparentés de sujets atteints (risque multiplié entre 4 et 11) ;
  - **génétique :** il existe une forte héritabilité des TCA (démontrée sur les études comparatives des concordances entre couples de jumelles mono- ou dizygotes). Il s'agit d'une transmission complexe, concernant plusieurs gènes de susceptibilité situés sur des chromosomes différents ;
  - environnement partagé ; dysfonctionnement familial éventuel.

- Certains traits de personnalité : rigidité intellectuelle, perfectionnisme, alexithymie, dépendance affective, faible estime de soi, impulsivité, manque de vision d'ensemble, besoin de contrôle.
- Événements de vie traumatiques (traumatisme sexuel en particulier).

2. Facteurs déclenchant parfois retrouvés

- Puberté.
- Circonstances de séparation : éloignement du domicile familial, disparition d'un proche, rupture sentimentale.
- Régime amaigrissant.

3. Facteurs renforçant

- Gratification de l'entourage dans les premiers temps de l'installation de la restriction et de l'hyperactivité.
- Sensation de mieux-être accompagnant le début de l'amaigrissement. Le patient peut se sentir plus d'énergie, une meilleure estime de soi liée à ce sentiment de maîtrise de soi, de contrôle sur son propre corps.
- Nouvel équilibre psychique et familial secondaire à la maladie.

D. Troubles psychiatriques associés

L'examen psychiatrique recherchera les antécédents psychiatriques et les éléments actuels, les traitements psychotropes reçus, des événements de vie potentiellement traumatiques. La présence d'autres troubles psychiatriques est fréquente dans les TCA.

On cherchera en particulier :

- des **conduites addictives** : alcool, tabac, autres substances (notamment médicaments psychotropes). Plus fréquentes chez les patientes boulimiques et anorexiques avec crises de boulimie (CB) que chez les anorexiques restrictives pures ;
- un **trouble de l'humeur** : prévalence de 40 à 70 %, vie entière. La dénutrition peut s'accompagner d'un syndrome dépressif secondaire qui s'amendera avec la renutrition ;
- un **trouble anxieux** (phobie sociale, trouble anxieux généralisé [TAG]), trouble obsessionnel compulsif (TOC) ;
- des **idées suicidaires**, antécédent de tentative de suicide. Antécédents d'automutilations. Autres comportements impulsifs (kleptomanie, toxicomanie) ;
- des **troubles de personnalité** associés. Personnalité *borderline* fréquemment retrouvée chez les patientes boulimiques ou anorexiques avec CB. Trouble de personnalité de type obsessionnel, anxieux-évitant ou dépendant, retrouvé chez les patientes anorexiques restrictives pures. Ⓑ

II. Anorexie mentale

A. Diagnostic : clinique et classifications

Objectifs de l'interrogatoire :

- recherche des antécédents familiaux de TCA, d'obésité, de maladie psychiatrique ;
- histoire pondérale et liens entre évolution du poids et événements de vie ;

- évaluation des symptômes alimentaires et de la perception de l'image corporelle, de la conscience des troubles ainsi que leur retentissement ;
- recherche de troubles psychiatriques associés ;
- évaluation du fonctionnement familial et social ;
- éliminer un diagnostic différentiel.

1. Symptômes principaux

a. Anorexie

Elle est ici **volontaire** ou **provoquée** par le sujet qui évite les « aliments qui font grossir ».

Il ne s'agit donc pas, initialement, d'une perte d'appétit (sens étymologique du terme « anorexie »). Ce contrôle alimentaire peut débuter sous la forme d'un régime restrictif pour perdre un excès de poids (réel ou imaginaire), ou être rationalisé autour de plaintes digestives (gastralgies, colopathie fonctionnelle, etc.).

S'installent alors une **restriction quantitative** (saut de repas, diminution des portions, pesée des aliments, décompte des calories) et une **restriction qualitative** avec tri et éviction progressive des aliments jugés comme faisant prendre du poids (matières grasses, sucreries, viandes, féculents).

b. Amaigrissement

La perte de poids (ou, chez les enfants et les adolescents, l'incapacité à prendre du poids) aboutit à **un poids inférieur à 15 % du poids normal** ou escompté, compte tenu de l'âge et de la taille.

Celle-ci s'accompagne d'une **peur intense de prendre du poids** ou de devenir gros, alors que le poids est inférieur à la normale.

c. Aménorrhée

Elle signe une insuffisance de l'axe hypothalamo-hypophyso-gonadique. Elle peut être primaire, si la jeune fille n'est pas réglée, ou secondaire dans le cas contraire. Elle peut être masquée en cas de prescription d'une contraception œstroprogestative ou d'un traitement hormonal substitutif.

Chez l'homme, on retrouve une perte d'intérêt sexuel et des troubles de l'érection.

2. Symptômes associés

- Préoccupations envahissantes autour de la nourriture, du poids, de l'image corporelle.
- **Trouble de l'image corporelle :** altération de la perception de son corps ou de la silhouette associée à une influence excessive du poids ou de la forme corporelle sur l'estime de soi, déni de la maigreur, fixation dysmorphophobique sur certaines parties du corps.
- Symptômes de contrôle du poids (au-delà de la restriction) :
  - **hyperactivité physique :** marche, course à pied, gymnastique. Cette activité est typiquement solitaire, ritualisée, automatisée, dénuée de plaisir, obligatoire (avec culpabilité en cas de non-réalisation) ;
  - **vomissements provoqués** ;
  - **conduites purgatives :** prises de laxatifs, lavements, diurétiques ;
  - prises d'anorexigènes, d'hormones thyroïdiennes, de capteur intestinal de graisse ;
  - exposition au froid.
- Épisodes de perte de contrôle alimentaire : impulsivité alimentaire (**compulsions, crises de boulimie**).
- Potomanie (boissons chaudes en particulier) ou, au contraire, restriction hydrique.
- Hyperactivité intellectuelle.

3. Déni de la maladie

Il est fréquent, notamment au début de celle-ci. Le sujet peut ainsi contester ou rationaliser sa maigreur, sa restriction alimentaire ou les symptômes associés.

La restriction alimentaire peut être mise sur le compte de plaintes somatiques (transit perturbé, douleurs abdominales) ; elle peut être rationalisée autour de considérations concernant une nourriture « saine » (sans matière grasse, ni sucre), « respectueuse de l'environnement » (le végétarisme est fréquent). La maigreur peut être revendiquée comme « constitutive, familiale ».

4. Examen physique (tableau 12.1)

Tableau 12.1. Étapes de l'examen clinique.

Présentation générale	IMC < 18 pour l'adulte ayant terminé sa croissance Aspect « cachectique » : faciès émacié, os saillants, fonte du pannicule adipeux, amyotrophie. Disparition des caractères sexuels secondaires Pâleur Hypothermie Œdèmes de dénutrition Hypertrophie parotidienne (quand vomissements fréquents)
Troubles trophiques et cutanés	Peau sèche, ongles cassants Lanugo, hypertrichose Cheveux ternes, cassants, alopécie Acrocyanose, froideur des extrémités Traces d'automutilations
Examen cardiaque	Bradycardie, hypotension artérielle, hypotension orthostatique
Système digestif	Les plaintes fonctionnelles sont constantes (constipation, diarrhée, douleurs abdominales). Elles sont souvent associées à des troubles de la motricité gastro-intestinale qui peuvent préexister au trouble alimentaire
Troubles hormonaux	Aménorrhée, fertilité diminuée. Perte de la libido Arrêt/retard de croissance, retard pubertaire (évaluation du stade pubertaire de Tanner)
Os et dents	Ostéoporose (rechercher antécédents de fractures osseuses) Déminéralisation de l'émail, caries, déchaussements. L'atteinte dentaire évoque en premier lieu, chez les sujets jeunes des vomissements chroniques
Uronéphrologie	Pollakiurie, incontinence urinaire, infections urinaires

5. Classifications internationales

La classification internationale DSM distingue les anorexies mentales :

- de **type restrictif** : lorsque le sujet n'a pas, de manière régulière, présenté de crises de boulimie ni eu recours aux vomissements provoqués ni à la prise de purgatifs (types laxatifs, lavements ou diurétiques) ;
- de **type avec crises de boulimie** (CB) et/ou avec **vomissements** ou **prise de purgatifs** dans le cas contraire.

L'apparition secondaire de CB chez les formes initialement restrictives est fréquente (de l'ordre de la moitié des cas).

CIM-10 : anorexie mentale (F 50.0)

A. Perte de poids, ou, chez les enfants, incapacité à prendre du poids, conduisant à un poids inférieur à au moins 15 % du poids normal ou escompté, compte tenu de l'âge et de la taille.
B. La perte de poids est provoquée par le sujet qui évite les « aliments qui font grossir ».
C. Perception de soi comme étant trop gros(se), avec peur intense de grossir, amenant le sujet à s'imposer un poids limite faible à ne pas dépasser.
D. Présence d'un trouble endocrinien diffus de l'axe hypothalamo-hypophyso-gonadique avec aménorrhée chez la femme et perte d'intérêt sexuel et de puissance érectile chez l'homme (des saignements vaginaux peuvent toutefois persister chez les femmes anorexiques sous thérapie hormonale de substitution, le plus souvent prise dans un but contraceptif).
E. Ne répond pas aux critères A ou B de la boulimie (F 50.2).

DSM-5 : anorexie mentale

A. **Restriction des apports énergétiques** comparativement aux besoins, **conduisant à un poids significativement bas** pour l'âge, le sexe, les courbes anthropométriques. Un poids significativement bas est défini comme un poids inférieur à la norme basse ou, chez les enfants et les adolescents, plus bas que ce qui était normalement attendu.
B. **Peur intense de prendre du poids** ou de devenir gros, ou persistance des symptômes de contrôle du poids, **alors que le poids est inférieur à la normale**.
C. Altération de la perception du poids ou de la forme de son propre corps, influence excessive du poids ou de la forme corporelle sur l'estime de soi, ou déni de la gravité de la maigreur actuelle.

Spécifier le type :

- type restrictif (*restricting type*) : Durant les trois derniers mois, le sujet n'a pas, de manière régulière, présenté des crises de boulimie ni recouru aux vomissements provoqués ou à la prise de purgatifs (laxatifs, diurétiques, lavements). La perte de poids est ici liée à la restriction alimentaire et/ou l'hyperactivité physique ;
- type avec crises de boulimie/vomissements ou prise de purgatifs (*binge eating/purging type*) : Durant les trois derniers mois, le sujet a, de manière régulière, présenté des crises de boulimie et/ou recouru aux vomissements provoqués ou à la prise de purgatifs.

Préciser si :

- rémission partielle : disparition du critère A, mais critère B ou C toujours actuel ;
- rémission totale : aucun des trois critères sur une période de temps conséquente.

Préciser la sévérité :

- IMC ≥ 17 kg/m^2 : légère ;
- $16 \leq$ IMC < 17 kg/m^2 : modérée ;
- $15 \leq$ IMC < 16 kg/m^2 : sévère ;
- IMC < 15 kg/m^2 : extrême.

Ces critères, initialement construits pour la recherche, ne doivent pas être appliqués de façon rigide, mais plutôt inspirer le clinicien, d'autant que les formes subsyndromiques, majoritaires, ont une évolution aussi préoccupante et justifient un suivi analogue aux formes caractérisées.

B. Diagnostics différentiels

Les affections médicales ou psychiatriques s'accompagnant d'une anorexie, d'un amaigrissement, voire d'une aménorrhée, sont fréquentes. Elles doivent être exclues par l'examen clinique. Le recours aux examens complémentaires n'est nécessaire qu'en cas de point d'appel ou de doute diagnostic. Le diagnostic d'anorexie mentale est en général facile ; la question du diagnostic différentiel se pose moins que la question d'une autre pathologie associée dont la symptomatologie s'intrique et peut de ce fait passer inaperçu.

- Affections médicales :
  - maladie digestive organique : maladie de Crohn, maladie cœliaque ;
  - trouble endocrinien : diabète, hyperthyroïdie, insuffisance hypophysaire ;
  - cancer, maladie de système, sida, tuberculose ;
  - exceptionnelles maladies métaboliques comme une mitochondriopathie.
- Affections psychiatriques :
  - syndrome dépressif ;
  - toxicomanie ;
  - schizophrénie avec idées délirantes autour de la nourriture et des transformations corporelles.

Dans le cas de ces diagnostics différentiels, l'anorexie sera alors une véritable perte d'appétit ; l'amaigrissement ne s'accompagnera pas d'une peur intense de prendre du poids ou d'une perturbation majeure de l'image corporelle ; les conduites purgatives seront typiquement absentes, de même que l'hyperactivité physique ou intellectuelle.

Notons que, dans de rares cas, une anorexie mentale peut s'installer secondairement à une perte de poids liée à une pathologie somatique ou une dépression.

C. Examens complémentaires

Le diagnostic d'anorexie mentale est essentiellement clinique.

Toutefois, un certain nombre d'examens sont à prescrire dans le bilan de l'anorexie mentale et permettent l'évaluation de sa gravité.

1. Bilan biologique

- Numération formule sanguine (NFS).
- Ionogramme sanguin avec CO_2 total, créatininémie.
- Phosphorémie, calcémie, 25OH-D3.
- Évaluation de la fonction hépatique : aspartate aminotransférase (ASAT), alanine aminotransférase (ALAT), G-glutamyltranspeptidase (γ-GT), phosphatase alcaline (PAL).
- Taux de prothrombine (TP) et TCA.
- Marqueurs nutritionnels usuels (longtemps normaux) : albuminémie, transthyrétinémie (pré-albumine), CRP (*C-reactive protein*).
- TSH (*thyroid-stimulating hormone*).

2. Électrocardiogramme

Recherche d'un QT long, de signes d'hypokaliémie, d'une bradycardie jonctionnelle.

3. Ostéodensitométrie

Si évolution des troubles >6 mois ; recherche d'une ostéopénie, voire d'une ostéoporose. À répéter tous les deux ans en cas de troubles persistants.

D. Complications et pronostic

L'anorexie mentale se caractérise par la gravité potentielle de son pronostic avec deux dangers majeurs : la mort et la chronicisation.

- Le **décès**. L'anorexie mentale est la maladie psychiatrique qui engendre le taux de mortalité le plus élevé, 5 à 10 % à 10 ans d'évolution. Les causes de décès sont le suicide et les complications somatiques liées à la dénutrition sévère (cardiaques, métaboliques et infectieuses) et/ou aux troubles hydroélectrolytiques associés (hypokaliémie).
- La **chronicisation** : concerne un peu plus de la moitié des patients. Elle s'accompagne de complications somatiques et psychiatriques, d'un enracinement des symptômes alimentaires avec ritualisations, rigidité des attitudes. À terme, s'installent un appauvrissement de la vie relationnelle, affective et sexuelle, un isolement social, un retentissement sur la vie professionnelle.
- La principale complication somatique au long cours de l'anorexie mentale (en dehors de la dénutrition sévère) est l'**ostéoporose**.

1. Complications somatiques (tableau 12.2)

a. Complications liées aux vomissements

- Déminéralisation de l'émail
- Hypertrophie parotidienne
- Œsophagite, syndrome de Mallory-Weiss, cancérisation de l'œsophage en cas de vomissements chroniques
- Achalasie, rupture œsophagienne avec médiastinite (syndrome de Boerhaave)
- **Hypokaliémie**.
- Alcalose métabolique.

Tableau 12.2. Complications somatiques par appareil.

Digestives et hépatiques	– **Cytolyse** (c'est un signe de gravité lié à la dénutrition, mais peut également survenir lors d'une renutrition trop rapide), voire insuffisance hépatocellulaire – Syndrome de la pince aorto-mésentérique – Dilatation aiguë de l'estomac (si CB) – Prolapsus rectal – Bactériémie sur translocation bactérienne en cas de fécalome secondaire à la constipation
Cardiaques	– Hypotension artérielle sévère – Bradycardie – Allongement de l'espace QT avec risque de torsade de pointe – **Arrêt cardiaque** – Anomalies cardiovasculaires échographiques : prolapsus de la valve mitrale, diminution masse ventriculaire gauche, épanchement péricardique
Neurologiques	– Élargissement des espaces cérébrospinaux externes – Dilatation des ventricules latéraux – Atrophie cérébrale

Rénales, hydroélectrolytiques, métaboliques	– **Insuffisance rénale fonctionnelle** – **Hypokaliémie :** liée aux vomissements, à la prise de laxatifs ou de diurétiques (exceptionnellement par carence d'apport) ; associée à la bradycardie et l'allongement du QT, elle fait courir un risque de trouble du rythme et de mort subite – **Hyponatrémie** (potomanie, parfois par abus de laxatifs ou de diurétiques), peut s'accompagner de trouble de la conscience, voire de coma, de crise convulsive – Déshydratation, hypernatrémie – **Hypophosphorémie** (notamment lors du syndrome de renutrition) – Hypoglycémie – Alcalose hypochlorémique (quasi pathognomonique de vomissements chroniques) – Hypomagnésémie (à l'origine d'hypocalcémie) – Cholestérol total et LDL-C inversement corrélés à l'IMC – Carence en **zinc** et en **cuivre**
Gynéco-obstétricales	– Aménorrhée primaire ou secondaire – Fertilité diminuée – Augmentation des taux de prématurité et de la mortalité périnatale
Osseuses et de retard de croissance	– Ostéopénie, **ostéoporose** et fractures osseuses – Retard de croissance et retard pubertaire (si début précoce)
Hématologiques et immunologiques	– **Leucopénie**, thrombopénie, anémie normocytaire arégénérative (hypoplasie médullaire) – Perturbations de l'immunité cellulaire, baisse du complément sérique

CB : crise de boulimie ; IMC : indice de masse corporelle ; LDL-C : *low-density lipoprotein cholesterol.*

b. Syndrome de renutrition inappropriée (*cf.* item 248)

C'est le risque majeur associé aux premiers temps de la renutrition des patients très dénutris. Au maximum, il réalise un syndrome de défaillance multiviscérale conduisant au décès.

On identifie deux facteurs de risque :

- la vitesse de la renutrition (trop rapide) ;
- l'absence de supplémentation en phosphore.

2. Complications psychiatriques

- Majoration des symptômes anxieux et dépressifs.
- Insomnie.
- Phobies diverses, obsessions.
- Conduites addictives : alcoolisme, toxiques, psychotropes.
- Passage à l'acte auto- (ou hétéro-) agressif ; **tentative de suicide**.

E. Intérêt et modalités d'un repérage précoce

Les TCA ne sont pas spontanément évoqués par les patients (sentiment de honte ou absence de conscience du trouble). Il importe donc de les rechercher chez les sujets à risque ou en cas de signes évocateurs. L'intérêt d'un repérage et d'une prise en charge précoce est de prévenir une évolution vers la chronicisation, l'enracinement symptomatique et les complications somatiques, psychiatriques et psychosociales qui accompagnent cette chronicisation.

Cela permet une information sur le TCA et ses conséquences, et facilite l'instauration d'une alliance thérapeutique de qualité avec le patient.

1. Populations à risque

La vigilance doit avant tout concerner les populations où la prévalence est maximale : adolescentes et jeunes femmes. Mannequinat, danse et sport de compétition font partie des professions à risque. Les sujets atteints de pathologie impliquant des régimes (diabète de type 1, hypercholestérolémie familiale, pathologie digestive organique, etc.) sont également à risque.

2. Professionnels de santé les plus concernés par le dépistage

- Médecins généralistes, pédiatres, médecins du sport. En particulier lors de la demande de certificats de non-contre-indication à la pratique sportive.
- Gynécologues : bilan d'une aménorrhée ou d'une infertilité.
- Médecins scolaires, des services de médecine préventive universitaire.
- Médecins du travail.

3. Modalités de repérage

- Il passe par un suivi des paramètres anthropométriques. Suivi des courbes de croissance (taille, poids, corpulence) chez l'enfant et l'adolescent. Calcul et suivi de l'IMC chez l'adulte.
- Questions ciblées, chez les populations à risque telles que « avez-vous ou avez-vous eu un problème avec votre poids ou votre alimentation ? » ou « quelqu'un de votre entourage pense-t-il que vous avez un problème avec l'alimentation ? ». Score SCOFF.

Score SCOFF

1. Vous faites-vous vomir parce que vous vous sentez mal d'avoir trop mangé ?
2. Vous inquiétez-vous d'avoir perdu le contrôle de ce que vous mangez ?
3. Avez-vous récemment perdu plus de 6 kg en 3 mois ?
4. Pensez-vous que vous êtes gros(se) alors que d'autres vous trouvent trop mince ?
5. Diriez-vous que la nourriture domine votre vie ?

4. Signes évocateurs

- Chez l'enfant : changement de couloir vers le bas sur la courbe de croissance staturale ou la courbe de corpulence. Nausées ou douleurs abdominales répétées.
- Chez l'adolescent : consultation à la demande des parents pour « problème de poids ou d'alimentation ». Changement de couloir sur la courbe de croissance staturale ou la courbe de corpulence). Retard pubertaire. Aménorrhée (primaire ou secondaire). Hyperactivité physique, hyperinvestissement intellectuel.
- Chez l'adulte : perte de poids (conduisant à un poids inférieur à au moins 15 % du poids normal), IMC < 18,5 kg/m^2. Aménorrhée secondaire, spanioménorrhée, infertilité. Baisse de la libido et trouble de l'érection. Hyperactivité physique, hyperinvestissement intellectuel.

Ⓑ F. Prise en charge

La prise en charge doit s'adapter à la situation somatique, psychique et environnementale du patient. Du fait de l'étiologie multifactorielle du trouble et de ses conséquences multiples, des soins multidisciplinaires sont recommandés pour une prise en charge optimale de l'anorexie mentale. L'instauration d'une véritable **alliance thérapeutique** avec le patient est un enjeu majeur de la prise en charge.

Si la prise en charge est ambulatoire en première intention, l'hospitalisation peut parfois être nécessaire.

1. Prise en charge ambulatoire

Elle doit être **multidisciplinaire** et **coordonnée**, au minimum bifocale avec :

- un somaticien (médecin généraliste, pédiatre, médecin nutritionniste);
- un psychiatre (ou psychologue) du fait de la souffrance psychique et des fréquentes comorbidités psychiatriques.

Elle comporte une surveillance somatique, une prise en charge nutritionnelle et une prise en charge psychologique.

a. Surveillance somatique (clinique et paraclinique)

Les conduites de purge impliquent une vigilance particulière quant à la kaliémie et autres troubles hydroélectrolytiques.

b. Prise en charge nutritionnelle

L'objectif nutritionnel est d'obtenir une alimentation spontanée, régulière, avec des apports énergétiques plus adaptés et la capacité de s'alimenter en société. L'objectif pondéral est fixé en fonction de la taille, de l'âge, de l'histoire de poids, du poids permettant un retour des menstruations.

La renutrition doit être progressive (typiquement 1 kg/mois en ambulatoire).

En cas de dénutrition sévère, ou de blocage alimentaire avec incapacité à s'alimenter, la nutrition entérale doit être proposée. Elle doit être réalisée progressivement, à l'aide d'une petite sonde nasogastrique de taille pédiatrique, dans le cadre d'un contrat d'objectif et de moyen en renforçant au maximum l'aide à l'alimentation orale. La nutrition entérale à domicile n'a de place que de façon exceptionnelle, dans les mains d'équipes très spécialisées, et comme pis-aller, d'autres formes de prise en charge mises en échec. La nutrition parentérale n'a aucune place dans la prise en charge des TCA, même en cas de vomissements. Dans tous les cas, quelle que soit l'approche nutritionnelle indispensable, et quelle que soit son efficacité, celle-ci ne doit pas entretenir l'illusion qu'une reprise de poids seule résoudrait la problématique anorexique qui se situe à un autre niveau.

c. Prise en charge psychologique

Du fait d'un manque d'estime de soi profond, l'abord relationnel doit être empathique et témoigner au patient un intérêt fiable tout au long du soin.

Le but est de modifier les attitudes dysfonctionnelles liées au trouble alimentaire, de traiter les éventuelles comorbidités psychiatriques, d'améliorer les relations sociales et interpersonnelles. Les formes de psychothérapie (individuelle, familiale ou de groupe) les plus usuelles sont : les thérapies de soutien, les psychothérapies psychodynamiques ou d'inspiration analytique, les thérapies cognitivocomportementales (TCC), les thérapies familiales (en particulier systémiques).

Chez les enfants et adolescents notamment, le travail avec les familles est primordial (entretiens familiaux, voire thérapie familiale; thérapies de groupe lorsqu'elles sont disponibles). Il permet de soutenir l'investissement des parents dans la durée, d'apaiser les souffrances induites par la maladie (parents mais aussi fratrie) et d'accompagner à leur rythme les remaniements qui participeront au processus de rétablissement.

Les approches corporelles (relaxation, massages, enveloppements, socioesthétiques, balnéothérapie, danse-thérapie) et les thérapies à médiation artistique (théâtre, art-thérapie) sont particulièrement bénéfiques, notamment à l'adolescence. Ces techniques mobilisent des ressources sensorimotrices voilées par l'automatisme et la répétition comportementale.

2. Prescription de traitements médicamenteux

a. Traitements psychotropes

Aucun traitement médicamenteux n'a fait la preuve de son efficacité dans le traitement de l'anorexie mentale. Traitements neuroleptiques, traitement antidépresseurs tricycliques (et même certains inhibiteurs sélectifs de la recapture de la sérotonine [ISRS]), sont à utiliser avec une grande précaution étant donné leurs effets indésirables sur ces terrains dénutris (allongement du QT). Certains antidépresseurs peuvent être mis en place en cas de comorbidité psychiatrique (trouble dépressif, anxieux, TOC) persistant malgré la reprise pondérale. On attend généralement la reprise pondérale avant toute prescription, en conservant une vigilance particulière quant au risque suicidaire et au risque d'addiction à certains psychotropes.

b. Traitements somatiques

Traitement des carences vitaminiques et en oligoéléments. Celles-ci doivent être systématiquement supplémentées, avant même le début de la renutrition.

Traitement des troubles ioniques : les vomissements chroniques doivent être traités par un apport systématique de chlorure de potassium, la prescription d'un inhibiteur de la pompe à protons (IPP) au long cours (prévention œsophagite et cancer de l'œsophage, mais également limitation des pertes de chlore et de potassium) ainsi que d'une supplémentation en magnésium et en vitamine B1.

Phosphore dans le cadre de la prévention du syndrome de renutrition inappropriée (SRI).

Il n'est pas recommandé de traiter spécifiquement l'ostéopénie ou l'ostéoporose non compliquée chez l'anorexique. Les traitements œstroprogestatifs en particulier, n'ont pas montré la preuve de leur efficacité et peuvent être contre-productifs sur le plan psychologique.

3. Hospitalisation

Une hospitalisation se décide au cas par cas, par association et évolution de critères médicaux, psychiatriques et environnementaux. Elle intègre le patient, sa famille et les structures de soins disponibles. L'hospitalisation sous contrainte peut être nécessaire en cas de pronostic vital engagé alors que les soins consentis sont impossibles.

Critères d'hospitalisation (recommandations de la Haute Autorité de santé [HAS], 2010; référentiel ECN Psychiatrie)

- Anamnestiques :
  - perte de poids ≥ 20 % en 3 mois;
  - malaises, chutes ou pertes de connaissance;
  - vomissements incoercibles;
  - échec de la renutrition ambulatoire;
  - restriction extrême (refus de manger et/ou de boire).
- Cliniques :
  - idéation obsédante, intrusives et permanentes;
  - incapacité à contrôler les comportements compensatoires;
  - nécessité d'une assistance nutritionnelle (sonde nasogastrique);
  - amyotrophie importante avec hypotonie axiale;
  - déshydratation, hypothermie, hypotension artérielle ou bradycardie.
- Paracliniques :
  - anomalies de l'ECG;
  - hypoglycémie;
  - ASAT ou ALT > 10 N;
  - troubles hydroélectriques ou métaboliques sévères;
  - insuffisance rénale;
  - leucopénie ou neutrophiles.
- Risque suicidaire :
  - tentative de suicide ou projet suicidaire précis;
  - automutilations répétées.

- Comorbidités, peuvent à elles seules justifier l'hospitalisation si sévères :
  - dépression;
  - abus de substances;
  - anxiété sévère;
  - symptômes psychotiques;
  - TOC.
- Motivation, coopération :
  - échec de la prise en charge ambulatoire;
  - patient peu coopérant aux soins ambulatoires.

Critères environnementaux et sociaux

- Disponibilité de l'entourage :
  - problèmes familiaux ou absence de famille;
  - épuisement de l'entourage.
- Stress environnemental :
  - critiques environnementales élevées;
  - isolement social sévère.
- Disponibilité des soins : pas de traitement ambulatoire possible (manque de structure...).

a. Prise en charge hospitalière

Traitement de l'urgence somatique : correction des troubles hydroélectrolytiques et d'éventuelles complications mettant en jeu le pronostic vital.

Initiation de la renutrition : par voie orale en première intention.

La nutrition entérale (par sonde nasogastrique) peut être nécessaire en cas de :

- dénutrition extrême mettant en jeu le pronostic vital;
- dénutrition sévère associée à une stagnation pondérale;
- en cas de vomissements incoercibles.

La voie parentérale est contre-indiquée; avec un risque infectieux majeur chez ces patients dénutris.

La **prévention du syndrome de renutrition inappropriée** (et ses complications cardiaques, respiratoires, hépatiques, métaboliques) pouvant engager le pronostic vital, passe par :

- une augmentation progressive de l'apport énergétique;
- une supplémentation systématique en phosphore, associée à une supplémentation en vitamines et oligoéléments par voie intraveineuse, ou orale si la dénutrition n'est pas sévère.

Outre la surveillance clinique pluriquotidienne, un bilan biologique (comprenant phosphorémie, calcémie, kaliémie et transaminases) sera réalisé à une fréquence adaptée à l'évolution du patient.

Sevrage des vomissements (qui nécessite une nutrition entérale continue exclusive de deux ou trois semaines), de la consommation de laxatifs, diurétiques, psychotropes.

b. Contrat thérapeutique

Les programmes de soins hospitaliers spécialisés, multidisciplinaires, doivent intégrer les objectifs thérapeutiques (en particulier pondéraux) et les modalités de soins. Il est recommandé que ces programmes de soins soient déclinés dans un contrat de soins, oral, voire écrit, intégrant ou non une période de séparation.Ⓑ

III. Boulimie

A. Diagnostic : clinique et classifications

La boulimie se caractérise par :

- la **récurrence** (au-delà d'une fois par semaine, pendant au moins trois mois);
- de **crises de boulimie**;
- s'accompagnant de **comportements compensatoires** visant à contrôler la prise de poids (le poids est le plus souvent dans la norme);
- chez des sujets dont l'estime de soi est influencée de manière excessive par le poids et la silhouette.

Le trouble ne survient pas exclusivement pendant des périodes d'anorexie mentale.

1. Crise de boulimie

Elle s'accompagne des caractéristiques suivantes :

- sur une **période de temps limitée** (typiquement moins de 2 heures);
- **absorption rapide**, voire frénétique, d'une quantité de nourriture nettement supérieure à ce que la plupart des gens absorberaient en une période de temps similaire;
- les aliments concernés sont classiquement ceux que le sujet s'interdit dans son régime ordinaire (produits gras, sucrés, à forte teneur calorique);
- **sentiment de perte de contrôle** sur le comportement alimentaire.

Certaines circonstances peuvent favoriser, déclencher les crises boulimiques :

- émotion négative (ennui, sentiment de solitude ou d'abandon, angoisse, affects dépressifs, frustration, colère);
- exposition à un aliment considéré comme « interdit » car « trop gras, trop sucré, trop calorique ».

Avant la crise, le sujet décrit classiquement une tension, avec une lutte éventuelle contre l'envie de crise. La crise s'accompagne d'un soulagement de cet état de tension et, lorsqu'elle commence, d'une sensation de plaisir, voire d'euphorie. Pendant la crise, les patients peuvent décrire un état de dissolution partielle de la conscience, une anesthésie affective avec suspension des émotions pénibles, des pensées douloureuses. Le malaise physique (tension gastrique, nausées) et l'angoisse des conséquences de la crise induisent l'arrêt de celle-ci. Honte, culpabilité, dégoût de soi, autoreproches accompagnent la fin de la crise. Le sujet peut alors avoir recours à des stratégies de compensation.

2. Comportements compensatoires

Les plus immédiats sont les conduites de purge (vomissements, usage de laxatifs). Le jeûne, ou la restriction alimentaire drastique dans les jours qui suivent, est de règle. Cela va favoriser l'installation d'un cercle vicieux de restriction puis de crises. L'exercice physique intensif est fréquent (course à pied, gymnastique, sport en salle, etc.). Ces différents comportements compensatoires ont à la fois une fonction de contrôle du poids et de punition auto-infligée après s'être laissé aller à manger.

3. Différents types

- Type **avec** vomissements ou prise de purgatifs (*purging type*) : pendant l'épisode en cours de boulimie, le sujet a eu recours aux vomissements provoqués ou à l'emploi abusif de laxatifs, diurétiques, lavements.
- Type **sans** vomissements ni prise de purgatifs (*non-purging type*) : pendant l'épisode actuel de boulimie, le sujet a présenté d'autres comportements compensatoires inappropriés, tels que le jeûne ou l'exercice physique excessif, mais n'a pas eu régulièrement recours aux vomissements provoqués ou à l'emploi abusif de laxatifs, diurétiques, lavements.

4. Formes masculines

Beaucoup plus rare, la présentation clinique ne diffère pas des formes féminines. Mais la majorité échappe au soin. La honte de souffrir d'une maladie étiquetée féminine semble s'ajouter à celle liée au comportement alimentaire. Les antécédents de surpoids et comorbidités sont plus fréquents (troubles de l'humeur, prise de toxiques, troubles de la personnalité du cluster B).

5. Classifications

CIM-10 : boulimie (F 50.2)

A. Épisodes répétés d'hyperphagie (au moins deux fois par semaine pendant une période d'au moins trois mois) avec consommation rapide de quantités importantes de nourriture en un temps limité.
B. Préoccupation persistante par le fait de manger, associée à un désir intense ou un besoin irrésistible de nourriture (*craving*).
C. Le sujet essaie de neutraliser la prise de poids liée à la nourriture, comme en témoigne la présence d'au moins l'une des manifestations suivantes :
- vomissements provoqués;
- utilisation de laxatifs;
- alternance avec des périodes de jeûne;
- utilisation de coupe-faim, de préparations thyroïdiennes ou de diurétiques; quand la boulimie survient chez des patients diabétiques, ceux-ci peuvent sciemment négliger leur traitement à l'insuline.

D. Perception de soi comme étant trop gros(se), avec peur intense de grossir (entraînant habituellement un poids inférieur à la normale).

DSM-5 : boulimie (*bulimia nervosa*)

A. **Survenue récurrente de crises de boulimie (*binge eating*).**
Une crise de boulimie répond aux deux caractéristiques suivantes :
- absorption, en une période de temps limitée (par exemple moins de 2 heures), d'une quantité de nourriture nettement supérieure à ce que la plupart des gens absorberaient en une période de temps similaire et dans les mêmes circonstances;
- sentiment d'une perte de contrôle sur le comportement alimentaire pendant la crise (par exemple, sentiment de ne pas pouvoir s'arrêter de manger ou de ne pas pouvoir contrôler ce que l'on mange ou la quantité que l'on mange).

B. **Comportements compensatoires inappropriés et récurrents visant à prévenir la prise de poids**, tels que : vomissements provoqués, emploi abusif de laxatifs, diurétiques, lavements ou autres médicaments, jeûne, exercice physique excessif.
C. Les crises de boulimie et les comportements compensatoires inappropriés surviennent tous deux, en moyenne, **au moins une fois par semaine pendant trois mois.**
D. L'estime de soi est influencée de manière excessive par le poids et la forme corporelle.
E. Le trouble ne survient pas exclusivement pendant les épisodes d'anorexie mentale (*anorexia nervosa*).
Préciser si :
- rémission partielle : alors que tous les critères étaient antérieurement remplis, disparition de certains critères sur une période de temps conséquente;
- rémission totale : alors que tous les critères étaient antérieurement remplis, disparition de la totalité des critères.

Préciser la sévérité; elle est fonction de la fréquence des comportements compensatoires inappropriés :
- légère : 1 à 3 comportements compensatoires inappropriés par semaine;
- modérée : 4 à 7;
- sévère : 8 à 13;
- extrême : au-delà de 14.

B. Complications somatiques

Les complications somatiques sont essentiellement liées aux conduites de purges (vomissements, usages de laxatifs et de diurétiques).

Complications des conduites de purges

- Érosion de l'émail dentaire. Le brossage de dents après vomissement est déconseillé car il accentue l'attaque acide de l'émail.
- Déshydratation extracellulaire.
- Parotidomégalie.
- Œsophagite, saignements lors des vomissements (syndrome de Mallory-Weiss) ; rarement ulcérations, exceptionnellement perforations de l'œsophage ou de l'estomac.
- Paralysie du côlon, mélanose (secondaires à l'abus de laxatifs).
- **Hypokaliémie** et ses complications (cardiaques en particulier).
- Hyponatrémie.
- Alcalose métabolique.
- Insuffisance rénale fonctionnelle.
- Lithiases rénales.
- Néphropathie tubulo-interstitielle en cas d'hypokaliémie prolongée, voire insuffisance rénale terminale chez des patients adultes présentant des vomissements chroniques prolongés.
- Hyperamylasémie (associée aux vomissements).
- Carence en vitamine B1 (risque d'encéphalopathie de type Gayet-Wernicke).

C. Examens complémentaires

Pas d'examen pour le diagnostic positif.

Le bilan biologique cherchera des désordres hydroélectrolytiques, en premier lieu l'hypokaliémie. L'ECG est réalisé à la recherche de signes d'hypokaliémie.

Ⓑ D. Prise en charge

Elle est essentiellement **ambulatoire**. Les grands principes de la prise en charge ne diffèrent pas de ceux de l'anorexie mentale, avec une prise en charge multidisciplinaire somatique, nutritionnelle et psychothérapeutique.

1. Surveillance somatique (clinique et paraclinique)

Les conduites de purges impliquent une vigilance particulière quant à la kaliémie et autres troubles hydroélectrolytiques.

2. Prise en charge nutritionnelle et diététique

Il s'agit ici d'une rééducation nutritionnelle afin d'obtenir une alimentation spontanée, régulière, *via* un réapprentissage alimentaire (horaires, quantité, diversification), une reprise d'un plaisir à s'alimenter, et la capacité à s'alimenter en société. Des techniques de thérapies cognitives et comportementales (TCC), en individuel ou en groupe, sont bénéfiques dans certains cas pour renforcer ce travail : restructuration cognitive, programmes comportementaux améliorés et techniques de relaxation. Des manuels, livres de *self-help* peuvent être proposés aux patients.

3. Prise en charge psychiatrique et psychothérapeutique

Différentes orientations psychothérapeutiques peuvent être proposées, avec au premier plan l'importance d'un **soutien fiable** et **bienveillant** permettant de faire face à la honte et au dégoût de soi des patients : thérapie de soutien, TCC, psychothérapie d'inspiration analytique, thérapies de groupe, thérapies familiales.

De plus en plus émerge l'intérêt de médiations **corporelles** (tels que le yoga, la relaxation, etc.).

Rappelons que les comorbidités psychiatriques (trouble de l'humeur, coaddiction, trouble de la personnalité invalidant) sont fréquentes et doivent également être traitées.

Le soutien et l'étayage de la famille, particulièrement pour les adolescents, sont importants comme dans l'anorexie. Il permet de soutenir un investissement dans la durée et porte les germes des remaniements qui soutiendront le dégagement des symptômes alimentaires.

4. Prise en charge médicamenteuse

Certains **antidépresseurs** (ISRS, dont la fluoxétine en particulier) à forte dose ont montré une efficacité modérée dans la diminution de la fréquence des CB. Leur prescription n'est pas systématique.

La correction de l'hypokaliémie peut nécessiter la prescription prolongée de suppléments potassiques.

5. Prise en charge en hospitalisation temps plein

Les indications d'une hospitalisation sont limitées :

- trouble psychiatrique associé dont l'intensité nécessiterait une hospitalisation (dépression sévère, risque suicidaire en particulier);
- complication somatique grave (hypokaliémie en premier lieu);
- boulimie d'intensité sévère, nécessitant un sevrage boulimique et/ou des conduites de purge, après échec de la prise en charge ambulatoire. Cette hospitalisation doit s'intégrer dans le cadre d'un programme de soins qui devra se poursuivre au décours.Ⓑ

IV. Hyperphagie boulimique (*binge eating disorder*)

Ce trouble se distingue de la boulimie par l'absence de comportement de compensation destinée à un contrôle du poids. Les sujets atteints sont donc généralement en **surpoids** ou **obèses**.

L'hyperphagie boulimique se caractérise par :

- la **récurrence** (au-delà d'une fois par semaine, pendant au moins trois mois);
- de **crise de boulimie**;
- ne s'accompagnant **pas de comportements compensatoires** réguliers visant à contrôler la prise de poids;
- une souffrance marquée liée à ce comportement boulimique.

Lors des crises de boulimie, le sujet mange :

- en l'absence de sensation physique de faim;
- généralement seul (du fait d'un sentiment de culpabilité);
- plus rapidement qu'à son habitude;
- et/ou de grandes quantités de nourriture (jusqu'à une sensation pénible de distension abdominale);
- et/ou des aliments non plaisants (ce qui lui tombe sous la main).

Il se sent dégoûté de lui-même, déprimé ou très coupable après avoir mangé.

Contrairement à la boulimie, l'apparition des accès boulimiques précède les tentatives de régimes amincissants le plus souvent infructueux.

L'hyperphagie boulimique peut induire une prise de poids de plusieurs dizaines de kilogrammes en quelques mois. Elle concernerait 10 % des patients obèses, et 20 à 40 % de ceux se présentant à une consultation de nutrition pour excès pondéral. Les conduites de restriction alimentaire (« régimes ») ne font qu'accentuer le problème, même s'il peut exister une phase d'amélioration transitoire en début de restriction de par la dynamique de changement et la satisfaction induites.

Dépression d'intensité sévère, anxiété chronique, alcoolisme et abus de substances ou toxiques ont une probabilité de survenue élevée. Un trouble de personnalité *borderline* et d'autres traits psychopathologiques sont plus fréquemment retrouvés. Une évaluation et une prise en charge globale de la personne malade sont indispensables comme pour les autres TCA.

© V. Autres troubles alimentaires

A. Pica

Il s'agit d'une ingestion répétée (sur plus d'un mois) de substances non alimentaires (terre, objets métalliques, craies, cailloux, etc.). Ce trouble survient principalement chez des enfants atteints de trouble envahissant du développement ou d'arriération mentale.

B. Mérycisme

Le mérycisme est un symptôme se caractérisant par la régurgitation d'une partie du bol alimentaire, peu après le repas, suivi d'une remastication, puis d'une nouvelle ingurgitation (ou d'un recrachage). Le va-et-vient alimentaire peut ainsi durer plusieurs minutes. Cette régurgitation ne s'accompagne pas de nausées et n'est pas expliquée par une affection somatique (reflux gastro-œsophagien ou sténose du pylore). Les sujets peuvent rapporter une sensation de plaisir ou d'apaisement liée à cette conduite le plus souvent cachée.©

VI. Conclusion

Les TCA sont des maladies complexes, à l'étiopathogénie multifactorielle et aux conséquences sévères. Le taux de mortalité, notamment de l'anorexie mentale, est élevé. La chronicisation de ces troubles est fréquente et s'accompagne de complications somatiques, psychiatriques et sociales induisant un handicap parfois considérable.

La prise en charge doit passer par un repérage aussi précoce que possible *via* une sensibilisation des professionnels de santé. L'approche du TCA doit être multidisciplinaire, intégrant les dimensions nutritionnelles, somatiques, psychologiques, familiales et sociales. L'alliance thérapeutique est un enjeu majeur de cette prise en charge complexe et au long cours, ambulatoire en première intention. L'hospitalisation peut être nécessaire en cas d'urgence somatique ou psychiatrique, ainsi qu'en cas d'échec d'une prise en charge ambulatoire appropriée.

Points clés

- Trois TCA : anorexie, boulimie, hyperphagie boulimique.
- Devant tout TCA :
  - éliminer les causes médicales non psychiatriques;
  - évaluer les répercussions;
  - rechercher des comorbidités (fréquence +++);
  - évaluer le risque suicidaire.
- Critères d'hospitalisation à connaître (surtout pour l'anorexie).
- Devant une obésité : évoquer l'hyperphagie boulimique.

Pour en savoir plus

Collège national des universitaires en psychiatrie. Association pour l'enseignement de la sémiologie psychiatrique, Collège universitaire national des enseignants en addictologie. In : Référentiel de psychiatrie et addictologie. Psychiatrie de l'adulte. Psychiatrie de l'enfant et de l'adolescent. Addictologie. Tours : Presses universitaires François-Rabelais, coll. « L'Officiel ECN » ; 2016.

Recommandation de bonne pratique. Anorexie mentale : prise en charge (HAS) ; 2010.

II

Entraînement

CHAPITRE 13

Dossiers progressifs

Énoncés et questions

Dossier progressif 1

Une jeune femme de 20 ans, étudiante, présente un amaigrissement de 5 kg qui l'amène à vous consulter à la demande de sa mère. Celle-ci est présente et dit que sa fille n'a pas changé ses habitudes alimentaires. La patiente ne se sent pas fatiguée et a développé depuis peu une activité physique régulière sous forme de *running* qu'elle pratique 3 à 4 fois par semaine pendant environ trois quarts d'heure. Son IMC se situe actuellement à 17,4 (il était auparavant à 19 avec un poids à 54 kg). Sa tension artérielle est à 10/6 et sa fréquence cardiaque à 60 par minute. Elle dit être satisfaite de son évolution pondérale et trouve même qu'elle a des cuisses encore un peu trop grosses. Elle n'a pas de troubles des règles sous pilule œstroprogestative. Son transit intestinal est *a priori* normal avec une tendance à la constipation.

Question 1

QRU. Quel est le seuil inférieur de normalité de l'IMC chez la femme ?

- **A** 17
- **B** 17,5
- **C** 18,0
- **D** 18,5
- **E** 19,0

Question 2

QRM. Quel(s) signe(s) recherchez-vous à l'examen clinique ?

- **A** Parotidomégalie
- **B** Déshydratation
- **C** Adénopathies diffuses
- **D** Troubles du rythme cardiaque
- **E** Stéatorrhée

Question 3

QRM. Quel(s) élément(s) fournis dans l'énoncé est (sont) en faveur d'un trouble du comportement alimentaire ?

- **A** Caractère récent de l'amaigrissement
- **B** Niveau d'activité physique
- **C** Souhait de perdre encore du poids
- **D** Fréquence cardiaque normale
- **E** Maintien des règles

Question 4

QRU. Quel dosage biologique sanguin effectuez-vous pour dépister des conduites purgatives ?

- **A** Calcium
- **B** Magnésium
- **C** Phosphore
- **D** Potassium
- **E** Vitamine B1

Question 5

QRM. Quel(s) dosage(s) biologique(s) sanguin(s) demandez-vous à la recherche d'une dénutrition ?

- **A** Orosomucoïde
- **B** Triglycérides
- **C** Albumine
- **D** Ionogramme sanguin
- **E** Haptoglobine

Question 6

QRU. Au cours des mois qui suivent, la patiente continue à perdre du poids rapidement pour atteindre un IMC à 12,5. Quelle est votre attitude ?

- **A** Conseil de fractionnement et d'enrichissement des repas
- **B** Prescription de compléments nutritionnels oraux
- **C** Mise en place de nutrition entérale à domicile
- **D** Hospitalisation en psychiatrie
- **E** Hospitalisation en nutrition

Question 7

QRM. Au cours de l'hospitalisation, quel(s) support(s) nutritionnel(s) initial(aux) est (sont) indiqué(s) ?

- **A** Compléments nutritionnels oraux
- **B** Nutrition artificielle à doses progressives
- **C** Nutrition artificielle à doses pleines d'emblée
- **D** Nutrition entérale
- **E** Nutrition parentérale

Question 8

QRM. Quel(s) est (sont) sont le(s) risque(s) spécifique(s) de l'utilisation de la nutrition entérale ?

- **A** Pneumopathie
- **B** Pancréatite aiguë
- **C** Hémorragie duodénale
- **D** Diarrhée
- **E** Hypophosphorémie

Question 9

QRM. Parmi les situations suivantes, laquelle (lesquelles) est (sont) à risque de syndrome de renutrition inappropriée ?

Nutrition

A IMC inférieur à 15
B Perte de poids supérieure à 25 %
C Jeûne de 24 heures
D Insuffisance rénale
E Hypothyroïdie

Question 10

QRM. Qu'apportez-vous systématiquement chez un patient à risque de syndrome de renutrition inappropriée ?

A Insuline
B Phosphore
C Sodium
D Carnitine
E Manganèse

Question 11

QRU. Quel est le principal risque de la perte de poids prolongée dans l'anorexie mentale ?

A Sarcopénie
B Aménorrhée
C Infertilité
D Ostéoporose
E Rachitisme

Question 12

QRM. Quelle(s) mesure(s) de précaution prenez-vous en présence d'une nutrition entérale nocturne par sonde nasogastrique ?

A Perfusion en position allongée stricte
B Perfusion en position semi-assise
C Perfusion en position assise
D Perfusion par régulateur de débit
E Désinfection systématique de la sonde

Question 13

QRM. Quelle(s) est (sont) le (les) avantages(s) de la nutrition entérale sur la nutrition parentérale ?

A Plus forte stimulation des défenses immunitaires
B Moindre risque de pneumopathie
C Moindre risque de troubles hydroélectrolytiques
D Moindre fréquence des diarrhées
E Respect du microbiote

Question 14

QRM. Quelle(s) est (sont) le (les) indication(s) de la nutrition parentérale ?

A Chambre implantable disponible
B Souhait du patient de continuer à manger
C Intolérance digestive
D Grêle court
E Résection du côlon

Question 15

QRU. Quel est le meilleur critère pour vérifier la réalité de la prise pondérale chez une anorexique mentale ?

A Tour de taille
B Tour de hanche
C Plis cutanés
D Force musculaire
E Albuminémie

Question 16

QRU. À la lecture de cette radiographie de contrôle (fig. 13.1), vous considérez que l'extrémité de cette sonde nasogastrique est :

A Intrapulmonaire
B Trop proche du cardia
C Correcte
D Trop proche du pylore
E Intraduodénale

Dossier progressif 2

Vous êtes médecin généraliste en cabinet, et vous accueillez Cléa, jeune fille de 16 ans, pour une perte de poids de 10 kg dans les trois derniers mois. Vous suspectez une anorexie mentale.

Question 1

QRM. Quels sont les signes cliniques en faveur de ce diagnostic ?

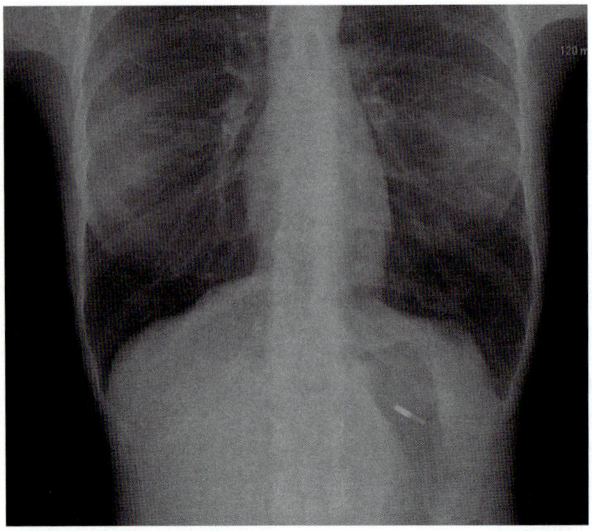

Fig. 13.1. Radiographie centrée sur les coupoles.

A Potomanie
B Vomissements provoqués
C Fatigue
D Exposition accrue au froid
E Euphorie

Question 2

QRM. Votre diagnostic est confirmé. Quels sont les éléments pouvant être induits par la perte de poids ?
A Atteinte cardiovasculaire
B Anémie
C Hypoglycémie
D Hypokaliémie
E Leucopénie

Question 3

QRM. Avant de procéder au bilan, vous recherchez des comorbidités psychiatriques. Lesquelles ?
A Épisode dépressif caractérisé
B Consommation excessive d'alcool
C Schizophrénie
D Troubles obsessionnels compulsifs
E Troubles addictifs

Question 4

QRU. Vous êtes maître de stage. L'interne présent(e) au cabinet au moment de l'accueil de Cléa vous questionne sur le taux de mortalité à 10 ans de l'anorexie mentale. Que lui répondez- vous ?
A 0 %
B 1 à 2 %
C 5 à 10 %
D 10 à 20 %
E 20 à 30 %

Question 5

QRM. Quels sont les examens paracliniques que vous prescrivez à titre systématique face à une anorexie mentale ?
A Ionogramme sanguin
B TSH
C Électrocardiogramme
D Imagerie cérébrale
E Ostéodensitométrie

Question 6

QRM. Vous décidez d'hospitaliser Cléa. Quels sont les critères environnementaux et sociaux que vous prenez en compte ?
A Épuisement de l'entourage
B Stigmatisation sociale
C Isolement social sévère
D Critiques environnementales élevées
E Chute des résultats scolaires

Question 7

QRM. La prise en charge psychothérapeutique vise à :
A Améliorer les relations interpersonnelles
B Prévenir la chute des résultats scolaires
C Réintroduire la notion de plaisir dans l'alimentation
D Renforcer le « moi »
E Corriger les distorsions cognitives

Question 8

QRM. Les approches psychothérapeutiques envisageables sont :
A La thérapie familiale
B Les médiations corporelles
C La cure analytique
D Les entretiens motivationnels
E La psychothérapie de soutien

Question 9

QRU. La durée minimale de la psychothérapie, après amélioration significative, est de :
A 1 semaine
B 1 mois
C 6 moins
D 1 an
E 2 ans

Question 10

L'évolution de Cléa est favorable. Les symptômes s'amendent et la reprise de poids atteint le seuil fixé. Deux ans après la rémission symptomatique, vous suspectez un virage boulimique. QRM. Parmi les symptômes suivants, lesquels participent au diagnostic de boulimie ?
A Survenue au cours d'un épisode d'anorexie mentale
B Épisodes récurrents d'hyperphagie incontrôlée
C Estime de soi stable
D Épisodes au moins une fois par mois
E Comportements compensatoires

Dossier progressif 3

Un homme de 60 ans, présente depuis 15 jours des douleurs abdominales de la fosse iliaque droite avec quelques épisodes diarrhéiques. Il est hospitalisé au pavillon des urgences car, depuis 24 heures, il vomit et se sent asthénique. Son poids et de 85 kg, sa taille d'1,80 m.

En attente de la TDM, le patient est mis à jeun. Vous devez prescrire le programme de perfusion pour les 24 prochaines heures sachant que l'ionogramme sanguin est normal.

Question 1

QRU. Quel produit prescrivez-vous ?
A Du sérum salé isotonique (9 g/L)
B Du sérum glucosé à 5 %
C Du sérum glucosé à 5 % supplémenté avec du NaCl et du KCl
D Du Ringer
E De l'eau pour préparation injectable

Question 2

QRU. Quel volume de perfusion prescrivez-vous ?
A 500 mL/24 h
B 1 L/24 h
C 2 L/24 h
D 3 L/24 h
E 4 L/24 h

Question 3

QRU. Quelle est la définition de l'IMC ?

A IMC = poids (kg)/taille^2 (m)
B IMC = poids (kg)/taille^2 (cm)
C IMC = taille (m)/poids^2 (kg)
D IMC = taille (cm)/poids^2 (kg)
E Toutes les définitions sont fausses

Question 4

QRM. L'IMC de ce patient est de 26,2. Son poids habituel est de 90 kg. Qu'en concluez-vous ?

A Le patient est sévèrement dénutri
B Le patient est dénutri
C Le patient a un IMC normal
D Le patient est en surpoids
E Le patient est obèse

Question 5

Le bilan découvre une tumeur du côlon droit responsable de ce syndrome occlusif. Le patient est rapidement opéré. Compte tenu d'adhérences complexes, le chirurgien effectue une colectomie droite et une résection de la dernière anse iléale avec un rétablissement de la continuité (anastomose iléo transverse).

QRU. Compte tenu de ce montage le patient est à risque de développer une carence en :

A Vitamine B1
B Vitamine B6
C Vitamine B9
D Vitamine B12
E Toutes les propositions sont fausses

Question 6

Les suites opératoires sont compliquées sans reprise du transit avec apparition d'une fistule digestive par lâchage de sutures. Le patient est réopéré et le chirurgien est contraint de faire une double stomie (iléostomie terminale et colostomie dans l'attente d'un éventuel rétablissement de la continuité).

Quelques jours après, alors que le patient est autorisé à boire et à manger, le débit de l'iléostomie est de 4 litres par jour.

QRM. En plus des besoins hydriques moyens, quel(s) est (sont) le(s) paramètre(s) clinique(s) à prendre en compte afin d'ajuster les apports hydriques chez ce patient en particulier ?

A Sa diurèse
B Le volume de ses selles
C Son âge
D Sa température
E Aucun de ces paramètres

Question 7

QRU. Le patient est remis à jeun, un traitement par ralentisseur du transit est prescrit. Dans l'attente de l'efficacité de ce traitement, quel volume de perfusion prescrivez-vous ?

A 2 L/24 h
B 3 L/24 h
C 4 L/24 h
D 5 L/24 h
E 6 L/24 h

Question 8

QRM. Vous prescrivez un apport hydrique total de 6 L/24 h. Quel(s) examen(s) clinique(s) et paraclinique(s) de routine vous permettent d'évaluer la justesse de votre prescription ?

A La diurèse
B L'auscultation pulmonaire
C L'ionogramme sanguin
D La CRP
E Une radiographie de l'abdomen sans préparation

Question 9

Six mois plus tard, alors qu'il bénéficie d'une chimiothérapie, pour laquelle a été posé un cathéter à chambre implantable, le patient présente de nouveau un amaigrissement et des vomissements. Le diagnostic d'envahissement locorégional par carcinose péritonéale est constaté responsable d'une occlusion digestive non opérable.

QRU. Vous décidez de lui proposer une nutrition artificielle sous la forme :

A D'une nutrition parentérale sur voie veineuse périphérique
B D'une nutrition parentérale sur voie veineuse centrale
C D'une nutrition entérale par sonde nasogastrique
D D'une nutrition entérale par gastrostomie percutanée
E Aucune de ces propositions

Question 10

QRU. Une nutrition parentérale est décidée. En première approximation, vous estimez que ses besoins en énergie sont compris :

A Entre 10 et 15 kcal/kg/j
B Entre 20 et 25 kcal/kg/j
C Entre 30 et 35 kcal/kg/j
D Entre 40 et 45 kcal/kg/j
E Entre 50 et 55 kcal/kg/j

Question 11

QRM. La nutrition parentérale est effectuée à l'aide d'une poche industrielle tricompartimentée dans laquelle vous faites ajouter systématiquement :

A Du chlorure de magnésium
B Un mélange polyvitaminique
C Un mélange d'oligoéléments
D Du chlorure de calcium
E Rien, car il ne faut jamais ajouter de produit dans une poche de nutrition parentérale

Question 12

QRM. Le patient est rentré à son domicile avec de la nutrition parentérale nocturne. Un soir, il présente des frissons et de la température à 38,7 °C. Quels examens faites-vous effectuer en urgence ?

A Une radiographie pulmonaire
B Une hémoculture sur voie veineuse centrale
C Une hémoculture sur voie veineuse périphérique
D Un ECBU
E Une échographie cardiaque

Question 13

QRU. Vous suspectez une infection du cathéter central. Dans l'attente des résultats des hémocultures que faites-vous ?

A Vous arrêtez toute perfusion sur ce cathéter central
B Vous instaurez une antibiothérapie probabiliste sur un cathéter périphérique
C Vous instaurez une antibiothérapie probabiliste sur le cathéter central
D Vous faites enlever le cathéter central
E Vous ne faites rien de particulier avant d'avoir le résultat des hémocultures

Question 14

QRM. Les hémocultures centrales et périphériques reviennent positives à *Staphylococcus aureus*. Que prescrivez-vous ?

A Un verrou antibiotique
B Une antibiothérapie systémique par voie orale
C Une antibiothérapie systémique par voie intraveineuse
D L'ablation du cathéter central en urgence
E L'ablation du cathéter central seulement en cas d'échec du traitement médical

Question 15

QRU. D'une manière générale (en dehors du cas présent), l'apport nutritionnel conseillé d'un nutriment donné :

A Correspond à ce que chaque individu doit obligatoirement recevoir pour prévenir une carence de ce nutriment
B Correspond au besoin moyen de chaque individu
C Correspond à la moyenne des besoins d'une population d'individus
D Correspond à la moyenne plus deux écarts types des besoins d'une population d'individus
E Aucune réponse n'est juste

Dossier progressif 4

Mlle Dupont, 19 ans, consulte aux urgences le 15 octobre amenée par son père pour malaise à type de lipothymie avec crampes musculaires.

La recherche d'antécédents familiaux retrouve une thyroïdite chez la mère, un infarctus du myocarde chez son père à l'âge de 65 ans.

Personnellement, elle n'a pas eu de problèmes de santé particuliers, mais son père vous explique qu'elle a tendance à se plaindre souvent de douleurs abdominales surtout au moment des repas avec besoins impérieux de se rendre aux toilettes. Son carnet de santé retrouve une courbe de croissance sur la médiane jusqu'à l'âge de 16 ans où elle pesait 52 kg, mais il n'y a pas eu de suivi médical depuis. Cependant, le père vous explique qu'elle a commencé un régime le jour de son anniversaire le 15 juin dernier car elle se trouvait trop grosse pour les vacances d'été qui approchaient (fig. 13.2).

L'examen clinique retrouve un poids de 38 kg et une taille de 158 cm soit un IMC à 15,2 kg/m². Elle n'a pas de fièvre, la température étant de 35,4 °C. L'auscultation pulmonaire est symétrique et normale, l'auscultation cardiaque est très difficile, vous entendez faiblement les bruits du cœur. La TA est à 70/40, mais l'infirmière doit arrêter sa mesure un peu rapidement car les crampes musculaires réapparaissent pendant la prise tensionnelle. L'abdomen est souple, il existe une hépatomégalie modérée à 5 cm sans splénomégalie.

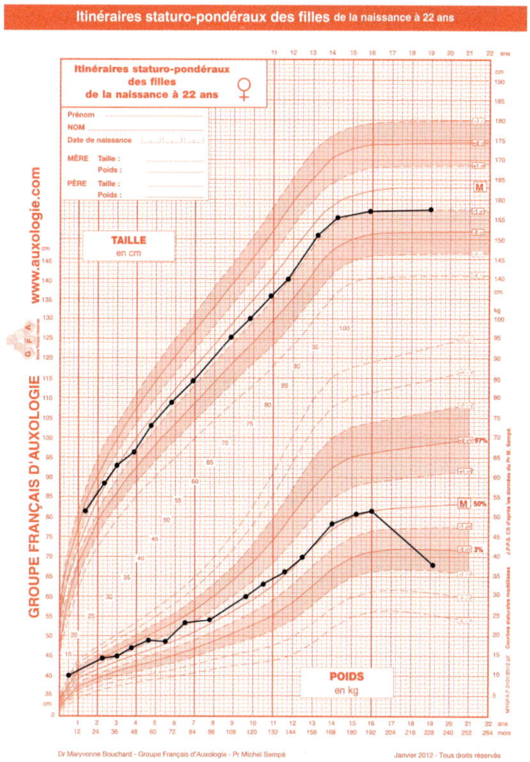

Fig. 13.2. Courbe de croissance de Mlle Dupont.

Question 1

QRM. Quelle(s) est (sont) la (les) proposition(s) exacte(s) concernant l'état nutritionnel de cette jeune femme ?

A Normal
B Dénutrition modérée
C Dénutrition sévère
D En ne prenant en compte que son IMC, elle serait classée en dénutrition modérée
E Il impose une hospitalisation

Question 2

QRM. Dans le contexte décrit, quel(s) diagnostic(s) vous semble(nt) devoir être recherché(s) pour expliquer son état nutritionnel ?

A Maladie de Crohn
B Anorexie mentale
C Syndrome de Cushing
D Hypothyroïdie périphérique
E Cachexie cancéreuse

Question 3

QRM. Parmi les causes de dénutrition suivantes, laquelle ou lesquelles se présentent classiquement avec une conservation de l'appétit ?

A Hyperthyroïdie
B Insuffisance pancréatique chronique
C Maladie de Crohn
D Syndrome du grêle court
E Anorexie mentale

Question 4

Vous faites préciser le malaise initial qui est décrit de la manière suivante : alors qu'elle était en train de faire son jogging quotidien, elle a présenté un épisode aigu de crampes dans les deux mains ce qui l'a obligé à s'arrêter. Comme la douleur augmentait, elle a téléphoné à son père qui est venu la chercher et l'a amené directement aux urgences devant cette paralysie douloureuse des deux mains.

QRM. Quelle(s) hypothèse(s) étiologique(s) pourrai(en)t expliquer le premier malaise survenu lors de son jogging ?

A Accident ischémique cérébral transitoire
B Hypocalcémie
C Hypoglycémie
D Hyperkaliémie
E Hyponatrémie

Question 5

À son arrivée aux urgences, les symptômes ont disparu. Par contre, elle présente un second malaise avec des vertiges, elle est couverte de sueurs mais reste bien consciente et orientée. Elle vous rassure en vous expliquant que ce n'est qu'un peu de fatigue, que cela lui arrive assez souvent mais qu'elle va très bien sinon.

QRM. Pour expliquer le second malaise en cours aux urgences, quelle(s) hypothèse(s) étiologique(s) évoquez-vous ?

A Hypokaliémie
B Hypocalcémie
C Insuffisance rénale
D Hypotension artérielle
E Hypoglycémie

Question 6

QRM. Quel(s) examen(s) demandez-vous en urgence ?

A Bandelette urinaire
B Ionogramme sanguin
C Glycémie capillaire
D ECG
E Scanner cérébral

Question 7

Un ECG est réalisé aux urgences (fig. 13.3).

QRM. Concernant l'ECG quelle(s) est (sont) la (les) anomalies(s) présente(s) ?

A Bradycardie
B Onde U
C Allongement du PR
D Infarctus inférieur
E Arythmie cardiaque

Question 8

L'examen clinique ne retrouve pas d'ictère conjonctival mais l'aspect cutané suivant (fig. 13.4).

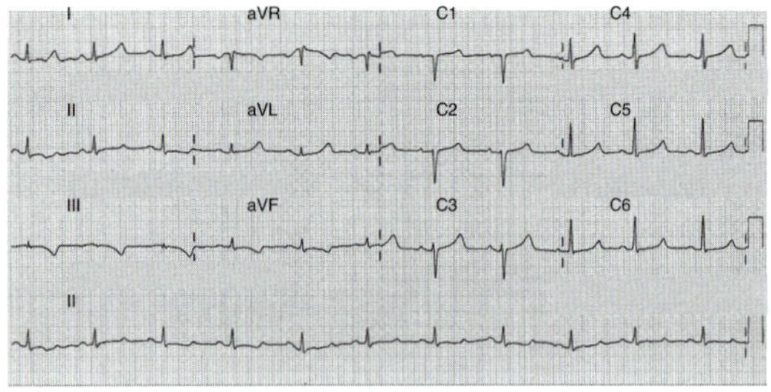

Fig. 13.3. Électrocardiogramme.

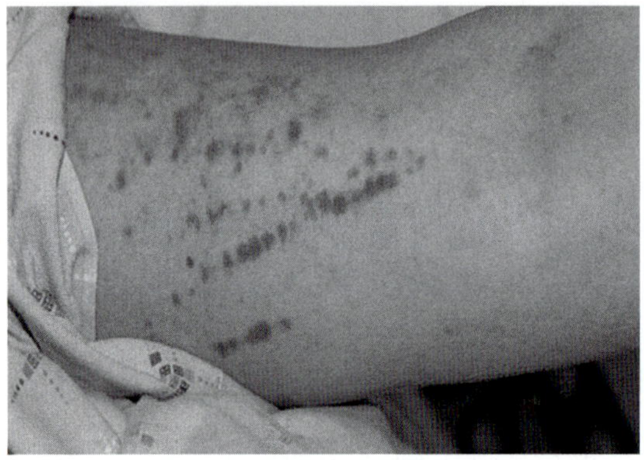

Fig. 13.4. Examen clinique : aspect cutané.

QRM. Dans le contexte de la maladie de cette patiente, comment peut s'expliquer cet aspect cutané ?

A Carence en vitamine K
B Vergetures
C Thrombopénie
D Insuffisance médullaire
E Insuffisance hépatique

Question 9

QRM. Quel(s) examen(s) complémentaire(s) prescrivez-vous en première intention ?

A Taux de prothrombine
B Biopsie cutanée
C Biopsie médullaire
D Bilan hépatique
E Facteurs III de coagulation

Question 10

Une hospitalisation est décidée en accord avec la famille malgré l'opposition initiale de la patiente.

QRM. Compte tenu de son état clinique et notamment nutritionnel, quelle(s) attitude(s) vous semble(nt) la (les) plus adaptée(s) ?

A Nutrition orale
B Nutrition entérale
C Nutrition parentérale
D Apport hypercalorique et hyperprotéiné à 2 500 kcal/j
E Apport hypocalorique à 500 kcal/j

Question 11

Compte tenu de sa grande dénutrition, après avoir corrigé les anomalies ioniques initiales, une nutrition entérale hypercalorique et hyperprotéinée à 2 500 kcal/j est démarrée à J2. Le lendemain de votre prise en charge, le ionogramme qui était normalisé la veille revient avec les valeurs suivantes (valeurs normales) :

- natrémie : 133 (135–145 mmol/L);
- kaliémie : 2,9 (3,5–4,6 mmol/L);
- calcémie totale : 1,84 (2,15–2,55 mmol/L);
- phosphorémie : 0,5 (0,8–1,4 mmol/L);
- magnésémie : 0,3 (0,6–1 mmol/L);
- créatininémie : 78 (62–106 µmol/L);
- glycémie : 3 (3,7–5,6 mmol/L);
- albuminémie : 22 (35–52 g/L);
- CRP : 82 (< 10 mg/L);
- ferritinémie : 26 (30–300 µg/L).

QRM. Quelle est votre attitude immédiate ?

A Ajout d'électrolytes *per os* pour compenser les carences dans la nutrition entérale (NE) maintenue à l'identique.
B Maintien de la NE à l'identique mais ajout intraveineux d'électrolytes pour compenser les carences.
C Diminuer de moitié la NE et augmenter l'hydratation intraveineuse du même volume pour prévenir une insuffisance rénale hypovolémique.
D Diminuer de moitié de la NE.
E Arrêt immédiat de la NE.

Question 12

QRM. Quelle(s) autre(s) mesure(s) thérapeutique(s) instaurez-vous dans cette situation ?

A Apport de vitamine B1.
B Restriction hydrique.
C Apport de phosphore à forte dose.
D Apport de sodium à forte dose.
E Apport de potassium.

Question 13

QRM. Parmi les items suivants, lequel ou lesquels regroupent les paramètres biologiques indispensables au diagnostic de syndrome de renutrition inappropriée ?

A Calcémie, albuminémie, CRP, créatininémie.
B Natrémie, kaliémie, glycémie, ferritinémie, CRP.
C Natrémie, kaliémie, glycémie, créatininémie, albuminémie.
D Natrémie, phosphorémie, kaliémie, magnésémie, glycémie.
E Natrémie, glycémie, lymphocytes, albuminémie.

Question 14

L'état clinique de la patiente se dégrade rapidement en quelques heures malgré votre prise en charge : elle présente un état d'agitation avec confusion, la température est à 37,5 °C, la nuque est souple, elle est essoufflée, la fréquence cardiaque est à 110 bpm, la tension artérielle est imprenable du fait de l'agitation. L'abdomen est souple mais l'hépatomégalie initiale s'est majorée et est devenue sensible. Les conjonctives et l'examen cutané sont inchangés hormis la présence d'œdèmes des membres inférieurs. Le reste de l'examen clinique est difficile car la patiente est très opposante.

QRM. Quel(s) diagnostic(s) évoquez-vous en priorité ?

A Une pneumopathie d'inhalation
B Un syndrome de Wernicke-Korsakoff
C Une insuffisance cardiaque
D Une hépatite aiguë
E Un accident vasculaire cérébral

Question 15

QRM. Quelle est votre attitude en urgence :

A Mise sous oxygène au masque
B Injection intramusculaire de vitamine B6
C Antibiothérapie à large spectre
D Restriction hydrosodée
E Mutation en unité de soins intensifs

Dossier progressif 5

M. X, 20 ans, vient en consultation pour une perte de poids. Son poids il y a 6 mois était de 65 kg et était stable depuis l'âge de 18 ans, dernière date de référence de son poids. Son poids à votre consultation est de 55 kg; sa taille est de 1,78 m. Son enquête alimentaire révèle une prise énergétique de 3 000 kcal/24 h; la consommation d'alcool est nulle.
Il se plaint d'une augmentation du volume des selles depuis 6 mois. Leur aspect est grisâtre et pâteux. Il se plaint de « gargouillis » digestifs.
Son examen abdominal est sans particularité. Vous notez une pâleur conjonctivale inhabituelle.
Les examens biologiques montrent :

- NFS :
  - Hb : 10 g/L,
  - VGM : 109 µ^3,
  - réticulocytes : 90 000/mm^3.
- ferritine : 25 (N : 49–421 µg/L);
- poids de selles : 450 g/24 h;
- stéatorrhée : 30 g/24 h.

Question 1

QRM. Quels signes cliniques recherchez-vous en faveur d'une dénutrition chez ce patient ?

A Oligurie
B Perte de poids
C Amyotrophie des quadriceps
D Diminution du pli cutané tricipital
E IMC > 25 kg/m^2

Question 2

QRM. Quel(s) examen(s) pratiquez-vous ou demandez-vous pour évaluer la masse maigre et la masse grasse de ce patient ?

A Impédancemétrie
B Absorptiométrie biphotonique (DEXA)
C Calorimétrie indirecte
D Questionnaire d'activité physique
E Urée urinaire

Question 3

QRU. Quelle pathologie pensez-vous être responsable de la perte de poids de ce patient ?

A Pancréatite chronique
B Cancer du pancréas

C Cancer du côlon
D Maladie cœliaque
E Diabète de type 1

Question 4
QRM. Quels examens complémentaires demandez-vous pour authentifier la pathologie responsable de la perte de poids ?
A Biopsie duodénale
B Dosage des anticorps antiendomysium
C Dosage de l'élastase fécale
D Échographie pancréatique
E Coloscopie
F Dosage de la glycémie

Question 5
QRU. La cause la plus probable de l'anémie est :
A Une carence en fer
B Une carence en folates
C Une hémolyse
D Une carence en vitamine B12
E Une double carence en fer et en vitamine B12

Question 6
QRM. Quel est (sont) le(s) mécanisme(s) physiopathologique(s) de la perte de poids chez ce patient ?
A Bilan d'énergie négatif
B Diminution des apports
C Malabsorption des graisses
D Glycosurie
E Aucun de ces mécanismes

Question 7
QRM. Quelles carences en vitamines vous attendez-vous à trouver ?
A Carence en vitamine C
B Carence en vitamine E
C Carence en vitamine B12
D Carence en vitamine D
E Carence en folates
F Carence en vitamine B6

Question 8
QRU. Lequel de ces conseils alimentaires vous paraît-il le plus approprié ?
A Diminuer les graisses totales
B Augmenter la consommation de poissons gras
C Diminuer les apports alimentaires totaux
D Supprimer complètement les aliments contenant du gluten
E Conseiller une alimentation méditerranéenne

Question 9
QRM. Sur quels critères affirmez-vous que ce patient est dénutri ?
A Perte de poids = 10 kg
B IMC < 18,5 kg/m^2
C Apports caloriques = 3000 kcal/24 h
D Stéatorrhée = 30 g/24 h
E Aucun de ces critères

Question 10
QRM. Pour compléter l'évaluation nutritionnelle, vous demandez :
A Dosage pondéral de l'albuminémie
B Dosage de la CRP
C Dosage de la préalbuminémie
D Dosage de la glycémie
E Électrophorèse des protéines

Question 11
QRU. Pour obtenir une reprise de poids chez ce patient :
A Vous lui demandez d'augmenter ses apports alimentaires
B Vous lui prescrivez des compléments nutritionnels oraux
C Vous lui demandez d'augmenter son activité physique très significativement
D Vous lui demandez de limiter son activité physique
E Vous lui demandez de limiter la consommation de charcuterie
F Vous lui demandez de supprimer complètement les aliments contenant du gluten

Question 12
QRM. Concernant la prise en charge de l'anémie :
A Vous prescrivez une supplémentation en fer
B Vous conseillez de consommer de la viande rouge plus souvent
C Vous prescrivez des injections de vitamine B12
D Vous transfusez le patient
E Vous lui prescrivez trois perfusions de fer injectable

Question 13
QRM. Vous revoyez le patient deux mois plus tard avec un poids de 53 kg. Ceci pourrait s'expliquer par :
A L'absence de compliance au régime sans gluten
B L'aggravation de la maladie
C La résistance de la maladie à votre prescription diététique
D La survenue d'un lymphome digestif
E Un syndrome dépressif masqué

Question 14
QRM. Vous revoyez le patient à 6 mois avec un poids de 65 kg, vous lui indiquez :
A Qu'il est guéri
B Qu'il doit poursuivre encore quelques mois le régime sans gluten
C Qu'il doit malgré tout poursuivre définitivement le régime sans gluten
D Qu'il a tout intérêt à développer une activité physique régulière
E Qu'il sera utile de s'assurer de la repousse villositaire par une nouvelle biopsie duodénale

Question 15
QRM. Le patient consulte à nouveau un an après votre première consultation avec un poids de 57 kg, affirmant qu'il a bien suivi son régime sans gluten. Que faites-vous ?
A Dosage des anticorps antiendomysium
B Dosage des anticorps antitransglutaminase
C Biopsie duodénale
D Dosage de la stéatorrhée
E Recherche d'une autre source de gluten : enrobage d'un médicament, par exemple

Dossier progressif 6

Une jeune femme de 22 ans, porteuse d'une mucoviscidose, vous consulte pour amaigrissement. Le jour de la consultation, elle mesure 1,68 m et pèse 47 kg. Il y a un mois, elle avait son poids habituel de 50 kg. Cet amaigrissement fait suite à une surinfection bronchique traitée efficacement par trois semaines d'antibiotiques. Contrairement aux épisodes précédents, l'amaigrissement ne s'est pas corrigé spontanément après traitement de l'infection.
Dans le cadre de sa maladie, elle présente une insuffisance pancréatique externe traitée par extrait pancréatique (Créon® 25 000 : une gélule à chaque repas) et une intolérance glucidique traitée par biguanide (metformine 500 mg : un comprimé matin et soir).

Question 1

QRU. Quelle est la définition de l'IMC ?

- **A** IMC = poids (kg)/taille^2 (m)
- **B** IMC = poids (kg)/taille^2 (cm)
- **C** IMC = taille (m)/poids^2 (kg)
- **D** IMC = taille (cm)/poids^2 (kg)
- **E** Toutes les définitions sont fausses

Question 2

QRU. L'IMC de cette patiente est de 16,6. Qu'en concluez-vous ?

- **A** La patiente est sévèrement dénutrie
- **B** La patiente est dénutrie
- **C** La patiente a un IMC normal
- **D** La patiente est en surpoids
- **E** La patiente est obèse

Question 3

QRM. Afin de préciser le ou les mécanismes physiopathologiques à l'origine de cet amaigrissement et de cette absence de reprise de poids, quelle(s) question(s) posez-vous à cette patiente ?

- **A** Mangez-vous moins que d'habitude ?
- **B** Décrivez-moi vos selles (couleur, consistance)
- **C** Comment sont vos glycémies ?
- **D** Êtes-vous essoufflée ?
- **E** Avez-vous de troubles de la vision ?

Question 4

QRM. Afin de préciser le ou les mécanismes physiopathologiques à l'origine de cet amaigrissement et de cette absence de reprise de poids, quel(s) examen(s) pourriez-vous prescrire à cette patiente ?

- **A** Recherche de stéatorrhée
- **B** Glycosurie des 24 heures
- **C** Mesure de la dépense énergétique de repos
- **D** Examens fonctionnels respiratoires
- **E** Un fond d'œil

Question 5

QRU. Malgré l'optimisation des traitements pharmacologiques et une prise en charge diététique correcte, la patiente ne reprend pas de poids. Vous décidez de lui proposer une nutrition artificielle de complément durant 4 semaines sous la forme :

- **A** D'une nutrition parentérale sur voie veineuse périphérique
- **B** D'une nutrition parentérale sur voie veineuse centrale
- **C** D'une nutrition entérale par sonde nasogastrique
- **D** D'une nutrition entérale par gastrostomie percutanée
- **E** Aucune de ces propositions

Question 6

QRU. La solution retenue est la nutrition entérale nocturne par sonde nasogastrique. Quel type de produit prescrivez-vous ?

- **A** Un mélange standard (1 kcal/mL et 15 % de protéines)
- **B** Un mélange semi-élémentaire
- **C** Un mélange hypercalorique hyperprotidique (1,5 kcal/mL et 20 % de protéines)
- **D** Un mélange « immunomodulateur » (Impact®)
- **E** Un mélange hypocalorique (0,75 kcal/mL et 15 % de protéines)

Question 7

QRU. Après une semaine de traitement (1 000 kcal par jour en nutrition entérale nocturne), quel examen vous permet d'évaluer la justesse de votre prescription ?

- **A** Les plis cutanés
- **B** Le poids
- **C** L'ionogramme sanguin.
- **D** L'albuminémie
- **E** La CRP

Question 8

QRM. Après un mois de ce traitement, la patiente a repris les 3 kg perdus (elle pèse 50 kg, IMC = 17,71). Qu'en concluez-vous ?

- **A** Le traitement est inefficace
- **B** La patiente est encore dénutrie
- **C** Le traitement est efficace
- **D** La patiente n'est plus dénutrie
- **E** La prise de poids est négligeable pour pouvoir conclure

Question 9

QRU. Six mois plus tard, cette patiente se présente au pavillon des urgences pour un syndrome infectieux, une exacerbation des expectorations et une dyspnée majeure. Le diagnostic de pneumopathie est confirmé par la radiographie. La patiente reçoit une nutrition entérale continue à l'aide d'une pompe péristaltique à la dose de 2 000 kcal par jour. Par ailleurs, la patiente reçoit pour sa décompensation respiratoire des corticoïdes injectables. Elle n'était pas diabétique connue, mais ses glycémies sont maintenant comprises entre 10 et 12 mmol /L.

- **A** Vous ne changez pas votre attitude
- **B** Vous diminuez la nutrition entérale à 1 500 kcal/24 h
- **C** Vous utilisez un produit spécifique pour les patients diabétiques
- **D** Vous instaurez une insulinothérapie
- **E** Vous augmentez la nutrition entérale à 2 500 kcal/24 h

Question 10

QRM. Un mois après cet épisode, la patiente est rentrée à la maison. Elle consulte son médecin généraliste pour une visite de contrôle. Elle pèse alors 63 kg (IMC = 22,3). Vous en concluez :

A Que son IMC est redevenu normal
B Qu'elle est dénutrie
C Qu'elle a atteint son poids idéal
D Que cette perte de poids est bénéfique
E Qu'elle est sévèrement dénutrie

Question 11

QRM. Malgré l'arrêt de toute corticothérapie générale, la patiente présente à plusieurs reprises des glycémies à jeun supérieures à 7 mmol/L. Vous prescrivez à cette patiente :

A Un régime amaigrissant
B De l'insuline
C De la metformine
D Un sulfamide hypoglycémiant
E Rien de particulier

Question 12

QRM. Elle consulte de nouveau 6 mois plus tard pour une aggravation de la dyspnée. En conséquence, elle a diminué son activité physique et présente une prise de poids récente de 3 kg en 15 jours. Quel(s) signe(s) clinique(s) recherchez-vous pour préciser l'origine de cette prise de poids ?

A Des crépitants
B Un souffle cardiaque
C Des œdèmes des membres inférieurs
D La mesure du pli tricipital
E Un goitre

Question 13

QRU. Vous constatez la présence d'œdème des membres inférieurs. Quelle est l'origine la plus probable de ces œdèmes ?

A Une dénutrition sévère
B Une insuffisance cardiaque droite
C Une cirrhose
D Une insuffisance rénale
E Un syndrome néphrotique

Dossier progressif 7

Vous recevez en consultation une patiente de 83 ans adressée pour chute. Elle a pour antécédents une hypertension artérielle sous amlodipine (inhibiteur calcique) et ramipril (inhibiteur de l'enzyme de conversion), un diabète de type 2 sous metformine et gliclazide (sulfamide hypoglycémiant), une gonarthrose soulagée par la prise de paracétamol et de tramadol, une gastrite et un reflux gastro-œsophagien traité par oméprazole (inhibiteur de la pompe à protons) et une ostéoporose non traitée.

Elle n'a pas d'enfant et vit seule dans un appartement au 2e étage sans ascenseur. Elle rapporte être autonome pour la toilette et l'habillage mais doit utiliser une canne pour marcher dans la rue désormais.

Question 1

QRM. Quel(s) élément(s) pouvant favoriser une dénutrition identifiez-vous à ce stade ?

A Ostéoporose
B Gliclazide
C Tramadol
D Troubles de la marche
E Diabète

Question 2

QRM. Comment pouvez-vous évaluer simplement l'état nutritionnel de cette patiente ?

A Recherche d'un amaigrissement récent
B Calcul de l'IMC
C Mesure de la composition corporelle par absorptiométrie biphotonique
D Test de marche de 6 minutes
E Échelle de Braden

Question 3

QRM. Vous réalisez un Mini Nutritional Assessment® (MNA®) avec un score à 19. La patiente pèse 63 kg (IMC : 22). Elle pesait 66 kg il y a un an. Elle ne rapporte pas d'événement aigu récent et dit avoir un appétit correct. Quelle(s) proposition(s) est (sont) exacte(s) ?

A La patiente est dénutrie
B Le MNA® permet de diagnostiquer la dénutrition
C La perte de poids est expliquée par l'âge de la patiente
D La perte de poids est bénéfique pour la gonarthrose de la patiente
E Des conseils nutritionnels sont nécessaires

Question 4

QRM. Quel(s) objectif(s) nutritionnel(s) est (sont) adapté(s) pour cette patiente ?

A Limiter la consommation de viandes, poissons ou œufs à deux fois par semaine
B Limiter la consommation de sel à 4g/j
C Apports protéiques journaliers entre 1 et 1,2 g/kg de poids corporel
D Apports en vitamine D de 400 UI/j
E Apports glucidiques représentant 35 % des apports énergétiques totaux

Question 5

Un bilan récent retrouve une HbA1c à 7,8 %. La créatininémie est à 110 µmol/L (DFG à 43 mL/min), la microalbuminurie est positive.

QRM. Concernant le diabète de la patiente, quelle(s) proposition(s) est (sont) exacte(s) ?

A Les objectifs glycémiques sont atteints
B La metformine est contre-indiquée
C Un traitement préventif par aspirine est recommandé
D Il existe un risque d'hypoglycémie
E Elle doit limiter sa consommation de protéines

Question 6

Six mois plus tard, la patiente est adressée aux urgences pour chute dans un contexte de malaise. Elle présente une douleur à l'aine droite et n'a pas pu se relever depuis la chute.

QRM. La radiographie suivante (fig. 13.5) est réalisée et soumise à votre interprétation (une ou plusieurs réponses exactes).
A Coxarthrose bilatérale
B Fracture iliopubienne droite
C Fécalome
D Fracture du col fémoral droit
E Niveaux hydroaériques coliques

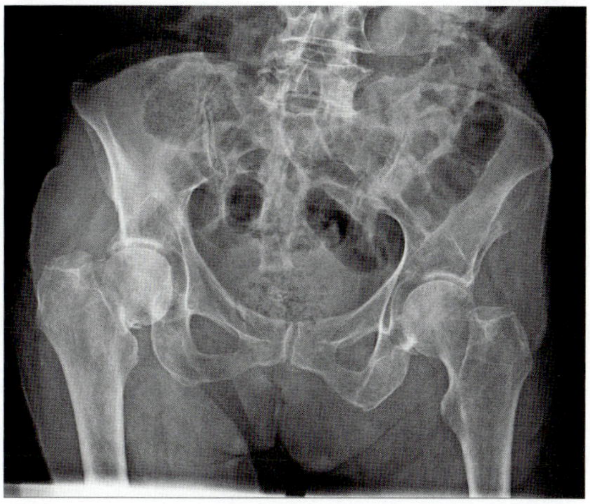

Fig. 13.5. Radiographie du bassin.

Question 7

La patiente est hospitalisée en orthopédie pour une prise en charge chirurgicale en urgence avec pose de prothèse de hanche.
QRM. Parmi les propositions suivantes concernant votre prise en charge pendant les 24 premières heures postopératoire, laquelle (lesquelles) est (sont) exacte(s) ?
A Laisser à jeun jusqu'à 12 heures après l'opération
B Lever précoce
C Prescription de compléments nutritionnels
D Kinésithérapie motrice
E Perfusion de bisphosphonates

Question 8

L'équipe infirmière vous alerte sur une toux survenant lors des repas. Vous suspectez des troubles de déglutition jusqu'alors non connus.
QRM. Quelle(s) exploration(s) clinique(s) et paraclinique(s) vous semble(nt) adaptée(s) en première intention ?
A Test de déglutition d'un verre d'eau
B Nasofibroscopie
C Scanner cérébral
D Électromyogramme
E Vidéocapsule endoscopique

Question 9

QRM. Vous diagnostiquez un accident vasculaire ischémique constitué récent. Les troubles de la déglutition modérés persistent et portent principalement sur les liquides.
Quelle(s) stratégie(s) concernant la prise en charge nutritionnelle pouvez-vous mettre en place à ce stade ?
A Enrichissement protéinoénergétique de l'alimentation
B Adaptation de la texture de l'alimentation
C Pose d'une gastrostomie
D Séances d'orthophonie
E Kinésithérapie motrice

Question 10

QRM. La patiente est transférée en soins de suite et de réadaptation. Elle pèse maintenant 53 kg (– 15,8 % en six mois ; IMC : 19). L'albuminémie est à 31 g/L. Elle mange toujours en texture adaptée aux troubles de la déglutition avec des ingesta moyens estimés à 1 400 kcal/j et 50 g/j de protéines.
Parmi les propositions suivantes, laquelle (lesquelles) est (sont) exacte(s) ?
A La patiente présente une dénutrition sévère
B Les apports énergétiques sont suffisants
C Les apports protéiques sont suffisants
D Prescription d'une nutrition parentérale
E Prescription de compléments nutritionnels oraux

Question 11

Vous introduisez des compléments nutritionnels oraux.
QRM. Quel(s) élément(s) allez-vous surveiller pour juger de l'efficacité de votre prise en charge nutritionnelle au bout d'une semaine ?
A Albuminémie
B Poids
C Ingesta
D Transthyrétinémie
E Tour de taille

Question 12

Après une semaine, la patiente a perdu encore 1 kg et les ingesta restent insuffisants. Les troubles de la déglutition se sont améliorés partiellement mais la patiente reste très asthénique.
QRM. Quelle(s) pathologie(s) pouvant participer à l'échec de la renutrition devez-vous rechercher ?
A Néoplasie
B Constipation sévère
C Dépression
D Candidose orale
E Déséquilibre du diabète

Question 13

La patiente poursuit sa rééducation pendant 1 mois supplémentaire et reprend 3 kg avec votre prise en charge. Les troubles de la déglutition ont régressé. La nutrition artificielle est arrêtée. Elle remarche seule avec une canne sur de courtes distances et est autonome pour la toilette et l'habillage. Vous organisez son retour à domicile.
QRM. Que pouvez-vous proposer pour les prochains mois ?
A Poursuite des compléments nutritionnels oraux
B Objectif de stabilisation du poids
C Mise en place d'un portage de repas
D Mise en place d'une aide-ménagère
E Supplémentation en vitamine D

Dossier progressif 8

Mme Y, 58 ans vient consulter pour avis nutritionnel. Le poids de cette patiente était normal dans l'enfance et dans l'adolescence. À l'âge de 25 ans, son poids était de 60 kg pour une taille d'1,68 m. Son poids après sa 1re grossesse à l'âge de 27 ans était de 70 kg. Son poids après sa 2de grossesse à l'âge de 29 ans était de 76 kg. À l'âge de 30 ans, elle a arrêté la pratique du jogging. À 31 ans, son poids était de 84 kg. Elle a arrêté de fumer à 50 ans. Sa consommation était de 25 cigarettes par jour depuis l'âge de 35 ans. Elle a perdu son travail il y a un an. Son poids avant son licenciement était de 92 kg. Son poids à votre consultation est de 101 kg. Elle dit mal dormir et ronfler la nuit. Elle se plaint d'une douleur des deux hanches à la marche. Sa pression artérielle est de 170/100 mmHg. Antérieurement, sa dernière mesure de pression artérielle était de 165/105 mmHg. Son tour de taille est de 100 cm. L'enquête alimentaire montre un apport énergétique de 2 950 kcal, avec un apport de 130 g de lipides et de 220 g de glucides. Elle ne consomme jamais de poisson et utilise comme huile de cuisson et d'assaisonnement uniquement de l'huile de tournesol.

Sur le plan biologique : glycémie à jeun : 1,50 g/L; une glycémie dosée il y a un mois était de 1,41 g/L; cholestérolémie : 2,55 g/L; HDL-cholestérol : 0,35 g/L; triglycéridémie : 2,54 g/L.

Question 1

QRU. Quelle est la définition de l'IMC ?

A IMC : poids (kg)/taille^2 (m)
B IMC : poids (kg)/taille^2 (cm)
C IMC : taille (m)/poids^2 (kg)
D IMC : taille (cm)/poids^2 (kg)
E Toutes les définitions sont fausses

Question 2

QRU. Après calcul de l'IMC, vous concluez que la patiente :

A À un surpoids
B À une obésité de grade I
C À une obésité de grade II
D À une obésité massive
E À une obésité génétique

Question 3

QRM. Quels sont les facteurs qui ont favorisé la prise de poids de cette patiente ?

A Arrêt du sport
B Arrêt du tabac
C Licenciement
D Grossesses
E Coxarthrose

Question 4

QRM. Quel(s) est(sont) le(s) mécanisme(s) physiopathologique(s) de la prise de poids chez cette patiente ?

A Bilan d'énergie négatif
B Sédentarité
C Apports alimentaires excessifs
D Un trouble du comportement alimentaire
E Un diabète

Question 5

QRM. Quels sont ses facteurs de risque cardiovasculaires indépendants ?

A Obésité
B Diabète
C Dyslipidémie
D Sédentarité
E Tabagisme

Question 6

QRM. Le ronflement nocturne vous fait craindre :

A Une malformation de la cloison nasale
B Une luette hypertrophique
C Un syndrome d'apnées du sommeil
D Une insuffisance cardiaque gauche
E Une bronchite asthmatiforme

Question 7

QRM. Quelles complications de son excès de poids cette patiente présente-t-elle actuellement ?

A Syndrome d'apnée du sommeil
B Coxarthrose
C Dyslipidémie
D Diabète de type 1
E HTA

Question 8

QRM. Au vu de la biologie et du contexte clinique vous concluez que cette patiente a :

A Un diabète de type 2
B Une intolérance au glucose
C Un syndrome métabolique
D Une dyslipidémie mixte
E Une hyperchylomicronémie de type 1

Question 9

QRM. En analysant son enquête alimentaire vous concluez à :

A Des apports énergétiques excessifs
B Des apports lipidiques normaux
C Des apports glucidiques excessifs
D Un rapport acides gras ω-6/ω-3 adéquat
E Une allergie aux protéines de poisson

Question 10

QRM. Quels conseils diététiques donnez-vous à cette patiente ?

A Diminuer ses apports énergétiques de 40 %
B Diminuer ses apports énergétiques de 30 %
C Diminuer les apports en glucides à 160 g/j
D Avoir des apports lipidiques totaux équivalents à 30–35 % de l'apport énergétique total
E Aucun de ces conseils

Question 11

QRM. Concernant les apports lipidiques vous lui proposez :

A De remplacer l'huile de tournesol par le l'huile de colza pour l'assaisonnement et la cuisson
B De remplacer l'huile de tournesol par le l'huile de colza pour l'assaisonnement

C D'augmenter les apports en acides gras ω-3 en consommant trois portions de poisson gras par semaine
D De consommer du lait entier plutôt que du lait demi-écrémé
E D'arrêter de consommer du fromage

Question 12
QRM. Quel(s) autre(s) conseil(s) donnez-vous ?
A Reprendre le jogging de manière intensive
B Éviter de trop accentuer l'activité physique à cause du problème de hanche
C S'efforcer de faire 30 minutes d'activité physique un peu sportive par jour
D Privilégier la natation plutôt que d'autres activités
E S'efforcer de faire trois fois une heure d'activité physique un peu sportive par semaine

Question 13
QRM. Quels examens complémentaires demandez-vous pour le bilan des complications de l'excès de poids ?
A Oxymétrie nocturne
B Scintigraphie myocardique
C Holter tensionnel (MAPA)
D Fond d'œil
E Radiographie du rachis lombaire

Question 14
QRM. Après trois mois de suivi, la perte de poids est de 6 kg ; la pression artérielle et la biologie restent inchangées. Quel(s) médicament(s) prescrivez-vous ?
A Metformine
B Gliclazide
C Furosémide
D Valsartan
E Atorvastatine

Question 15
QRM. Après six mois de traitement la patiente a perdu au total 11 kg ; elle réclame une chirurgie de l'obésité de peur de ne pouvoir rester à ce poids.
A Vous l'adressez à un chirurgien spécialisé
B Vous l'adressez à un psychologue spécialisé dans l'obésité pour la préparer à cette chirurgie
C Vous lui expliquez que ce n'est pas une bonne indication parce qu'elle n'entre pas dans les critères de la HAS
D Vous lui expliquez que le diabète contre-indique ce type de chirurgie
E Vous l'encouragez à persévérer dans ses efforts

Dossier progressif 9

Vous recevez en consultation un patient âgé de 46 ans. Il n'a pas d'antécédent personnel particulier mais son père a un diabète de type 2. Il est inquiet pour son état de santé, en particulier car il a pris beaucoup de poids durant les dix dernières années. Lors de sa dernière visite de médecine du travail, sa pression artérielle était trop élevée. Il pèse actuellement 100 kg pour 1,76 m, son tour de taille est de 110 cm. Il ne fume pas.

Question 1
QRM. Quelle(s) information(s) importante(s) pour la prise en charge nutritionnelle recherchez-vous à l'interrogatoire (une ou plusieurs réponses possibles) ?
A Situation professionnelle du patient
B Niveau d'activité physique
C Évaluation du comportement alimentaire
D Histoire pondérale
E Situation familiale

Question 2
Le patient est marié et a trois enfants, il est employé de bureau dans une banque. Il est ancien footballeur licencié et a stoppé la pratique d'une activité sportive depuis environ dix ans par manque de temps lors de la naissance de son 3e enfant. Il pesait environ 80 kg avant l'arrêt du football et a progressivement pris du poids depuis. Il souhaite reprendre la pratique d'une activité physique et sportive mais il se demande si cela aura un impact sur son état de santé à son âge.
QRM. Quelle(s) est (sont) la (les) informations exacte(s) concernant les bénéfices que procure la pratique de l'activité physique chez l'adulte que vous donnez au patient (une ou plusieurs réponses possibles) ?
A Diminution du risque de tous les types de cancers
B Limitation de la prise de poids excessive
C Prévention de la survenue de maladies cardiovasculaires
D Prévention de la survenue d'un diabète de type 2
E Diminution du risque de mortalité prématurée

Question 3
L'évaluation de son niveau actuel d'activité physique révèle qu'il est assis au moins 6 heures par jour lors de son travail, ses déplacements pour se rendre sur son lieu de travail se font en voiture (45 minutes par jour aller-retour), il ne pratique pas d'activité physique de loisirs à part une ballade d'environ 45 minutes parfois les week-ends en forêt environ deux fois par mois.
QRM. Parmi les propositions suivantes concernant la reprise d'une activité physique chez ce patient, laquelle (lesquelles) est (sont) exacte(s) ?
A Un avis cardiologique est indiqué avant la reprise du sport
B La reprise du sport devra être progressive
C Une augmentation même modérée du niveau d'activité physique aura un impact bénéfique sur l'état de santé
D La pratique d'un sport en compétition par le passé est un élément favorable pour la reprise d'une activité physique régulière.
E Le type d'activité physique doit être expliqué et négocié avec le patient en fonction de ses possibilités et de sa motivation

Question 4
L'enquête alimentaire lors de la consultation objective : au petit déjeuner, un bol de café, une demi-baguette avec beurre et confiture et un jus d'orange pressée. Environ deux fois par semaine, il consomme une viennoiserie avec le café sucré lors de sa pause avec les collègues à 10 h. Le déjeuner est pris au restaurant de son

entreprise et comprend : une entrée de type charcuterie, un plat principal avec féculents et viande, une portion de fromage et un fruit. Le dîner pris en famille comprend une entrée de type salade, une viande ou de la charcuterie, deux à trois portions de fromage et un fruit. Il resale systématiquement les plats. La consommation d'alcool est d'environ un ou deux verres uniquement durant les week-ends chez des amis. Le soir devant la télévision, il reconnaît grignoter du chocolat et a essayé de le remplacer par un fruit récemment.

QRM. Parmi les propositions suivantes, lesquelles correspondent à l'alimentation du patient ?

A Inférieure aux besoins énergétiques
B Carencée en calcium
C Excès d'apport en matières grasses
D Hypersodée
E Rythme alimentaire régulier

Question 5

Votre examen clinique met en évidence un *acanthosis nigricans*, le reste de l'examen clinique est sans particularité et le patient n'a pas de plainte fonctionnelle. La pression artérielle au repos est de 150/90 mmHg mesurée à deux reprises.

QRM. Quel(s) est (sont) le(s) examen(s) biologiques que vous prescrivez en première intention ?

A Kaliémie
B Glycémie à jeun
C Exploration des anomalies lipidiques
D Cortisol libre urinaire des 24 heures
E Créatininémie et bandelette urinaire

Question 6

Voici les résultats du bilan biologique :

- glycémie à jeun : 1,30 g/L (antériorité : 1,35 g/L) ;
- exploration des anomalies lipidiques :
  - aspect du sérum clair,
  - cholestérol total : 2,7 (N < 2 g/L),
  - triglycérides : 1,75 (N < 1,50 g/L),
  - HDL-cholestérol : 0,35 (N : 0,40–0,60 g/L),
  - LDL-cholestérol calculé : 2 g/L ;
- créatinine : 60 μmol/L ;
- kaliémie : 4 (3,5–4,8 mmol/L) ;
- bandelette urinaire normale.

QRM. Quelle(s) est (sont) la (les) complication(s) de l'obésité chez ce patient ?

A Un diabète
B Hypertension artérielle
C Hypertriglycéridémie isolée
D Hypercholestérolémie isolée
E Dyslipidémie mixte

Question 7

Vous annoncez au patient qu'il a un diabète de type 2.

QRM. Quel est (sont) le (les) facteurs associés au risque de développement d'un diabète de type 2 chez ce patient ?

A Acanthosis nigricans
B Antécédent familial de diabète de type 2
C Obésité androïde
D HTA
E Âge

Question 8

Vous expliquez au patient que les anomalies métaboliques mises en évidence peuvent être améliorées en modifiant son alimentation et en majorant son activité physique.

QRM. Quelle(s) est (sont) les conseil(s) nutritionnel(s) que vous donnez au patient ?

A Réduction des apports caloriques de 50 %
B Majoration de la consommation de légumes
C Interdiction de la consommation de chocolat
D Réduction des apports en sel
E Limitation des prises alimentaires extraprandiales

Question 9

Commentaire : il convient de favoriser la diminution des apports énergétiques en promouvant une alimentation équilibrée et en agissant sur les dérégulations du comportement alimentaire. Il faut par ailleurs éviter les sources de frustration telle que l'interdiction d'un type d'aliment de façon à obtenir des changements durables du mode de vie.

QRM. Quel(s) est (sont) la (les) recommandation(s) d'activité physique pour la population générale qui pourrai(en)t convenir à ce patient ?

A Réaliser 1 heure d'activité d'intensité soutenue tous les jours
B Limiter le temps passé assis dans la vie quotidienne
C Réaliser 150 minutes d'activité d'intensité modérée par semaine
D Réaliser au moins 75 minutes d'activité en endurance d'intensité soutenue deux fois par semaine
E L'activité en endurance devrait être pratiquée par périodes de 30 minutes au moins

Question 10

QRU. Quelle est votre prise en charge thérapeutique de la dyslipidémie en première intention ?

A Modifications thérapeutiques du mode de vie uniquement
B Modifications thérapeutiques du mode de vie, associées à une statine à faible dose
C Modifications thérapeutiques du mode de vie, associées à une statine à forte dose
D Modifications thérapeutiques du mode de vie, associées à un fibrate
E Modifications thérapeutiques du mode de vie, associées à une statine et un fibrate

Question 11

QRM. Quels sont les objectifs thérapeutiques à atteindre (plusieurs réponses exactes) ?

A Perte de poids de 5 à 10 % du poids actuel
B HbA1c < 7 %
C Triglycérides < 1,50 g/L
D LDL-cholestérol < 0,70 g/L
E TA systolique entre 130 et 139 mmHg

Question 12

Vous revoyez le patient six mois plus tard. Il a suivi vos conseils de modifications de son mode de vie, a réduit la taille des portions et les apports lipidiques et supprimé les prises alimentaires extraprandiales. Après avoir consulté un cardiologue, il a repris une activité sportive, pratique une fois par semaine un jogging de 45 minutes et fréquente une salle de sport deux fois par semaine Son poids actuel est de 85 kg, la tension artérielle est de 135/85 mmHg. Le bilan sanguin sous atorvastatine (10 mg/j) est le suivant :

- HbA1c : 7 % ;
- triglycérides : 1,35 (N < 1,50 g/L) ;
- HDL-cholestérol : 0,47 (N : 0,40–0,60 g/L) ;
- LDL-cholestérol : 1 g/L ;

QRM. Quelle(s) intensification(s) thérapeutique(s) est (sont) indiquée(s) ?

A Traitement par biguanide
B Traitement par analogue du GLP-1
C Traitement par un sulfamide hypoglycémiant
D Majoration de la posologie d'atorvastatine
E Ajout d'un traitement par fibrates

Question 13

Il prévoit de participer à une course de 5 km organisée par une association de patients diabétiques. On lui a demandé de fournir un certificat médical pour son inscription.

QRM. Quel(s) est (sont) la (les) informations exacte(s) concernant l'examen d'aptitude au sport de ce patient ?

A Il n'est pas obligatoire car le patient ne pratique pas le sport en compétition licenciée
B Il permet de dépister des pathologies pouvant induire un risque vital ou fonctionnel grave
C Cet examen est pris en charge par l'assurance maladie
D Il nécessite la réalisation d'un examen clinique complet
E Un test un test d'effort dynamique sous-maximal est nécessaire

Question 14

L'examen clinique est normal. Le patient a également consulté sur vos conseils un cardiologue et a réalisé ECG de repos, qui était sans anomalie, ainsi qu'une épreuve d'effort cardiologique, qui était maximale négative avant la reprise de son activité sportive, et vous transmet son compte rendu. Le patient vous demande d'établir un certificat pour pouvoir s'inscrire à la course.

QRM. Quel(s) est (sont) la (les) informations exacte(s) concernant ce certificat médical (une ou plusieurs réponses possibles) ?

A Il doit préciser la pratique du sport pour lequel il est établi
B Il engage la responsabilité du médecin qui le rédige
C Il s'agit d'un certificat de non-contre-indication apparente à la pratique du sport
D Il doit être remis en main propre au patient
E Il doit être établi par le cardiologue du patient

Question 15

Le patient est inquiet pour ses enfants et souhaite qu'ils ne deviennent pas diabétiques à l'âge adulte. Il les encourage à pratiquer des activités sportives mais cela est parfois difficile car ils préfèrent regarder la télévision et jouer à des jeux vidéo. Il vous demande conseil concernant les objectifs d'activité physique pour ses enfants.

QRM. Quelle(s) est (sont) la (les) proposition(s) correcte(s) concernant les recommandations d'activité physique chez l'enfant que vous indiquez au patient ?

A Pratiquer au moins 60 minutes par jour d'activité physique d'intensité modérée à soutenue, essentiellement en endurance
B Pratiquer au moins 60 minutes par semaine d'activité physique d'intensité modérée à soutenue, essentiellement en endurance
C Pratiquer au moins 150 minutes par semaine d'activité physique d'intensité modérée à soutenue, essentiellement en endurance
D Favoriser la pratique d'activités d'intensité soutenue contre résistance au moins trois fois par semaine
E Limiter le temps passé assis dans la vie quotidienne

Réponses

Dossier progressif 1

Question 1
Réponse : D.

Question 2
Réponses : A, D.

Question 3
Réponses : B, C.

Question 4
Réponse : D.

Question 5
Réponse : C.

Question 6
Réponse : E.

Question 7
Réponses : B, D.

Question 8
Réponses : A, D.

Question 9
Réponses : A, B.

Question 10
Réponse : B.

Question 11
Réponse : D.

Question 12
Réponses : B, D.

Question 13
Réponses : A, C, E.

Question 14
Réponses : C, D.

Question 15
Réponse : D.

Question 16
Réponse : C.

Dossier progressif 2

Question 1
Réponses : A, B, D, E.
Les vomissements provoqués sont la plus fréquente stratégie de contrôle. La potomanie, ou consommation excessive et souvent compulsive d'eau, est une autre stratégie. Elle risque d'aboutir à des hyponatrémies avec risque de convulsion et coma.
Contrairement à ce que pourrait laisser penser le processus de dénutrition, le sujet souffrant d'anorexie mentale ne ressent pas la fatigue, ancré dans un processus volontaire de maîtrise et de lutte. À l'inverse, sa perte de poids est banalisée, associée à un vécu d'euphorie, voire de toute-puissance.
L'exposition accrue au froid est une des stratégies trouvées pour accroitre la perte calorique, dans la même dynamique que l'hyperactivité physique.

Question 2
Réponses : A, B, C, E.
Les troubles du rythme cardiaque sont à rechercher en priorité, à l'origine de surmortalité et d'hypotension.
L'anémie est liée à des carences nutritionnelles spécifiques (en fer, vitamine B9, B12) et survient dans 15 % des cas.
L'hypoglycémie conduit à des malaises et perte de connaissance.
L'hypokaliémie est due à des conduites purgatives associées.
La leucopénie peut accroître le risque infectieux.

Question 3
Réponse : A, D, E.
Les dépressions sont fréquentes dans l'anorexie et surviennent au cours du parcours. Elles accroissent le risque suicidaire.
Les troubles obsessionnels compulsifs portent surtout sur des rituels de vérification, de lavage et de rangement.
La schizophrénie n'est pas une comorbidité classiquement retrouvée dans l'anorexie mentale. L'alcoolisme non plus. Les troubles addictifs portent surtout sur l'abus ou la dépendance aux psychotropes, plutôt de type psychostimulant.

Question 4
Réponse : C.
Le décès est le plus souvent lié à un arrêt cardiaque par troubles de la conduction, un déséquilibre métabolique, des complications infectieuses, pulmonaires ou septicémiques, ou un suicide.

Question 5
Réponses : A, C, E.
L'ionogramme sanguin sert à détecter des troubles ioniques et notamment une hypokaliémie (expliquée par des conduites purgatives). L'ECG indique les troubles du rythme, l'hypokaliémie sévère et le risque de QT long.
L'imagerie cérébrale et la TSH sont à discuter en fonction des éléments cliniques. L'ostéodensitométrie effectue un premier bilan et constituera une base pour les évaluations ultérieures.

Question 6
Réponses : A, C.
La chute des résultats scolaires dans un contexte qui valorise la réussite doit alerter, mais n'est pas en soi un critère d'hospitalisation ; de même pour la stigmatisation sociale.
Il arrive qu'un environnement trop critique entrave les possibilités de rétablissement.

Question 7
Réponses : A, C, D, E.
L'estime de soi dans l'anorexie est très dévalorisée. Elle implique un étayage soutenu et dans la durée.

La notion de plaisir est mise à distance et ne permet pas d'alimenter la confiance en soi.
Les relations interpersonnelles lorsqu'elles s'améliorent sont un des principaux soutiens du processus de rétablissement.
Les distorsions cognitives sont une des pistes de travail importantes, une fois la reprise de poids suffisamment amorcée pour dégager un peu de champ aux processus cognitifs.

Question 8
Réponses : A, B, D, E.
La thérapie familiale est la seule validée dans l'AN.
Les médiations corporelles aident souvent le sujet à se réapproprier son expérience corporelle différemment.
Les entretiens motivationnels sont particulièrement intéressants en début de prise en charge.
La psychothérapie de soutien doit être présente dès le début et tout au long de la prise en charge, de façon fiable et continue.

Question 9
Réponse : D.

Question 10
Réponses : B, E.
La survenue d'épisodes de boulimie au cours d'un épisode d'anorexie mentale invalide le diagnostic (il s'agirait alors d'une anorexie-boulimie). La fréquence des épisodes est fixée par le DSM-5 à un par semaine pendant au moins trois mois.
L'estime de soi est généralement très mauvaise chez ces patientes, conditionnée par la forme du corps et par le poids.

Dossier progressif 3

Question 1
Réponse : C.

Question 2
Réponse : C.

Question 3
Réponse : A.

Question 4
Réponses : B, D.

Question 5
Réponse : D.

Question 6
Réponses : A, B.

Question 7
Réponse : E.

Question 8
Réponses : A, B, C.

Question 9
Réponse : B.

Question 10
Réponse : C.

Question 11
Réponses : B, C.

Question 12
Réponses : B, C.

Question 13
Réponse : A.

Question 14
Réponses : C, D.

Question 15
Réponse : C.

Dossier progressif 4

Question 1
Réponses : C, E.

Question 2
Réponses : A, B, E.

Question 3
Réponses : A, B, D.

Question 4
Réponses : B, C.

Question 5
Réponses : B, D, E.

Question 6
Réponses : B, C, D.

Question 7
Réponse : C.

Question 8
Réponses : A, C, D, E.

Question 9
Réponses : A, D.

Question 10
Réponses : B, E.

Question 11
Réponse : E.

Question 12
Réponses : A, B, C, E.

Question 13
Réponse : D.

Question 14
Réponses : B, C.

Question 15
Réponses : A, D, E.

Dossier progressif 5

Question 1
Réponses : B, C, D.

Question 2
Réponses : A, B.

Question 3
Réponse : D.

Question 4
Réponses : A, B, C*.
* Réponse autorisée : la cocher n'enlève pas de point.

Question 5
Réponse : E.

Question 6
Réponses : A, C.

Question 7
Réponses : B, C, D.

Question 8
Réponse : D.

Question 9
Réponses : A, B.

Question 10
Réponses : A, C.

Question 11
Réponse : F.

Question 12
Réponses : A, B, C.

Question 13
Réponses : A, C, D*, E*.
* Réponse autorisée : la cocher n'enlève pas de point.

Question 14
Réponses : C, D, E.

Question 15
Réponses : A, B, C, D, E.

Dossier progressif 6

Question 1
Réponse : A.

Question 2
Réponse : A.

Question 3
Réponse : A, B, C.

Question 4
Réponse : A, B, C.

Question 5
Réponses : C

Question 6
Réponse : A.

Question 7
Réponse : B.

Question 8
Réponse : B, C.

Question 9
Réponses : D.

Question 10
Réponse : A, C.

Question 11
Réponses : B, C.

Question 12
Réponses : C

Question 13
Réponses : B.

Dossier progressif 7

Question 1
Réponses : C, D, E.
Les sulfamides hypoglycémiants sont responsables d'un hyperinsulinisme et plutôt d'une prise de poids et ne sont pas associés au risque de dénutrition. Les tramadol comme tous les antalgiques de palier 2 ou 3 peuvent s'accompagner d'effets indésirables digestifs et d'une baisse de l'appétit. Le diabète de type 2 est associé à un risque de dénutrition multifactoriel y compris chez l'obèse (insulinorésistance puis insulinopénie favorisant la sarcopénie, mauvais état buccodentaire, retentissement des complications, etc.). Les troubles de la marche favorisent la sédentarité. L'ostéoporose est plutôt aggravée par un mauvais état nutritionnel.

Question 2
Réponses : A, B.
Le poids et le calcul de l'IMC ainsi que la quantification d'un amaigrissement récent sont des critères de dénutrition pouvant être évalués en consultation. Le test de marche de 6 minutes peut évaluer le retentissement fonctionnel d'une éventuelle dénutrition et non d'identifier une dénutrition. L'échelle de Braden informe sur le risque d'escarre. L'absorptiométrie biphotonique ne peut pas être réalisée en routine en consultation.

Question 3
Réponse : E.
La patiente est à risque de dénutrition (MNA® entre 17 et 23,5), avec une perte de poids et un IMC restant au-dessus des critères de dénutritions selon la HAS. Des conseils diététiques sont donc nécessaires pour prévenir la perte de poids et la dénutrition avérée. La perte de poids n'est pas physiologiquement liée à l'âge et doit toujours alerter chez la personne âgée. La gonarthrose n'est pas une indication à la perte de poids chez le sujet âgé. La perte de poids peut au contraire l'aggraver en favorisant l'amyotrophie quadricipitale.

Question 4
Réponse : C.
Les régimes contrôlés en glucides, en sodium sont à risque d'aggraver le status nutritionnel de la patiente. Des apports en vitamine D de 800 à 1 000 UI/j sont recommandés. Préserver les apports protéiques

entre 1 et 1,2 g/kg/j permet de limiter le risque de sarcopénie chez les patients âgés non dénutris, une consommation de viandes, poissons ou œuf deux fois par jour est recommandée par le Programme national nutrition santé (PNNS).

Question 5

Réponses : A, D.

La patiente peut être considérée comme « fragile » (polypathologie, polymédication, chute) et des objectifs d'HbA1C <8 % sont recommandés. La metformine n'est pas contre-indiquée si le DFG reste >30 mL/min, mais la posologie doit éventuellement être diminuée. Le traitement préventif par aspirine n'est pas recommandé et est à risque compte tenu de l'antécédent de gastrite. La limitation des apports protéiques n'est discutable qu'en cas d'insuffisance rénale préterminale et expose au risque de dénutrition.

Question 6

Réponses : A, C, D.

En plus d'une fracture du col fémoral droit, la radiographie retrouve une stase stercorale importante et un fécalome, sans niveaux hydroaériques (d'autant que le cliché est réalisé en position couchée). Il n'y a pas de rupture de corticale sur la branche iliopubienne.

Question 7

Réponses : B, C, D.

Le jeûne prolongé doit être évité en périopératoire et une reprise d'alimentation rapide est généralement possible d'autant plus que la chirurgie est extradigestive. La perfusion de bisphosphonates doit être différée de la chirurgie d'autant qu'il existe un risque d'aggravation de l'insuffisance rénale chez cette patiente. La prescription de compléments nutritionnels oraux (CNO) est possible même en l'absence de dénutrition établie compte tenu du risque nutritionnel et d'une baisse probable de l'appétit en postopératoire.

Question 8

Réponses : A, B, C.

Le test au verre d'eau (ou simple observation des prises alimentaires) est un examen simple au lit du malade pour évaluer la déglutition. Il peut être complété par nasofibroscopie ORL permettant une analyse morphologique et dynamique. Dans un contexte de malaise récent inexpliqué et compte tenu des facteurs de risque vasculaires, une imagerie cérébrale doit rechercher un AVC récent. L'électromyogramme n'est utile dans un second temps qu'en cas de suspicion de maladie neurodégénérative par exemple. La vidéocapsule est contre-indiquée en cas de troubles de la déglutition.

Question 9

Réponses : A, B, D, E.

La pose d'une gastrostomie d'emblée serait envisagée uniquement en cas de troubles de la déglutition sévères ne permettant pas une alimentation orale suffisante de manière prolongée et malgré adaptation des textures et prise en charge orthophonique.

Question 10

Réponses : A, E.

Les apports recommandés en cas de dénutrition sévère (ici – 15 % du poids en 6 mois) sont au minimum de 30 kcal/kg/j (minimum : 1 600 kcal pour cette patiente) et de 1,2 g/kg de protéines (64 g/j dans ce cas). Les ingesta sont supérieurs à 50 % des apports recommandés, on peut proposer en première intention des compléments nutritionnels oraux hyperénergétiques hyperprotidiques. La nutrition parentérale n'est pas indiquée (tube digestif fonctionnel).

Question 11

Réponses : B, C, D.

Il n'est pas utile de doser l'albuminémie plus d'une fois par mois en dehors de situations particulières (demi-vie de 21 jours). En revanche, le dosage de la transthyrétine (demi-vie de 3 jours) peut être utile ici. La surveillance du poids (stabilisation ou reprise pondérale) et l'amélioration des ingesta sont adaptées pour une réévaluation précoce à 1 semaine. Le tour de taille est utile dans le suivi de l'obésité et du syndrome métabolique mais pas d'une renutrition.

Question 12

Réponses : A, B, C, D, E.

Les facteurs pouvant aggraver l'état nutritionnel ou limiter l'efficacité de la renutrition sont multiples et souvent intriqués chez la personne âgée polypathologique. En absence de facteur évident il est souvent nécessaire de rechercher une néoplasie sous-jacente.

Question 13

Réponses : A, C, D, E.

Si les compléments nutritionnels sont efficaces il est recommandé de les poursuivre au domicile avec réévaluation entre 2 et 4 mois après la sortie. L'objectif est une récupération du poids de forme.

Dossier progressif 8

Question 1

Réponse : A.

Question 2

Réponse : C.

Question 3

Réponses : A, B, C, D.

Question 4

Réponses : A, B, C.

Question 5

Réponses : A, B, C, E.

Question 6

Réponses : A*, B*, C.

* Réponse autorisée : la cocher n'enlève pas de point.

Question 7

Réponses : A, B, C, E.

Question 8
Réponses : A, C, D.

Question 9
Réponses : A, D.

Question 10
Réponses : B, D.

Question 11
Réponses : B, C.

Question 12
Réponses : C, D*, E.
* Réponse autorisée : la cocher n'enlève pas de point.

Question 13
Réponses : A*, B*, D.
* Réponse autorisée : la cocher n'enlève pas de point.

Question 14
Réponses : A, D, E.

Question 15
Réponses : C, E.

Dossier progressif 9

Question 1
Réponses : A, B, C, D, E.
L'ensemble de ces éléments sont nécessaires pour la prise en charge de l'obésité du patient.

Question 2
Réponses : B, C, D, E.
La pratique d'une activité physique est associée à une diminution du risque des cancers du côlon, sein, vessie, endomètre, œsophage, rein, poumon et estomac ; son bénéfice pour la prévention des autres cancers n'a pas été démontré. Quel que soit l'âge, la reprise ou la majoration de son niveau d'activité physique a un impact positif sur l'état de santé.

Question 3
Réponses : A, B, C, D, E.
Après 40 ans, un avis cardiologique est recommandé avant la reprise d'une activité sportive pour dépister une insuffisance coronarienne. Un bénéfice de l'état de santé est démontré en cas d'augmentation de l'activité physique même si les objectifs des recommandations ne sont pas atteints.

Question 4
Réponses : C, D, E.
Les apports recommandés en calcium correspondent à 2 à 3 produits laitiers et sont donc couverts.

Question 5
Réponses : A, B, C, E.
Dans le cadre du bilan initial d'excès de poids, il est recommandé de réaliser un bilan lipidique et une glycémie à jeun chez les patients d'âge ≥45 ans avec IMC ≥28 kg/m^2. La kaliémie, créatinine et bandelette urinaire font partie du bilan initial d'HTA. La recherche d'un syndrome de Cushing par le dosage du cortisol libre urinaire n'est indiquée qu'en cas de signes cliniques évocateurs.

Question 6
Réponses : A, B, E.
Le diagnostic de diabète peut être retenu car deux glycémies à jeun ≥ 1,26 g/L ont été mises en évidence. La tension artérielle est élevée > 140/90 mmHg avec notion d'HTA lors d'un bilan médical précédent. La dyslipidémie est mixte car met en évidence une élévation du LDL et des triglycérides et le rapport cholestérol total/triglycérides est < 2,5.

Question 7
Réponses : A, B, C, D, E.
L'*acanthosis nigricans* est un signe d'insulinorésistance. L'obésité androïde et l'HTA sont des éléments d'un syndrome métabolique. L'âge > 35 ans, un antécédent familial de diabète de type 2 sont également des éléments associés au diabète de type 2.

Question 8
Réponses : B, D, E.

Question 9
Réponses : B, C.
Les recommandations de santé publique dans le cadre de la prévention des maladies chroniques, pour le maintien de l'état de santé et également pour l'amélioration de la condition physique, sont de pratiquer au moins **150 minutes par semaine d'activité d'endurance** d'intensité modérée (par exemple, marche rapide) ou au moins **75 minutes d'activité en endurance d'intensité soutenue** (par exemple jogging). Il est également possible de réaliser une combinaison **équivalente** d'activité d'intensité modérée et soutenue ; un bénéfice a été démontré quelle que soit la durée des séances d'activité en endurance.

Question 10
Réponse : B.
D'après les recommandations, il convient d'associer des modifications thérapeutiques du mode de vie et un traitement par hypolipémiant en première intention car le patient est considéré à risque cardiovasculaire très élevé. Il convient de cibler la diminution du LDL cholestérol et donc une statine à faible dose est indiquée.

Question 11
Réponses : A, C, D, E.
La cible d'HbA1c chez un patient DT2 sous modifications thérapeutiques du mode de vie est < 6,5 %. La cible de LDL cholestérol est < 0,70 g/L car le patient est considéré comme à risque cardiovasculaire très élevé étant diabétique de type 2 ≥40 ans avec au moins un facteur de risque cardiovasculaire (HTA).

Question 12
Réponses : A, D.
Une intensification par un traitement antidiabétique de type biguanide car insulinosensibilisateur est indiqué en première intention après 6 mois de modifications thérapeutiques du mode de vie bien

conduites. La cible de LDL cholestérol n'est pas atteinte : il convient donc d'augmenter la posologie de l'atorvastatine.

Question 13

Réponses : B, D, E.
Il s'agit d'une obligation légale pour la pratique de tout sport en compétition, qu'il soit licencié ou non. Cet examen n'est pas pris en charge par l'assurance maladie. Un test d'effort dynamique sous-maximal, par exemple le test de Ruffier-Dickson, permet d'évaluer la capacité physique et cardiorespiratoire pour adapter les conseils et suivre l'évolution.

Question 14

Réponses : A, B, C, D.
Il s'agit d'un certificat médical de non-contre-indication à la pratique d'un sport qui doit être précisé. Comme tout certificat médical, il engage la responsabilité du médecin qui le rédige. Il n'est pas nécessaire qu'il soit rempli par le cardiologue. Il peut être rempli par tout médecin.

Question 15

Réponses : A, D, E.
Les recommandations pour la pratique d'activité physique chez l'enfant (selon l'OMS en 2010) sont : la pratique d'une activité physique pendant plus de 60 minutes par jour; au moins trois fois par semaine ces activités devraient être d'intensité soutenue, en favorisant celles qui renforcent le système musculaire (exercice contre résistance) et l'état osseux (activité avec impact et induisant une contrainte physique forte). Comme chez l'adulte, il est recommandé de limiter le temps passé assis.

CHAPITRE

14

Questions isolées

Questions

QI 1

QRM. Parmi les éléments d'anamnèse, quels sont les critères d'hospitalisation dans l'anorexie mentale ?

A Restriction
B Perte de poids supérieure ou égale à 20 % en trois mois
C Vomissements
D Malaise ou perte de connaissance
E Échec de renutrition ambulatoire

QI 2

QRM. Parmi les pathologies suivantes, quelles sont celles qui peuvent être un diagnostic différentiel de l'anorexie mentale ?

A Tumeur cérébrale
B Maladie de Crohn
C Diabète de type 2
D Hypothyroïdie
E Trouble obsessionnel compulsif

QI 3

QRM. Parmi les signes suivants, quels sont ceux qui font partie des distorsions cognitives de l'anorexie mentale ?

A Perturbation de l'image du corps
B Évitement des préoccupations liées à l'alimentation
C Surestimation de la quantité d'aliments ingérée
D Croyances erronées sur le fonctionnement digestif et les aliments
E Conscience du trouble

QI 4

QRM. La prévention du syndrome de renutrition inapproprié s'appuie sur :

A Une augmentation progressive de l'apport énergétique
B Une nutrition entérale continue en cas de dénutrition sévère
C Une supplémentation en calcium
D Une supplémentation en phosphore
E Une surveillance rapprochée

QI 5

QRM. La crise de boulimie se caractérise habituellement par :

A La conscience du trouble
B Une sensation de faim en début de crise
C Une ingestion tranquille des aliments
D Des vomissements spontanés
E Un sentiment de culpabilité au décours

QI 6

QRM. Les diagnostics différentiels de la boulimie sont :

A Une anorexie mentale de type purgatif
B Un syndrome de Cushing
C Un syndrome de la pince aortomésentérique
D Un syndrome maniaque
E Une hyperphagie boulimique

QI 7

QRM. La boulimie est une cause de :

A Acidose métabolique
B Carence en vitamine B1
C Carence martiale
D Hypermagnésémie
E Hypothyroïdie

QI 8

QRM. Chez une patiente atteinte d'anorexie mentale de type restrictif, on retrouve généralement :

A Amaigrissement par perte d'appétit
B Distorsion de l'image corporelle
C Hyperkaliémie
D Angoisse de reprendre du poids
E Conduites purgatives

QI 9

QRU. Selon les études sur les patients souffrant d'obésité, l'hyperphagie boulimique concerne :

A 0 à 5 %
B 5 à 10 %
C 10 à 20 %
D 20 à 40 %
E 100 %

QI 10

QRM. Les éléments cliniques suivants sont associés à l'hyperphagie boulimique :

A Renforcement négatif lié à la culpabilité
B Début à l'âge adulte
C Histoire fréquente de traumatisme ou d'abus sexuel
D Confusion entre signaux émotionnels, d'anxiété ou de faim
E Secondaire à un régime

QI 11

QRM. L'exploration d'une anomalie lipidique (EAL) est recommandée ?

A Chez une femme à partir de 60 ans
B Chez un homme à partir de 40 ans
C Chez un patient obèse
D Chez un patient hypertendu
E Chez un patient présentant une polyarthrite rhumatoïde

QI 12

QRM. L'EAL prescrite à jeun doit comprendre le(s) paramètre(s) lipidique(s) sérique(s) suivant(s) ?

A VLDL-cholestérol
B Calcul du LDL-cholestérol selon la formule de Fredrickson
C Triglycérides
D Cholestérol total
E HDL-cholestérol

QI 13

QRM. L'évaluation du risque cardiovasculaire d'une personne par l'outil SCORE (*systematic coronary risk estimation*) prend en compte le(s) paramètre(s) suivant(s) ?

A Pression artérielle diastolique
B Âge
C LDL-cholestérol
D Triglycéridémie
E Tabagisme

QI 14

QRM. La (les) cause(s) secondaire(s) d'hypercholestérolémie est (sont) ?

A Hyperthyroïdie
B Cholestase
C Syndrome néphrotique
D Alcoolisme
E Diabète mal équilibré

QI 15

QRM. La (les) cause(s) secondaire(s) d'hypertriglycéridémie est (sont) ?

A Diabète mal équilibré
B Hypercorticisme
C Syndrome néphrotique
D Alcoolisme
E Insuffisance rénale chronique

QI 16

QRM. Quelle(s) mesure(s) diététique(s) peut (peuvent) améliorer une hypercholestérolémie ?

A Diminuer les apports en acides gras saturés
B Augmenter les apports en acides gras trans
C Diminuer les apports en fibres
D Augmenter les apports en glucides simples
E Limiter la consommation de poissons

QI 17

QRM. Quelle(s) mesure(s) diététique(s) peut (peuvent) améliorer une hypertriglycéridémie ?

A Diminuer les apports en glucides simples
B Diminuer les apports caloriques en cas d'excès de poids abdominal
C Limiter les aliments à index glycémique élevé
D Diminuer, voire arrêter, la consommation d'alcool
E Réduire la consommation de poissons gras

QI 18

QRM. La mise en route d'un traitement par statine justifie systématiquement ?

A Dosage de la TSH
B Dosage des CPK
C Dosage des transaminases (ALAT)
D Aucun bilan biologique
E Dosage des γ-GT

QI 19

QRM. Le dosage des enzymes musculaires (CPK) avant le début du traitement hypolipémiant doit être fait dans la (les) situation(s) à risque suivante(s) ?

A Insuffisance rénale modérée à sévère
B Hypothyroïdie
C Âge supérieur à 65 ans
D Abus d'alcool
E Ménopause

QI 20

QRM. La surveillance hépatique d'un traitement hypolipémiant nécessite un dosage systématique :

A Des ALAT avant le début du traitement
B Des γ-GT avant le début du traitement
C Des ALAT 8 semaines après le début du traitement
D Des ALAT tous les 6 mois
E Des ALAT 8 semaines après toute augmentation de posologie

QI 21

QRM. Le certificat de non-contre-indication à la pratique sportive est :
A Pris en charge par l'assurance maladie
B Valide pour toutes les activités sportives
C Inutile avant l'âge de 35 ans
D Un moyen de prévenir le risque de mort subite
E Un élément engageant la responsabilité du médecin

QI 22

QRM. Le certificat de non-contre-indication à la pratique sportive nécessite un médecin qualifié pour les sports suivants :
A Football
B Motocross
C Plongée
D Vol à voile
E Handball

QI 23

QRM. Pour établir un premier certificat de non-contre-indication à la pratique sportive chez un adulte de 42 ans avec un IMC à 21, vous réaliserez systématiquement :
A Test de Ruffier-Dickson
B Score SCOFF
C ECG de repos
D ECG d'effort
E Questionnaire d'Epworth

QI 24

QRM. La pratique régulière de l'activité physique chez l'adulte est un facteur de prévention des pathologies suivantes :
A Ostéoporose
B Diabète de type 1
C Insuffisance coronaire
D Dépression
E Cancer du sein

QI 25

QRM. Pour prévenir les maladies chroniques chez l'adulte, il est recommandé de :
A Pratiquer 150 minutes d'activité d'endurance d'intensité modérée ou 75 minutes d'activité en endurance d'intensité soutenue par semaine
B Pratiquer 150 minutes d'activité d'endurance d'intensité modérée et 75 minutes d'activité en endurance d'intensité soutenue par semaine
C Réaliser l'activité d'endurance par périodes minimales de 30 minutes
D Rester assis moins de 30 minutes d'affilée au quotidien
E Réaliser des exercices de résistance au moins deux jours par semaine

QI 26

QRM. Sur le plan qualitatif, le Programme national nutrition santé (PNNS) propose les repères alimentaires suivants :
A Fruits et légumes : au moins cinq par jour
B Produits laitiers : trois par jour
C Féculents : pas plus d'une fois par jour
D Viandes, poissons, œufs : deux fois par jour
E Matières grasses : privilégier l'huile de tournesol

QI 27

QRM. La marche rapide :
A Devrait être réalisée au minimum 60 minutes par jour chez l'enfant
B Correspond à une activité physique intense
C Induit une accélération de la respiration
D Entraîne toujours une transpiration
E Est un facteur de prévention de la mortalité globale

QI 28

QRM. La néophobie alimentaire chez l'enfant est :
A Considérée comme un phénomène physiologique
B Favorisée par la saveur salée de certains aliments
C Due à la découverte trop précoce de certains aliments
D Un facteur limitant la diversité alimentaire du futur adulte
E Accentuée par des émotions positives lors de la découverte de l'aliment

QI 29

QRM. Face à un enfant qui n'aime pas les légumes, il est conseillé de :
A L'obliger à finir son assiette
B Les lui présenter de façon répétée toujours sous la même forme
C Le faire participer à leur préparation
D Le faire jouer pour faire diversion en les mangeant
E Lui faire consommer de façon conjointe à la prise d'une boisson sucrée

QI 30

QRM. Pour favoriser une bonne adéquation entre les apports et les besoins énergétiques d'une personne, il faut lui conseiller de :

A Manger tranquillement dans une ambiance sereine
B Définir au préalable la quantité d'aliments dont elle a besoin
C Manger en posant sa fourchette entre chaque bouchée
D S'arrêter de manger dès qu'elle ressent une tension au niveau de son estomac
E Prendre trois repas et une collation à heures fixes

QI 31

QRM. La motivation d'un patient à changer son (ses) comportement(s) est renforcée quand :
A Sa motivation est d'origine intrinsèque
B Le projet de changement est décidé par son médecin
C Il a déjà essayé sans succès de changer son (ses) comportement(s)
D Le besoin de changement a du sens pour lui
E Il est angoissé par le risque de survenue de complications

QI 32

QRM. Les « techniques » de communication favorisant des changements durables de comportement(s) chez un patient sont :
A Respect des silences
B Questions directives
C Reformulation
D Dramatisation
E Banalisation

QI 33

QRM. Dans une perspective de modifications thérapeutiques du mode de vie portant sur l'alimentation chez un patient diabétique, vous recherchez :
A Restructuration cognitive
B Impulsivité alimentaire
C Hypersomnie
D Troubles de l'humeur
E Type de boissons consommées

QI 34

QRM. La restriction cognitive comporte les éléments suivants :
A Limitation involontaire des ingesta
B Exclusion des aliments « plaisir »
C Perte d'appétit
D Risque d'impulsivité alimentaire
E Faible culture alimentaire

QI 35

QRM. Les compulsions alimentaires correspondent à :
A Prises alimentaires excessives au cours des repas
B Envies irrésistibles de manger en dehors des repas
C Ingestion de grandes quantités de nourriture
D Frénésie alimentaire
E Consommation d'aliments non plaisants

QI 36

QRM. Les préconisations alimentaires en présence d'une hypertriglycéridémie portent sur :
A Le sucre
B L'alcool
C Le sel
D Les féculents
E Les jus de fruits

QI 37

QRM. Chez une personne ayant un régime hyposodé :
A L'apport de sel est inférieur à 6 g/j
B La consommation d'eau gazeuse est déconseillée
C La calciurèse est diminuée
D La consommation de matières grasses est plus importante
E La natriurèse permet d'évaluer son observance

QI 38

QRM. Chez une personne ayant une maladie cœliaque, les aliments suivants sont interdits :
A Sarrasin
B Blé
C Seigle
D Maïs
E Orge

QI 39

QRM. L'hyperphagie boulimique se caractérise par :
A Accès de boulimie
B Compulsions
C Hyperactivité physique
D Distorsion de l'image corporelle
E Excès de poids

QI 40

QRM. Dans la boulimie, on retrouve :
A Troubles obsessionnels compulsifs
B Idées suicidaires
C Palpitations
D Abus de médicaments
E Parotidomégalie

QI 41

QRM. Pour un patient dénutri, cocher la (les) réponse(s) juste(s) :
A Une diminution de poids inférieure à 5 % en 1 semaine est évocatrice de dénutrition

B Chez un homme de 78 ans, un IMC à 19 signe une dénutrition
C Lorsque la perte de poids est supérieure à 15 %, il existe un risque important de décès
D Chez un homme de 45 ans, la dénutrition peut se définir par une perte de poids supérieure à 10 % en 6 mois
E Chez l'enfant, on suspectera une dénutrition si l'IMC est à – 1 DS

QI 42

QRM. Le syndrome de renutrition inappropriée peut être responsable de :
A Une insuffisance hépatique
B Un état confusionnel
C Une insuffisance cardiaque
D Une ascite
E Une anémie macrocytaire

QI 43

QRM. Chez un jeune enfant (6 ans), parmi les items suivants lequel ou lesquels vous feront fortement suspecter une dénutrition ?
A Un IMC inférieur à 18
B Un poids à – 0,5 DS
C Un rapport périmètre brachial/périmètre crânien à 0,25
D Une taille à – 2 DS et un poids sur la médiane
E Un simple ralentissement de la courbe de poids pendant 4 mois

QI 44

QRM. Quel(s) est (sont) la (les) proposition(s) juste(s) concernant la dénutrition à l'hôpital en France :
A La dénutrition concerne environ 5 % des patients toutes spécialités confondues
B Les enfants sont plus souvent dénutris que les adultes
C La prévalence de la dénutrition en France diminue progressivement depuis 20 ans
D Le dépistage de la dénutrition doit être réalisé dans les 48 premières heures de l'hospitalisation
E Le risque de dénutrition est plus élevé chez la personne âgée

QI 45

QRM. Un cancer digestif vient d'être découvert chez M. X, 47 ans. Alors qu'en février il mesurait 1,80 m et pesait 70 kg, il pèse désormais, en juin, 62 kg. Est-il :
A Dénutri modéré ?
B Dénutri sévère ?
C En dénutrition aiguë ?
D À risque d'infection surajoutée ?
E Dans une situation nécessitant une renutrition de toute urgence ?

QI 46

QRM. La dénutrition peut avoir de multiples conséquences. Quelle est ou quelles sont les propositions vraies ?
A Une augmentation des lymphocytes sanguins
B Un syndrome dépressif
C Un hypogonadisme
D Une augmentation du risque de fracture
E Une accélération de la motricité digestive

QI 47

QRM. La stratégie de prise en charge nutritionnelle est structurée en plusieurs étapes et repose sur des règles de bonnes pratiques. Quelle est ou quelles sont les propositions vraies ?
A L'évaluation des apports protéinoénergétiques oraux spontanés est essentielle pour déterminer la stratégie de renutrition
B « Prise en charge par voie orale » signifie « prescription de compléments nutritionnels oraux »
C L'évaluation des besoins protéinoénergétiques n'est pas utile si le patient n'est pas dénutri
D Le choix du type de nutrition artificielle est déterminé par l'état du tube digestif
E La nutrition artificielle ne doit pas être débutée chez un patient en stade terminal

QI 48

QRM. Concernant la nutrition entérale (NE), quelle est ou quelles sont les propositions vraies ?
A Elle est moins invasive que la nutrition parentérale
B Sa réalisation par une gastrostomie est préférable si la durée prévisible est supérieure à 10 jours
C Les solutions nutritives sont des mélanges complets industriels contenant protéines, lipides, glucides, minéraux, vitamines et oligoéléments
D Un régulateur de débit (pompe) est indiqué en cas de NE nocturne ou en site jéjunal
E Elle peut se compliquer de stéatose hépatique

QI 49

QRM. Concernant les compléments nutritionnels oraux, quelle est ou quelles sont les propositions vraies ?
A Ce ne sont pas des médicaments
B Ils doivent être prescrits par un médecin
C Ils doivent être prescrits en association avec des conseils diététiques
D Ils doivent être pris au cours des repas
E Ils n'existent que sous forme liquide

QI 50

QRM. En NE, quelles sont les mesures utiles pour prévenir une pneumopathie d'inhalation ?

A La position fundique de la sonde nasogastrique
B L'utilisation d'un régulateur de débit
C La position en décubitus dorsal strict du patient
D L'administration de la NE en nocturne
E L'administration de la NE en site jéjunal

QI 51

QRM. Quelles sont les propositions vraies :
A Une maigreur isolée nécessite un bilan approfondi
B Un amaigrissement demande une évaluation de l'état nutritionnel
C Un amaigrissement involontaire supérieur à 20 % est un signe de gravité
D Un amaigrissement peut être masqué par la présence d'œdèmes
E Chez l'obèse, un amaigrissement important peut être obtenu par la chirurgie bariatrique

QI 52

QRM. Un amaigrissement avec augmentation des apports alimentaires peut se constater dans les situations suivantes :
A Hyperthyroïdie
B Parasitoses digestives
C Syndrome dépressif
D Malabsorptions digestives
E Cancer des voies aérodigestives supérieures

QI 53

QRM. Le bilan biologique d'un amaigrissement :
A Doit être systématique
B Inclut une évaluation des paramètres nutritionnels
C Est orienté selon le contexte clinique et les antécédents
D Peut orienter vers une cause précise
E Est à répéter s'il est normal

QI 54

QRM. L'amaigrissement avec réduction alimentaire non volontaire :
A Est le cadre diagnostic le plus fréquent en cas d'amaigrissement
B Doit faire rechercher un syndrome dépressif
C Peut évoquer une anorexie mentale
D Est un point d'appel de nombreux cancers, notamment digestifs
E S'explore en première intention par la réalisation d'un PET-scan

QI 55

QRM. La présence d'une fièvre et/ou d'un syndrome inflammatoire doit faire évoquer, chez une personne présentant par ailleurs un amaigrissement :
A Une maladie VIH
B Une néoplasie profonde
C Une tuberculose
D Une pathologie psychiatrique
E Une maladie de Crohn

QI 56

QRM. Concernant le statut de la personne âgée, quelle(s) réponse(s) est-elle (sont-elles) exacte(s) ?
A Les sujets robustes ont une mortalité plus faible que les sujets fragiles
B Les sujets fragiles ont un risque augmenté de chute
C La dénutrition est un des facteurs favorisant le passage de la fragilité vers la dépendance
D Les sujets fragiles ont une autonomie altérée
E La prise en charge nutritionnelle n'est plus nécessaire chez les patients dépendants

QI 57

QRM. Concernant le statut nutritionnel de la personne âgée, quelle(s) réponse(s) est (sont) exacte(s) ?
A L'IMC moyen diminue à partir de 50 ans
B La masse musculaire diminue de 40 % environ entre les âges de 20 et 80 ans
C Les besoins protéiques sont de 0,8 g/kg/j chez la personne âgée en bonne santé
D Les apports alimentaires diminuent physiologiquement avec l'âge
E La régulation de l'appétit et de la satiété est perturbée

QI 58

QRM. Concernant l'obésité sarcopénique, quelle(s) réponse(s) est-elle (sont-elles) exacte(s) ?
A Elle favorise les troubles de mobilité
B Son diagnostic est porté devant une diminution de la masse musculaire et une augmentation de la masse grasse
C Une stabilité pondérale est préférable en association à l'activité physique
D L'exercice de type endurance est le plus efficace pour augmenter la force
E La force musculaire peut être évaluée par celle de préhension

QI 59

QRM. Concernant l'obésité chez la personne âgée, quelle(s) réponse(s) est-elle (sont-elles) exacte(s) ?
A Elle touche 25 % de la population après 80 ans
B Elle constitue un facteur de risque de diabète
C Elle est associée à un risque augmenté de fracture
D Elle aggrave le pronostic des patients atteints d'insuffisance rénale sévère
E Une perte de poids de l'ordre de 10 % doit être encouragée

QI 60

QRM. Concernant l'état nutritionnel chez la personne âgée, quelle(s) réponse(s) est-elle (sont-elles) exacte(s) ?

A Une perte de poids de plus de 5 kg en un mois signe une dénutrition modérée
B Un IMC à 17 correspond à une dénutrition sévère
C Une albuminémie peut être artificiellement diminuée par une déshydratation
D Le Mini Nutritional Assessment® sert à grader la sévérité de la dénutrition
E La dénutrition touche entre 4 et 10 % des patients âgés hospitalisés

QI 61

QRM. Concernant la dénutrition de la personne âgée, quelle(s) réponse(s) est-elle (sont-elles) exacte(s) ?

A La majorité des patients dénutris vit actuellement en EHPAD
B Elle s'accompagne d'une hausse de la mortalité
C Elle augmente le risque d'évolution vers la dépendance
D Elle dégrade la qualité de vie
E Ses facteurs de risques sont souvent multiples

QI 62

QRM. Concernant les besoins nutritionnels de la personne âgée dénutrie, quelle(s) réponse(s) est-elle (sont-elles) exacte(s) ?

A Des apports de 1,5 g/kg/j de protéines sont nécessaires
B Des apports de 25 kcal/kg/j sont insuffisants
C Les matières grasses d'ajout doivent être limitées
D L'alcool est déconseillé
E Les besoins caloriques augmentent en cas de pathologie chroniques stable

QI 63

QRM. Concernant les modalités de la renutrition, quelle(s) réponse(s) est-elle (sont-elles) exacte(s) ?

A L'huile et la crème fraîche sont des sources importantes d'enrichissement calorique
B Le gruyère est une source intéressante de protéines
C Les conseils diététiques peuvent être délivrés après l'échec des compléments nutritionnels oraux
D Une nutrition entérale d'emblée peut être proposée en cas de dénutrition sévère associée à des apports alimentaires très diminués
E Les compléments nutritionnels oraux sont efficaces dès 200 kcal et 20 g de protéines

QI 64

QRM. Concernant la sarcopénie, quelle(s) réponse(s) est-elle (sont-elles) exacte(s) ?

A Une diminution de la force signe une sarcopénie probable
B L'association d'une diminution de la masse et de la force musculaire est nécessaire au diagnostic
C La sévérité de la sarcopénie peut être établie grâce à la mesure de la vitesse de marche
D La *short physical performance battery* (SPPB) évalue la masse musculaire
E L'activité physique contre résistance est moins efficace que celle en endurance pour l'amélioration de la performance musculaire

QI 65

QRM. Concernant la surveillance nutritionnelle de la personne âgée, quelle(s) réponse(s) est-elle (sont-elles) exacte(s) ?

A Le dosage de l'albumine n'est pas recommandé plus d'une fois par mois
B En cas de baisse modérée des ingesta associée à une dénutrition sévère, la réévaluation nutritionnelle doit intervenir à 15 jours
C Une réévaluation régulière des facteurs de risques de dénutrition doit être réalisée
D Un dosage du zinc doit généralement être réalisé en cas de dénutrition
E Une absorptiométrie biphotonique est indiquée deux fois par an en cas de dénutrition sévère

QI 66

QRM. Les apports nutritionnels conseillés en calcium de la femme enceinte sont :

A Identiques pour les trois trimestres de grossesse
B De 900 mg/j
C De 1 000 mg/j
D De 1 200 mg/j
E Couverts par une alimentation variée et équilibrée

QI 67

QRM. Pour que ses besoins en calcium et vitamine D soient couverts et dans le respect des recommandations du Plan national nutrition santé, une femme enceinte doit :

A Avoir une exposition au soleil suffisante, tous les jours, sur des parties découvertes de son corps, au cours de 30 minutes minimum quotidiennes de marche
B Consommer cinq produits laitiers par jour
C Consommer quatre produits laitiers par jour
D Consommer trois produits laitiers par jour
E Consommer au moins deux produits laitiers par jour

QI 68

QRM. Pour arriver à assurer, sans la dépasser, la couverture quotidienne en calcium de votre patiente de 30 ans, enceinte, vous lui conseillez par exemple l'association par jour de :

A 100 g d'emmental
B 10 g d'emmental
C 1 bol de 250 mL de lait
D 700 mL d'eau minérale Contrex®
E 2 yaourts nature

QI 69

QRM. Le test d'hyperglycémie provoquée par voir orale pratiqué chez les femmes enceintes est réalisé :

A Par une glycémie 1 heure après ingestion orale de 50 g de glucose
B Par une glycémie 2 heures après ingestion orale de 75 g de glucose
C Entre la 12e et 24e semaine de grossesse
D Entre la 24e et 28e semaine de grossesse
E Entre la 28e et la 32e semaine de grossesse

QI 70

QRM. La procédure de dépistage du diabète gestationnel a pour objectifs :

A De limiter ou éviter les complications obstétricales maternelles par une prise en charge précoce du diabète gestationnel identifié
B D'éviter les complications fœtales secondaires à ce diabète gestationnel
C D'éviter ou limiter les complications obstétricales pour l'enfant
D Est débutée entre la 24e et 28e semaine de grossesse, si facteurs de risque de diabète gestationnel avant grossesse
E Est débutée dès le premier trimestre en cas de facteur de risque identifié de diabète gestationnel

QI 71

QRM. Il est possible de diagnostiquer un diabète gestationnel lorsqu'après une hyperglycémie provoquée orale à 75 g, 1 sur 3 des seuils suivants est atteint ou dépassé :

A Si la glycémie à jeun est $\geq$ 0,92 g/L
B Si la glycémie à 1 heure est $\geq$ 1,60 g/L
C Si la glycémie à 1 heure est $\geq$ 1,80 g/L
D Si la glycémie à 2 heures est $\geq$ 1,53 g/L
E Si la glycémie à 2 heures est $\geq$ 1,40 g/L

QI 72

QRU. Quelles sont parmi toutes ces vitamines celle(s) qui est (sont) tératogène(s) pour le fœtus, si présentes en excès chez la femme enceinte :

A La vitamine B1
B La vitamine C
C La vitamine B9
D La vitamine B12
E La vitamine A

QI 73

QRM. Une femme enceinte doit supprimer absolument toute consommation d'alcool pour éviter une toxicité de l'alcool sur son enfant. En cas d'alcoolisme materno-fœtal, l'enfant peut présenter, peu après la naissance :

A Des convulsions
B Une hyperexcitabilité
C Une constipation
D Une éruption cutanée
E Un état de manque

QI 74

QRM. Au cours de sa grossesse, une femme doit assurer par son alimentation ses propres besoins en fer et ceux de son enfant. Ceux-ci ne seront pas convenablement assurés par sa seule alimentation si :

A Elle boit du thé au cours de ses repas
B Elle attend des triplés
C Elle-même est anémiée
D Elle présente des pertes digestives hémorragiques concomitantes actives (fissures anales, hémorroïdes)
E Elle n'est pas supplémentée en fer par voie orale avant sa grossesse en cas d'anémie ferriprive avant la grossesse

QI 75

QRU. La femme enceinte se désaltère avec des boissons diverses au cours de sa grossesse. Qu'est-il recommandé pour elle ?

A Des boissons aux fruits, pour leur apport essentiel en vitamines et en sucres
B Des jus de fruits frais pressés ou 100 % purs jus, meilleurs pour elle que l'eau, du fait des vitamines et de l'absence de sucre ajouté
C Idéalement des nectars de fruits, pour leur apport en vitamines et en sucres
D Idéalement de l'eau, seule boisson indispensable pour l'hydratation
E Idéalement des sodas, pour leurs apports en sucre ajoutés et en gaz, qui l'aident à la digestion

QI 76

QRM. Quel(s) est (sont) la (les) informations exacte(s) concernant l'examen d'aptitude au sport ?

A Il s'agit d'une obligation légale uniquement dans le cadre de la pratique du sport en compétition licenciée
B Il permet de dépister des pathologies pouvant induire un risque vital ou fonctionnel grave
C Cet examen est pris en charge par l'assurance maladie
D Il nécessite la réalisation d'un examen clinique complet
E Un test d'effort dynamique sous-maximal doit être réalisé.

QI 77

QRM. Quel(s) est (sont) la (les) information(s) exacte(s) concernant le certificat médical ?

A Il doit préciser la pratique du sport pour lequel il est établi
B Il engage la responsabilité du médecin qui le rédige
C Il s'agit d'un certificat d'aptitude à la pratique du sport
D Il doit être remis en main propre au patient
E Il nécessite un examen médical plus approfondi par un médecin qualifié pour la pratique des sports sous-marins

QI 78

QRM. La pratique de l'activité physique chez l'adulte procure les bénéfices suivants :

A Diminution du risque de certains cancers
B Diminution du risque de cancer du côlon
C Prévention de la survenue de diabète de type 1
D Amélioration des troubles anxieux
E Maintien de l'autonomie chez la personne âgée

QI 79

QRM. Chez l'adulte, il est recommandé de pratiquer une activité physique, dans un objectif de prévention des maladies chroniques, à raison de :

A Au moins 150 minutes par semaine d'activité d'endurance d'intensité modérée (par exemple, marche rapide)
B De limiter le temps passé assis dans la vie quotidienne.
C Au moins 66 minutes par semaine d'activité d'endurance d'intensité modérée (par exemple, marche rapide)
D Au moins 75 minutes par semaine d'activité en endurance d'intensité soutenue (par exemple, jogging)
E L'activité en endurance devrait être pratiquée par périodes de 30 minutes au moins.

QI 80

QRM. La pratique sportive chez l'enfant procure le(s) bénéfice(s) suivant(s) :

A Favorise la confiance en soi
B Diminue le stress et l'anxiété
C Favorise la concentration
D Favorise le développement de la masse grasse
E Prévient le surpoids et l'obésité

QI 81

QRM. Chez l'enfant, pour bénéficier des effets positifs de l'activité physique, il est recommandé de pratiquer une activité physique à raison de :

A Au moins 60 minutes par jour d'activité physique d'intensité modérée à soutenue, essentiellement en endurance.
B Au moins trois fois par semaine d'activités d'intensité soutenue ou de renforcement musculaire
C Limitation du temps passé assis dans la vie quotidienne
D Au moins 60 minutes par semaine d'activité physique d'intensité modérée à soutenue, essentiellement en endurance.
E Au moins 150 minutes par semaine d'activité physique d'intensité modérée à soutenue, essentiellement en endurance.

QI 82

QRM. La pratique régulière d'une activité physique chez l'enfant peut présenter le(s) inconvénient(s) suivant(s) :

A Une majoration du risque de blessures dans le cadre de la pratique d'une activité physique de loisirs
B Un retard de croissance staturopondéral dans le cadre de la pratique d'une activité physique de loisirs
C Un retard de croissance staturopondéral dans le cadre de la pratique d'une activité physique de compétition à haut niveau
D Un retard pubertaire dans le cadre de la pratique d'une activité physique de compétition à haut niveau
E Des troubles du comportement alimentaire dans le cadre de la pratique de disciplines sportives à critère de poids.

QI 83

QRM. Dans le cadre de la prise en charge nutritionnelle du sportif, quel(s) est (sont) le(s) élément(s) à prendre en compte :

A La variabilité au cours de l'année en fonction des intersaisons
B La durée et la fréquence de l'activité physique
C La dépense énergétique totale
D Au-delà de 3 heures d'activité physique par semaine, une adaptation nutritionnelle est nécessaire
E Les apports nutritionnels conseillés (ANC) sont différents de ceux de la population générale, pour une pratique d'activités de loisir < 3 h/sem.

QI 84

QRU. Les besoins en macronutriments sont à adapter en fonction de l'activité physique. Parmi les propositions suivantes laquelle est exacte ?

A Les réserves en glucides sous forme de glycogène hépatique constituent le principal déterminant de l'épuisement du sportif lors d'un exercice en endurance
B Les aliments glucidiques à index glycémique élevé sont à privilégier à distance de l'exercice

C Les aliments glucidiques à index glycémique faible sont à privilégier à proximité de l'exercice
D Les lipides sont le substrat énergétique des exercices d'intensité élevée
E Les besoins protidiques sont augmentés en cas de sport en endurance

QI 85

QRM. Les adaptations nutritionnelles dans le cadre de l'activité physique chez l'enfant :
A Des apports énergétiques insuffisants peuvent induire un déficit immunitaire
B Les apports énergétiques sont à adapter individuellement en prenant en compte le sexe, quel que soit l'âge
C Dans le cadre d'une activité physique modérée, les apports nutritionnels correspondent aux apports nutritionnels recommandés en fonction de la classe d'âge
D Au-delà de 10 heures d'AP, une adaptation nutritionnelle est indispensable
E La compensation hydrique doit tenir compte de l'âge de l'enfant

Réponses

QI 1

Réponses : B, D, E.
La restriction est un des signes de l'AN. Elle doit être extrême (refus de boire ou manger) pour être considérée comme un des facteurs indiquant l'hospitalisation.
Les vomissements ne sont pas rares dans l'AN, et ne constituent pas en eux-mêmes une indication à l'hospitalisation. Ils nécessitent une hospitalisation lorsqu'ils sont incoercibles.

QI 2

Réponses : A, B.
Certaines tumeurs cérébrales telles que les craniopharyngiomes ou tumeur du tronc cérébral peuvent mimer une AN. Le diagnostic vient de l'imagerie (scanner ou IRM).
Les maladies du tube digestif telles que la maladie de Crohn, la rectocolite hémorragique, etc. peuvent être des diagnostics associés plutôt que différentiels.

QI 3

Réponses : A, C, D.
Concernant l'image du corps, le sujet se sent trop gros, malgré un poids en dessous de la normale.
Les préoccupations autour du poids et de l'alimentation sont à l'inverse excessives et envahissantes. En revanche, les aliments sont évités, à la fois par le désir de perdre du poids, et par les distorsions cognitives (aliments contaminants, nocifs).
Dans toute la phase de début d'anorexie mentale, le ou la patiente n'a pas conscience du trouble.

QI 4

Réponse : A, B, D, E.
La renutrition doit être prudente et progressive afin d'éviter les complications de la renutrition.
Une nutrition entérale continue ou discontinue peut être mise en place, mais pas à titre systématique.
La supplémentation concerne avant tout le phosphore pour prévenir le syndrome de renutrition inappropriée, lié à une reprise du fonctionnement métabolique intracellulaire (cycle de Krebs) nécessitant suffisamment de phosphore pour la production d'ATP.
Le risque de syndrome de renutrition inappropriée implique une vigilance toute particulière dans la renutrition des premiers jours.

QI 5

Réponse : A, E.
Un sentiment intense et douloureux de culpabilité accompagne souvent la crise.
Le sujet a conscience de son trouble, contrairement aux débuts de l'anorexie mentale.
Le sujet souffre beaucoup de ce trouble.
La crise de boulimie n'est pas déclenchée par la faim mais par des émotions (diverses).
L'ingestion des aliments est généralement frénétique (consommation avec avidité d'aliments pas toujours plaisants).
Les vomissements ne sont pas spontanés mais provoqués. Leur présence permet de définir la boulimie.

QI 6

Réponses : A, C, E.
L'anorexie mentale avec des conduites purgatives associe ces conduites aux symptômes explicités ci-dessus. Ces symptômes sont donc à rechercher devant toute conduite purgative. Le syndrome de la pince aorto-mésentérique est généralement induit par un amaigrissement et il existe une difficulté à l'évacuation de la vidange gastrique source de nausées et vomissements spontanés.
L'hyperphagie boulimique correspond à des accès de boulimie sans conduites purgatives associées.

QI 7

Réponse : B, C.
Il s'agit d'une alcalose métabolique par le biais des vomissements de la sécrétion gastrique acide.
La carence en vitamine B1 est favorisée par les vomissements répétés et peut conduire à un syndrome de Gayet-Wernicke.

QI 8

Réponse : B, D.
L'amaigrissement est le résultat d'une restriction volontaire. La perte d'appétit est rencontrée dans les anorexies secondaires à des pathologies somatiques ou dans l'anorexie psychogène.
La distorsion de l'image corporelle (sous-estimation de la corpulence) est présente quel que soit le type d'anorexie.
L'angoisse de reprendre du poids fait partie des critères sémiologiques de l'anorexie mentale (quel que soit le type).
Les conduites purgatives définissent l'anorexie-boulimie.

QI 9

Réponse : D.
Ce chiffre est une estimation. Les patients hyperphagiques boulimiques consultent encore moins que les autres pour leur TCA. En revanche, ils consultent leur généraliste ou nutritionniste pour leur excès de poids ou ses conséquences : troubles cardiovasculaires, diabète de type 2, syndrome d'apnées du sommeil, etc. un dépistage de l'hyperphagie boulimique doit être effectué devant toute obésité.

QI 10

Réponses : A, C, D.
La culpabilité et la honte alimentent la mésestime de soi déjà majeure de ces patients et renforcent les conduites hyperphagiques pour soulager le mal-être.
Le début peut dater de l'enfance. Ce qui implique un dépistage précoce et une mobilisation importante des médecins généralistes et pédiatres.
On retrouve souvent des abus et traumatismes dans l'enfance; la nourriture joue un rôle « consolateur », compensant des vécus indicibles et des souffrances non représentables. Par la suite, les signes d'angoisses ou de souffrance peuvent être confondus avec la sensation de faim.
Contrairement à l'anorexie mentale et à la boulimie, le régime est souvent secondaire à l'apparition du trouble.

QI 11

Réponses : B, C, D, E.

QI 12

Réponses : C, D, E.

QI 13

Réponses : B, E.

QI 14

Réponses : B, C.

QI 15

Réponses : A, B, C, D, E.

QI 16

Réponse : A.

QI 17

Réponses : A, B, C, D.

QI 18

Réponse : C.

QI 19

Réponses : A, B, D.

QI 20

Réponses : A, C, E.

QI 21

Réponses : D, E.

QI 22

Réponses : B, C, D.

QI 23

Réponses : A, C, D.

QI 24

Réponses : A, C, D, E.

QI 25

Réponses : A, E.

QI 26

Réponses : A, B.

QI 27

Réponses : A, C, E.

QI 28

Réponses : A, D.

QI 29

Réponse : C.

QI 30

Réponse : A.

QI 31

Réponses : A, D.

QI 32
Réponses : A, C.

QI 33
Réponses : B, D, E.

QI 34
Réponses : B, D.

QI 35
Réponse : B.

QI 36
Réponses : A, B, E.

QI 37
Réponses : A, C, E.

QI 38
Réponses : B, C, E.

QI 39
Réponses : A, E.

QI 40
Réponses : A, B, C, D, E.

QI 41
Réponses : A, B, D.

QI 42
Réponses : B, C, D.

QI 43
Réponses : C, E.

QI 44
Réponses : D, E.

QI 45
Réponses : A, C, D.

QI 46
Réponses : B, C, D.

QI 47
Réponses : A, D, E.

QI 48
Réponses : A, C, D.

QI 49
Réponses : A, B, C.

QI 50
Réponses : B, E.

QI 51
Réponses : B (bilan et évaluation simple car souvent constitutionnel), C (car signifie une dénutrition sévère), D, E.

QI 52
Réponses : A, B (les apports alimentaires peuvent aussi être normaux ou diminués), D (notamment à distance d'une résection de l'intestin grêle, par adaptation).

QI 53
Réponses : A, B (notamment, pour la biologie : albuminémie, transthyrétinémie et CRP), D (par exemple, sérologie positive en faveur d'une maladie céliaque : anticorps antitransglutaminases).

QI 54
Réponses : A, B, D.
Par définition, dans l'anorexie mentale, la réduction des apports est auto-imposée. Un PET-scan ne doit pas faire partie des explorations de première intention mais doit être réservé en cas d'orientation ou de bilan usuel négatif.

QI 55
Réponses : A, B (notamment lymphomes), C, E.
Une fièvre ou un syndrome inflammatoire peut cependant accompagner tout amaigrissement, notamment s'il y a une complication infectieuse dont le risque est augmenté en cas de dénutrition.

QI 56

Réponses : A, B, C.
Les sujets fragiles ont un risque de chute et une mortalité plus élevée que les robustes. L'autonomie est conservée dans la fragilité sinon on parle de sujet dépendant. Une prise en charge nutritionnelle reste nécessaire chez les dépendants même si les objectifs et les modalités doivent être adaptés à la situation.

QI 57

Réponses : B, D, E.
L'IMC moyen augmente avec l'âge puis diminue tardivement après 75 ans. Les besoins protéiques du sujet âgé, même en bonne santé, sont plus élevés que chez l'adulte plus jeune, de l'ordre de 1 à 1,2 g/kg/j.

QI 58

Réponses : A, C, E.
Le diagnostic d'obésité sarcopénique nécessite la conjonction des critères de sarcopénie (diminution de la force musculaire, associée à une diminution de la masse – ou qualité – musculaire) et d'obésité (IMC > 30). Une diminution de la masse musculaire associée à une augmentation de la masse grasse correspondant à l'évolution physiologique avec le vieillissement ne sont donc pas des critères suffisants.

QI 59

Réponse : B.
Une perte de poids importante a des effets délétères sur le pronostic fonctionnel et la mortalité chez l'obèse. En cas de complication (diabète, syndrome des apnées obstructives du sommeil [SAOS], gonarthrose douloureuse, etc.), une perte de poids modeste de l'ordre de 3 à 5 % seulement et uniquement en association avec une activité physique peut être proposée, afin de limiter la perte de masse musculaire.

QI 60

Réponse : B.
La perte de poids doit être évaluée en pourcentage du poids corporel. Le MNA® sert au dépistage et au diagnostic de la dénutrition. La dénutrition touche près de la moitié des patients hospitalisés.

QI 61

Réponses : B, C, D, E.
Le nombre de patients dénutris au domicile (environ 400 000) dépasse celui en EHPAD (environ 150 000 patients).

QI 62

Réponses : A, B, E.
Des apports de l'ordre de 35 à 40 kcal/kg/j sont nécessaires en cas de dénutrition chez la personne âgée. Les matières grasses d'ajout sont une source d'enrichissement calorique très utile. Il n'y a donc pas d'intérêt à les limiter en cas de dénutrition.

QI 63

Réponses : A, B, D.
Les conseils diététiques doivent être délivrés en première ligne avant même la mise sous complément nutritionnel oral (CNO). Un apport de CNO à hauteur de 400 kcal et 30 g de protéines par jour est nécessaire pour une efficacité nutritionnelle.

QI 64

Réponses : A, B, C.
Le SPPB évalue la fonction musculaire mais n'est pas un bon indicateur de la masse musculaire. Chez les personnes âgées sarcopéniques, l'exercice physique en résistance, d'intensité croissante, au rythme de deux à trois séances par semaine, améliore la force et la performance musculaire.

QI 65

Réponses : A, C.
En cas de dénutrition sévère avec des apports supérieurs à la moitié des apports habituels, la HAS recommande une réévaluation précoce à une semaine. En dehors de la vitamine D, le dosage systématique des micronutriments n'est pas recommandé en routine (long et coûteux), même chez le patient dénutri. L'absorptiométrie biphotonique est une des méthodes de référence pour la mesure de la composition corporelle, mais reste difficile d'accès en pratique. En dehors de protocole de recherche, son utilisation est assez rare dans le suivi de la dénutrition.

QI 66

Réponses : A, C, E.

QI 67

Réponses : A, C.

QI 68

Réponses : B, C, D, E.

QI 69

Réponses : B, D.

QI 70

Réponses : A, B, C, E.

QI 71

Réponses : A, C, D.

QI 72

Réponse : E.

QI 73

Réponses : A, B, E.

QI 74

Réponses : A, B, C, D, E.

QI 75

Réponse : D.

QI 76

Réponses : B, D, E.
Il s'agit d'une obligation légale pour la pratique de tout sport en compétition qu'il soit licencié ou non. Cet examen n'est pas pris en charge par l'assurance maladie. Un test dynamique sous-maximal, par exemple le test de Ruffier-Dickson, permet d'évaluer la capacité physique et cardiorespiratoire pour adapter les conseils et suivre l'évolution.

QI 77

Réponses : A, B, D, E.
Il s'agit d'un certificat médical de **non-contre-indication** à la pratique d'un sport qui doit être précisé. Comme tout certificat médical, il engage la responsabilité du médecin qui le rédige. Seules certaines disciplines sportives nécessitent un examen médical approfondi par un médecin qualifié. Ces disciplines sont définies dans l'arrêté du 28 avril 2000 et incluent : alpinisme de pointe, sports utilisant des armes à feu, sports mécaniques, sports aériens à l'exception de l'aéromodélisme, sports sous-marins, sports de combat pour lesquels la mise hors de combat est autorisée.

QI 78

Réponses : A, B, D, E.
La pratique d'une activité physique est associée à une diminution du risque des cancers du côlon, sein, vessie, endomètre, œsophage, rein, poumon et estomac ; son bénéfice pour la prévention des autres cancers n'a pas été démontré. Elle permet également de prévenir la survenue d'un diabète de type 2 mais il n'a pas été démontré de bénéfice en lien avec la réduction d'un diabète de type 1.

QI 79

Réponses : A, B, D.
Dans le cadre de la prévention des maladies chroniques et également pour l'amélioration de la condition physique, il est recommandé de pratiquer au moins **150 minutes par semaine d'activité d'endurance** d'intensité modérée (par exemple, marche rapide) ou au moins **75 minutes d'activité en endurance d'intensité soutenue** (par exemple, jogging). Il est également possible de réaliser une combinaison **équivalente** d'activité d'intensité modérée et soutenue ; c'est la durée cumulée d'activité qui est importante : un bénéfice des activités en endurance a été démontré même pour des séances de courte durée (par exemple, 10 minutes).

QI 80

Réponses : A, B, C, E.
La pratique sportive chez l'enfant ne favorise pas le développement de la masse grasse mais le développement de la masse maigre.

QI 81

Réponses : A, B, C.
Les recommandations pour la pratique d'activité physique chez l'enfant (selon l'OMS en 2010) sont : la pratique d'une activité physique pendant **plus de 60 minutes par jour** ; **au moins trois fois par semaine** ces activités devraient être **d'intensité soutenue**, en favorisant celles qui augmentent la masse et la force musculaires (exercice contre résistance) et l'état osseux (activités avec impact et induisant une contrainte physique plus forte). Comme chez l'adulte, il est recommandé de **limiter le temps passé assis**.

QI 82

Réponses : C, D, E.
Il n'y a pas *a priori* de majoration du risque de blessure dans le cadre de la pratique d'une activité physique de loisirs. La pratique intensive d'une activité physique dans le cadre de compétition à haut niveau peut engendrer des retards de croissance staturopondérale et des retards pubertaires en cas de carence nutritionnelle. Enfin, les disciplines sportives à critère de poids, peuvent engendrer un déséquilibre nutritionnel ou des troubles du comportement alimentaire qu'il convient de dépister.

QI 83

Réponses : A, B, C, D.
Le type d'activité physique, en particulier son intensité ainsi que la durée et la fréquence de celle-ci, a un impact sur la dépense énergétique totale. Au-delà de 3 heures d'activité physique par semaine, il convient d'adapter les apports nutritionnels ; en revanche, la RNP pour la majorité des sportifs correspond à celle de la population générale.

QI 84

Réponse : E.
Les réserves en glucides sous forme de **glycogène musculaire** représentent le principal déterminant de l'épuisement du sportif. Les aliments glucidiques à index glycémique faible sont à privilégier à distance de l'exercice (constitution des stocks) alors que les aliments à index glycémique élevé sont à privilégier à proximité de l'exercice pour maintenir la glycémie et épargner les stocks de glycogène. Les lipides sont le substrat énergétique des exercices d'**intensité modérée et prolongés**.

QI 85

Réponses : A, C, D, E.
Les apports nutritionnels sont à adapter en prenant en compte le sexe seulement à partir de la puberté.

Index

Elsevier Masson S.A.S
65, rue Camille-Desmoulins
92442 Issy-les-Moulineaux Cedex
Dépôt Légal : octobre 2019

Retirage: mai 2021

Imprimé en Italie par Printer Trento